孟庆忠 袁兵 李嘉泽 编著

孟庆忠临证经验

U0319577

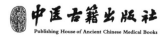

中医古籍出版社

Publishing House of Ancient Chinese Medical Books

图书在版编目（CIP）数据

孟庆忠临证经验 / 孟庆忠，袁兵，李嘉泽编著 . —北京：中医古籍出版社，2022.3

ISBN 978-7-5152-2354-4

Ⅰ . ①孟… Ⅱ . ①孟… Ⅲ . ①中医临床—经验—中国—现代 Ⅳ . ① R249.7

中国版本图书馆 CIP 数据核字（2021）第 234678 号

孟庆忠临证经验

孟庆忠　袁　兵　李嘉泽　编著

策划编辑	李　淳
责任编辑	吴　頔
封面设计	邵丽丽
出版发行	中医古籍出版社
社　　址	北京市东城区东直门内南小街 16 号（100700）
电　　话	010-64089446（总编室）010-64002949（发行部）
网　　址	www.zhongyiguji.com.cn
印　　刷	北京市泰锐印刷有限责任公司
开　　本	710mm×1000mm　1/16
印　　张	15.25
字　　数	234 千字
版　　次	2022 年 3 月第 1 版　2022 年 3 月第 1 次印刷
书　　号	ISBN 978-7-5152-2354-4
定　　价	48.00 元

序　言

第一次相识孟老，基于学术年会。当时，孟老受邀参加第三届华夏医学论坛——中医药发展与质量优化管理论坛暨2018年中国医疗保健国际交流促进会中医药临床研究分会年会，并进行大会报告。第一印象即是敦厚的典型的中国学者形象，魁梧的身材，国字脸，言谈中专业素质跃然而出，肾病老专家形象显示无余。即便这样，老先生仍然谦逊有度，和蔼可亲，深得与会专家的交口称赞！

援友袁兵，早在几年前就说，要跟我拜师学习，当时，我以为是笑谈。及至后来，多次谈起，方知袁兄亦为岐黄同道中人，而且是高手。两年前，袁兄送来了他恩师的临床作品，打算出版，希望我能够作序。

等看到著作，我才知道孟老临床功底深厚，对肾脏疾病卓有见识。其中，对疑难的肾脏病水肿、蛋白尿、血尿、低蛋白血症、肾性贫血、肾病综合征、肾功能衰竭都颇有研究和见地，对妇科、儿科、男科、内分泌科等相关科别的中医肾系列疾病也多有涉猎。譬如，男科种子术，应用和指导于临床，效果很好。

本书常用验方包括了内科验方、男科验方、妇科验方、儿科验方、外用验方，正好100首。其中，民间验方6首，家传验方8首，师传验方22首，自拟验方64首，自拟验方占了全部验方的64%。有汤剂、散剂、丸剂、片剂、胶囊等剂型，有口服、熏蒸、熏洗、药渣熨敷局部、喷洒局部、凡士林药物纱条、浸泡等用法，剂型、制法和用法丰富，显示出孟老的中医和中药学临床底蕴。

从常用验方中可以窥探孟老学术渊源一二。有民间方，显示孟老能积极汲取民间精华。大部分为自拟方，说明孟老不因循守旧，善于创新。而且，有几十首的自拟方，慨叹孟老的功底深厚。试想，没有功底作为看家，哪里能有几十首的自拟方？！等看到有家传方，明白了是中医世家。有师传方，方知孟老有恩师传承，是有中医前辈指点的，怪不得功底深厚。

自拟方，一定是创新所至。必须有家学渊源，有恩师指点，青年即医名一地，鼓噪一方。再加上自己的努力和慧性，才能有这么多的创新出来。如果没有慧根，即便有家传，有师承，只能守业，也少见创新的。

进一步了解到，孟老生于中医世家，幼承家学，熟读经典，22岁悬壶应诊。秉承"精于专业、成于品德"的大医精诚风范，从事中医、中西医结合临床、教学、科研工作近半个世纪。勤于临证，医药兼通，临床擅长运用中医经方和中西医结合治疗各种疑难病症，尤其对各类肾脏疾病、男女不孕不育、前列腺疾病等有独特治疗方法和经验，颇为敬仰。

在目前中医学主力抗击新冠疫情，奉献人类大爱的时刻，希冀孟老的著作能够早日付梓，为慢病的治疗造福。

田元祥
辛丑年七月于中国中医科学院

前　言

　　孟庆忠 1945 年出生于吉林省著名中医世家，自幼跟随祖父孟昭华、祖母李秀学习中医。孟家有许多积累的中医古籍和家传的手抄方剂，祖父知识渊博，精通医理，要求孟庆忠从小要熟背经典医著，因此他从熟练背诵《黄帝内经》《难经》等开始步入岐黄，奠定了坚实深厚的中医学功底。孟家医术闻名遐迩，门庭若市，求诊者日逾百人，孟庆忠白天随家人侍诊，夜晚则整理病例、背诵医经、练书法、习古文、碾药、捣药、炒药，因其颖悟勤奋，深受祖父赏识与疼爱，颇得家学真传。

　　1963 年 9 月孟庆忠考入黑龙江省甘南县卫校中医班学习。同年，在甘南县平阳公社卫生院开始了中医、中西医结合临床、教学、科研工作。他自 18 岁悬壶应诊，至今已历 58 年，先后受聘为齐齐哈尔市中医医院肾病研究室主任，中医儿科研究室主任，黑龙江肾病学科带头人，黑龙江中医药大学教授，齐齐哈尔市黄埔中医学校讲师，兼任齐齐哈尔市中西医结合学会理事、秘书长等职务，曾为俄罗斯总理亚历山大·茹科夫的医疗保健组负责人。2000 年获国际优秀专利 2 项，及香港国际医学科学研究院颁发的"国际医学成就奖"，被聘为客座教授。2018 年中国医疗保健国际交流促进会中医药临床研究分会特邀报告专家。

　　孟老毕生秉承"精于专业、成于品德"的大医风范，以弘扬中医药文化，发展中医药事业为己任，勤于临证，医药兼通，逐渐形成"复方多法、综合运用、整体调节"的临证思路和遣方用药风格，形成自拟验方几十首，擅长运用中医经方和中西医结合治疗各种疑难病症，尤其对各类肾脏疾病、男女不孕不育、前列腺疾病等有独特治疗方法和经验。孟老临床经验独到，诊务繁忙，但仍精耕不辍，相继撰写发表专业学术论文17篇，临床研究所主持的省级科研课题"温阳益气活血利湿治疗小儿难治性肾病的临床研究"于1997年获黑龙江省科技进步奖四等奖，主持的市级科研课题"增食1号增食2号治疗小儿厌食症临床与实验研究"于1990年获齐齐哈尔市科技进步奖二等奖，主持的市级科研课题"复感康治疗复感儿临床与实验研究"于1993年获科技进步奖三等奖。

为了更好地传承孟老的学术思想和临证经验，本书分为三部分：第一部分为医话，主要介绍孟老的学术思想和学术渊源，从《黄帝内经》的整体观、摄生学，到命门、三焦、气化，反映了孟老的肾病临床学术，肇源于《黄帝内经》，立足于整体观，时时兼顾患者摄生，以命门学说为基础，以三焦与气化为路径。对各种顽固性疾病及疑难重症，尤其是多脏器病变，总以"适阴阳""重气化""和气血"为辨证重点，可执简驭繁，纲举目张。第二部分为医论，分为肾脏疾病、糖尿病及合并症、男科疾病、女科疾病、儿科疾病五章，其中，肾脏疾病是重点内容，也是孟老最擅长的，仅水肿治疗就有十法，临床经验可见一斑。譬如，孟老擅长使用麻黄治疗水肿，常用到30～35克。又譬如，擅长用蝼蛄、商陆、黑丑、白丑等峻下逐水药，以鲤鱼汤善后。第三部分为常用验方，包括了内科验方、男科验方、妇科验方、儿科验方、外用验方等，主要介绍了孟老在中药方面的经验和心得。100首验方中，民间验方6首，家传验方8首，师传验方22首，自拟验方64首，自拟验方占了全部验方的 64%。验方有汤剂、散剂、丸剂、片剂、胶囊等剂型，有口服、熏蒸、熏洗、药渣熨敷局部、喷洒局部、凡士林药物纱条、浸泡等用法，剂型和用法丰富。

由于作者水平所限，书中的疏漏及不足之处在所难免，敬希同道不吝指正。

作者

2021 年 7 月

目　录

第三章　常用验方

第一章 医话

第一节 浅谈《黄帝内经》的整体观

整体观不但是中医药学的特点，而且是中医药学的理论基础、核心理论之一。离开这一核心理论，就不能完整地继承中医学术，学好中医。在《内经》《难经》中有很大篇幅做详细论述，如《上古天真论》《四气调神大论》《生气通天论》《阴阳应象本论》等都有专篇论述了"天人一体"。人的生理是一个有机整体，局部可以反映全身的变化，全身的变化可影响局部。这一整体观念，恰恰给中医的摄生学、预防医学、治疗学、针灸学、理疗学提供了理论基础。

笔者体会有以下几个方面。

（1）天人一体。大自然孕育了万物，也孕育了人类。《素问·宝命全形论》曰："天覆地载，万物悉备，莫贵于人，人以天地之气生，四时之法成。"《素问·六节藏象论》曰："天食人以五气，地食人以五味。"大自然孕育了人类，人类依赖大自然而生存生长，天人一体，即中医整体观。

（2）运气学说。也就是五运六气学说，是中医学"整体观"的具体体现、应用，不但是中医学、生理、病理诊疗的指导理论基础，也是医学气象学、时间医学、针灸学、理疗学、治疗学的指导理论，完整体现了中医整体观。

（3）时间医学。是中医学整体观的具体体现，《内经》中有详细论述。

（4）经络学说。是中医学整体观的具体体现。《素问》《灵枢》都详细地论述了经络生理、经络病理、经络治疗、经络保健、经络养生，对临床的治疗学、针灸学、理疗学、导引、吐纳、药膏、火疗等外治法都是理论指导与实际运用。

（5）藏象学说。是中医学整体观体现和运用。脏、腑、组织器官、皮、脉、肉、筋、骨、眼、耳、口、鼻、前后阴、毛发、甲齿都是一个整体完整的系统。

　　这五个方面在《内经》中论述颇详、颇丰，是中医基础理论核心之一，是在中医药学几千年来的临床治病实践中体现出来的，而且始终有效地指导着临床实践。历代医家所创立的医疗理论经验、医学成就、学派都体现了这一理论基础，都是在中医整体观上丰富和发展起来的。也可以说中医整体观是中医药学的优势所在，中医药学精华之一，是西医所不具备的，是中医生理学、病理学、诊断学、治疗学、药理学、针灸学、养生学、保健学、预防医学，非药物疗法如气功、导引、吐纳、按摩、药敷、膏摩、火疗、外治法、时间医学等的理论基础，直到现在仍有指导意义。

　　现在中医治疗学的应用价值受到世界的认可和欢迎，为人类的健康事业发挥其独特优势。对其理论更不能忽视，不能做无源之水、无根之木。对于祖先前辈给我们留下的宝贵财富如《内经》《难经》等理论精髓，不能在我们这一代中淡化、湮灭、遗失。我们要努力挖掘、继承、传承，让中医药学发扬光大，让中医理论的完整体系、系统性、科学性、实践性成为推动临床各学科的发展动力、理论基础、理论渊源，不断攀登世界医学的顶峰，更能抨击现在对中医学术的不当看法，有力纠正对中医学去医存药的错误倾向，为中医药学的传承发展尽力量，为人类的健康长寿做贡献。

　　《内经》《难经》两经对中医整体观的论述集中体现在以下方面。

　　（1）人容于大自然，适应大自然。《素问·生气通天论》说："夫自古通天者，生之本，本于阴阳。天地之间，六合之内，其气九州、九窍、五脏、十二节，皆通乎天气。"《素问·六节藏象论》说："天食人以五气，地食人以五味。五气入鼻，藏于心肺，上使五色修明，音声能彰。五味入口，藏于肠胃，味有所藏，以养五气，气和而生，津液相成，神乃自生。"论述了人与大自然的密切关系，依赖大自然而长寿，大自然的变化对人有密切影响。《灵枢·岁露论》说："人与天地相参也，与日月相应也。"人与自然是一个整体。

　　（2）运气学说。这是中医学术的独特优势、最大特点，也是其他医学所不具备。天干、地支学说讲述了天体运动、大自然的变化对人体的影响和变化。如《素问·四气调神大论》说："春三月，此谓发陈……夏三月，此谓蕃秀……秋三月，此谓容平……冬三月，此谓闭藏……"论述了大自然的变化对人体机体的影响及养生需注意的事项。运气学说以十天干……

甲乙属木，应肝，位于东方，季节应春，主生发，发陈。丙丁属火，应心，位于南方，季节应夏，主蕃秀。戊己属土，应脾，位中央，季节应长夏，主生长。庚辛属金，应肺位西方，季节应秋，主收。壬癸属水，应肾，位于北方，季节应冬，主收藏。十二地支：子、丑、寅、卯、辰、巳、午、未、申、酉、戌、亥，应六运，生六气，主六时，以成五运六气学说。讲述了天体运动学、气象医学、时间医学，气候变化对人生理的影响，如《灵枢·五癃津液别》说："天暑衣厚则腠理开，故汗出……天寒则腠理闭，气湿不行，水下留于膀胱，则为溺与气。"

《内经》用五运六气学说，论述了人的生命机体与自然界的变化相互影响的紧密关系。自然界的变化与人体疾病的发生、发展的关系，以及诊断、脉象、治则、用药、针灸取穴等具体运用，形成了中医的气象医学、时间医学、预防医学，体现了中医的整体观。运气学说详细地论述了天体运动，自然变化对人的生理、病理、诊法、治则的影响，详细地揭示了矛盾的普遍性和矛盾的特殊性，是指导中医临床、指导中医发展的有效理论。

（3）时间医学。时间的变化，机体也跟着变化，如《素问·生气通天论》说"平旦人气生，日中而阳气隆，日西而阳气已虚，气门乃闭，是故暮而收拒"。《素问·五常政大论》说"必先岁气，无伐天和"，指出我们治病必须先明白大自然的五运六气的变化、虚实盛衰，不要违背自然变化规律，逆之则灾害至。时间医学在《内经》论述颇具体，体现在生理、病理、诊法、治则等方面。

（4）经络学说。这也是中医独具的特点，几千年来自成体系，是生命活动运动的组成部分，在生理、病理、诊断、治疗等各个方面都占有重要地位，也体现了中医学的整体观。经络内系脏腑，外达肌表，网络全身，无处不至，包括十二经、奇经八脉、十五别络、孙络、络脉、经别、经筋等。内脏发生病变通过经络反应在相应的体表组织、器官和经脉本身，在治疗上专有经络辨证，是针灸取穴、按摩、导引、膏摩、火疗、药疗等外治法的指导理论。尤其是奇经八脉在肾病治疗中的指导作用，体现其理论体系。如督脉，总督一身之阳脉，称"阳脉之海"。任脉，总督一身之阴脉，称"阴脉之海"。经络学说不但在生理、病理上存在整体观，而且在诊断上治疗上独成体系，在药物学研究中更有药物归经，说明药物的药理、功能作用、应用等，完全证明了经络学说是临床医学基础重要的组成部分，也是针灸及其他治法的指导理论基础，对中医各科都非常重要。故喻嘉言说："不明脏腑经络，开口动手便错。"

（5）藏象学说。该学说更充分具体体现了中医的整体观。藏象学说是系统的功能归类，包含甚广，不是单一的解剖定位。它包含解剖又不局限于解剖，是一个大的整体。皮毛、爪甲、发齿、肌肉、血脉、眼、耳、鼻、口、前后二阴都与内在脏腑紧密相连相关。脏腑病变可以反映在相连的局部，局部的病变可以反映相连的脏腑。在《素问·六节藏象论》《灵枢·本输》《灵枢·本藏》《灵枢·脉度》《灵枢·大惑论》等中论述甚详，足以说明《黄帝内经》对中医学整体观论之甚祥。故此学习中医首先要明了中医学的整体观来学习、来研究，才能有收获，路子越走越宽广。

《内经》《难经》论述人是一个有机整体，与自然界相通共生、息息相关。将人的生长、生存、健康、疾病、防病、治病放在大自然的大环境中来研究，这样将开阔视野，启发灵感，丰富思维，对于养生保健防病、治病会有更多更好的新方法，新成就。整体观就是个大系统。人依赖自然环境而生存，自然界的变化对人机体有深度的影响，这就是"天人相应"观、整体观、宏观。

人的所有组织器官也是一个大整体，外在局部的变化可以反映内在相应的器官组织的变化。例如：指甲发绀，反映心的病变，心血瘀阻，心功能不全；局部的压痛点可以反映相应脏器的病变；再如尿闭症我们可以用宣肺开窍方法治疗，这叫"提壶揭盖法"；牙痛我们可以在足的某个穴位刺一针，这叫上病下取；胆绞痛我们可以在某个穴位针灸就能缓解绞痛。诸如此类不胜枚举。

脏腑之间也是一个整体，以经络相连，如土能生金，用补脾的方法来治疗肺部病症；金能生水，用治疗肺的方法药物来治肾阴不足的病症；水能生木，用治肾的方法药物来治疗肝病；木能生火，就是用治肝的方药来治疗心经病症等等。局部的病症是全身的反应，全身疾病也是局部的反应。从宏观的宇宙观来探讨研究人的生命活动、发病规律，疾病的病因、病机，这样才能丝丝入扣，丰富我们对疾病认识的途径。所以我们要继承《内经》《难经》两经的"整体观"的学术思想。从宇宙的角度，从大自然的角度来做人体生命医学研究，不要局限于解剖学。现代医学解释不了的问题很多，我们要用中医药学的方法来研究解决，我们要学好《内经》《难经》两经，深挖其内涵，以"经"解"经"，将全书看作是一个整体，找内解，找互解，融会贯通，举一反三，不要断章取义，不要囿于当时作者的笔法、文法和方法。树立正确的唯物历史观和学习观，以当时环境来理解当时所形成的《内经》《难经》两经，这才是历史唯物主义的学习观和方法论。

第二节　浅谈《黄帝内经》的摄生学

"摄"字在《辞海》有辅助、帮助、扶助、保护、助长的意义，故"摄生"有扶助辅佐生命健康苗壮成长，帮助其生长和防范抵御外部的侵害和伤害，保持其应有的生理功能和天年的意思，故此不能简单地理解成"养生"和"卫生"之义。

《内经》内容相当广泛，涉及了天文、气象、历算、运气、地理、人文等多领域，重点阐述人与自然、人的生理、病理、诊法、治则、经络、腧穴等。但细考究其中有关摄生学的内容约占了四分之一，相当宏伟、精深。如《素问·上古天真论》说："上古之人，其知道者，法于阴阳，和于术数，饮食有节，起居有常，不妄作劳，故能形与神俱，而尽终其天年，度百岁乃去。"又说："夫上古圣人之教下也，皆谓之虚邪贼风，避之有时，恬淡虚无，真气从之，精神内守，病安从来。是以志闲而少欲，心安而不惧，形劳而不倦。"寥寥数语道出《内经》摄生学的要枢、真谛，也敦敦告诫我们如何保护生命苗壮成长，保持生命健康长寿，达到人类自然的寿命，中途不生病、少生病、不夭折，原文之义是"懂得养生道理的人，顺从适应大自然中的阴阳规律"。张景岳说："天以阴阳而化生万物，人以阴阳而容养一身，阴阳之道，顺之则生，逆之则死"。一切起居行动是以大自然变化规律为法则，并能随时随地适应大自然的变化吸取大自然的营养，符合大自然的规律来养生。如《四气调神大论》说："春三月，此谓发陈，天地俱生，万物以荣，夜卧早起，广步于庭，以使志生……养生之道也……夏三月，此谓蕃秀，天地气交，万物华实……养长之道也……秋三月，此谓容平，天气以急，地气以明，早卧早起，与鸡俱兴，使志安宁……养收之道也……冬三月，此谓闭藏……无泄皮肤，使气亟夺，此冬气之应，养藏之道也。"讲明人顺从自然法阴阳而养生。又说："天气清净，光明者也，藏德不止，故不下也。"言明自然界万物生、长、化、收、藏和人的生、长、壮、老、病均有赖于清净光明的天气，大自然的赋予。故《素问·宝命全形论》曰："人以天地之气生，四时之法存。"大自然的生化力量是无穷的，没有止息的，也不会下降的。

人类的健康，首先要有大自然的优美、健康、优良的环境，也就是习总书记讲的"金山，银山，不如绿水青山"的道理所在，现在人类疾病之多发、高发，与对大自然的破坏伤害是息息相关的。人类应该觉醒了，对大自然的伤害最终就是对自己的伤害，要保护我们赖以生存的大自然，我们的先祖在三千多年前就告知我们。《素问·四气调神大论》说："贼风数至，暴雨数起，天地四时不相保，与道相失，则未央绝灭。"言出大自然的异常对万物及人类生存造成伤害，万物都失去了生化资源而夭折。

由此言明中医学的"摄生学"就是"法于阴阳，和于术数，饮食有节，起居有常，不妄劳作，恬淡虚无，精神内守，虚邪贼风，避之有时"几个方面。言简意深，细细体会其深奥精义，对健康之重要，其现实意义、深远精义、科学价值。《素问·四气调神大论》说："唯圣人从之，故身无奇病，万物不失，生气不竭。"又说："夫四时阴阳者，万物之根本也，所以圣人春夏养阳，秋冬养阴，以从其根，故与万物浮沉于生长之门。逆其根，则伐其本，坏其真矣……从阴阳则生，逆之则死；从之则治，逆之则乱。"又说："是故圣人不治已病治未病，不治已乱治未乱，此之谓也。夫病已成而后药之，乱已成而后治之，譬犹渴而穿井，斗而铸锥，不亦晚乎。"此三段原文说出了中医摄生学的实质、实践性，治未病的科学性、预防医学的始祖。治未病的观点是《内经》治疗学的核心之一，也是预防医学的起源。

中医学就是从适应自然，预防疾病，强身保健做起。中医药学起源于饮食、劳动、社会活动。这在五千年前所证实，大家所熟知。而中医学起源于预防医学却被大家所忽视。细考《内》《难》二经，多论述了人在大自然中如何防范疾病保持维护健康长寿，是预防医学的先驱、鼻祖，也是医务工作者的神圣职责。纵观《黄帝内经》的摄生学说、预防医学、保健养生多么科学，多么实用。要实现全民健康、小康社会就要从预防医学、养生学做起，就要从源头做起，保护大自然、适应大自然、顺从大自然才是正路。《素问·上古天真论》说："余闻上古有真人者，提挈天地，把握阴阳，呼吸精气，独立守神……有至人者，淳德全道，和于阴阳，调于四时，去世离俗，积精全神……此盖益其寿命而强者也，亦归于真人。其次有圣人者，处天地之和，从八风之理，适嗜欲于世俗之间，无恚嗔之心……外不劳形于事，内无思想之患，以恬愉为务，以自得为功……其次有贤人者，法则天地，象似日月，辨列星辰，逆从阴阳，分别四时，将同上古合同于道，亦可使益寿而有极时。"看出《内经》中对"养生"的重视，其是人类预防疾病，保持健康长寿的有效方法。特别是古代医生们认为学会养生，是医生的先决条件。

笔者学习《内经》《难经》两经的理解、体会，细考其中有关摄生学的内容约占四分之一，结合现在实际提出以下六点，作为中医"摄生学"之梗概，供参考。

（1）天人一体，共生共存。人应该适应自然，保护、改善自然，利用自然，防范自然对人体生命的伤害。人以天地之气生，天地之气长，《素问·上古天真论》说"其知道者，法于阴阳，和于术数"，就是说懂得养生道理的人，就要适应大自然气候的变化，修养身心，保持健康。顺应大自然气候变化，来保护帮助身体健康生长。如《素问·四气调神大论》说："春三月，此谓发陈……夏三月，此谓蕃秀……秋三月，此谓容平……冬三月，此谓闭藏……"要符合吸取多学科知识和技术来养生，就是说要有一个良好的自然环境，顺从自然界的运动规律，来调节自身适应环境，反之是有害的。《素问·阴阳应象大论》《素问·生气通天论》等都做了精辟论述。

（2）饮食有节。合理饮食，以养脾胃。饮食有节中"节"的含义是科学营养，有规律，按身体脏腑的需求和特点来安排饮食结构、组成和用量，不要任意而为之。如《素问·生气通天论》说："阴之所生，本在五味；阴之五宫，伤在五味……是故谨和五味，骨正筋柔，气血以流，腠理以密，如是，则骨气以精，谨道如法，长有天命。"《素问·生气通天论》说"膏粱之变，足生大丁"，《灵枢·百病始生》说"卒然多食饮则肠满……则并合凝聚不得散而积成矣"，《素问·痹论》说"饮食自倍，脾胃乃伤"。从以上经文论述看出不合理饮食是生成疾病，影响健康，甚至危及生命的重要因素。

现代医学也强调合理饮食，按需而食。当前很多人都高呼"很多疾病是吃出来的"，故有"病从口入"之说。合理饮食涵盖以下五点：①营养数量合理。②选材合理。这一点很重要，如目前农药、化肥、添加剂、植物激素、转基因等广泛过度使用对人体都有不同程度伤害。这些伤害有的是近期的，有的是远期，有的是显性的，有的是隐性的，故应高度警惕防范。③年龄合理。就是不同年龄，不同性别，不同职业，选食不同。如婴幼儿以蛋白质为主，老年人要低脂低盐低糖，量要少而精。古人有减食增寿之说，近人亦有"闭谷"修身之说。④时间合理。如四季选择不同食品，一天之内早、中、晚亦不同食品，体力劳动和脑力劳动不同的饮食结构。⑤地域合理。南方沿海潮湿，要适度多饮水、食糖类，要少食盐类和脂类；北方寒冷干燥，需要热量多，要适度增加脂类和肉类，热量较高食品；西方干燥，要食高维生素，高纤维素食品；东方多风，要多食蛋白质，维生素类食品。总之，七大类营养要素：脂肪、蛋白质、碳水化合物、维生素、纤维素、矿物质微量元素和水都要合理科学搭配。不要小看微量元素，量小能量大，如钙、镁、锌、硒、磷等等，不同年龄，都要补充足量的微量元素。这也是当前摄生，保健的重要课题。微量元素的缺乏可以严重影响体内多种酶的合成、生成及活性，这是目前医学科学的前沿，亟待解决的问题，也是防治多种疾病的突破口、攻坚战，应借助其他学科的力量来完成。目前我们应该怎么做呢？饮食多样化、原始化、粗粮化、山野化，多食原生态食品，少食深加工食品。多食粗粮、蔬菜、水果，少食油炸、腌制、熏烤食品。总之把好"病从口入"这一关，合理饮食，按体内的需求进食，食品的绿色化，这是社会的共识，是摄生重要部分。

（3）调精神，慎七情。如《素问·上古天真论》说"恬淡虚无，真气从之，精神内守，病安从来，是以志闲而少欲，心安而不惧"，《举痛论》说"余知百病皆生于气，怒则气上，悲则气消，寒则气收，恐则气下，炅则气泄，喜则气缓，劳则气耗，惊则气乱，思则气结"，都是论述了人的情绪变化和七情对人体的伤害。《内经》中的摄生观对调养精神，慎七情做了很多论述，七情也是形成疾病的重要病因之一，几乎占四成以上。淡定的心态，豁达的胸怀，恬淡虚无的境界，是健康长寿不可缺少的关键因素。但世间有些事情好说难做矣，这就要修心。修身必先修心，修心必寡欲，不要无休止地思虑。简言之：就是多做少欲，多舍少得，心地善良，诚信，有个良好的人生观、社会观、道德观、行为观、处事观。这在中华文化几千年积淀中，论述频多，需学习借鉴。精神创伤也是影响健康的重要因素。如《素问·疏五过论》说："尝贵后贱，虽不中邪，病从内生，名曰脱营；尝富后贫，名曰失精，五气留连，病有所并……身体日减，气虚无精，病深无气，洒洒然时惊。病深者，以其外耗于卫，内夺于营。"精神情绪对健康这么重要，是因为它是中医病因学中的重要因素。现在疾病的发生，外因逐渐减少，内因逐渐增加。古有"内伤七情"之论，精神情绪的变化是很多疾病的起因，故此要调情绪，慎七情需长修常做，久而久之必有所获收益良多。要想长寿，必须去做，永做不止，持之以恒，来达到健康长寿之域。《黄帝内经》中论述频多颇细，要学之、思之、用之，久久收功，良益多矣。

（4）保命门，培根基，也是摄生学的重要组成部分。"命门"前面已经谈过其在生命中的重要性，即生命起始，生长的原动力和能量，元气之源，五脏之根，十二官之主，守邪之神，历代医家贤达多有论述发挥和创新。如晋代的葛洪以及各养生大家都以"保命门，培根基"为主旨，如何做到保命门，培根基。

笔者体会有以下几点：①"慎房事，保真元"。如《素问·上古天真论》说"醉以入房，以欲竭其精，以耗散其真，不知持满，不时御神，务快其心"，详细阐述了这类不懂养生，错行伤身的现象，屡见不鲜，临证亦不少见。甚至有些青年，刚到二十岁，就频繁手淫，伤其根基。惜哉，叹哉：必大宣正道，以戒错行。②避免"五劳"，起居有时，生活行动有规律。五劳即"久视伤血，久行伤筋，久坐伤肉，久立伤骨，久卧耗气"，故任何行为都要适度，极则相反。良好的作息生活习惯是保持身体健康的重要部分。③积极锻炼。这方面先人有很多良好的经验可借鉴。强身健体的气功，如站桩、太极拳、武当功、八段锦、五禽戏、易筋经等等，都是锻炼内功，保命门，培根基最成熟最有效的经验和方法。古代亦有"炼丹术"盛行一时，误人匪浅，要戒之。

（5）避其毒气。《素问·上古天真论》说"皆谓之虚邪贼风，避之有时"。在《内经》运气学说中亦讲："非其时有其气"，"六淫"太过不及皆能致病，不得不慎。告人要防范虚邪贼风、杂气、戾气、"非其时有其气"致病因素均要避之。

晋代葛洪在《肘后备急方》中记述：用发生过天花小童衣物，给没发生天花小童穿，来预防天花疾病的发生。天花是烈性传染病，现在已经绝迹。古称"天行发斑疮"流行甚广，死人无数。葛洪用上法，防范取得卓效，这是免疫学的起端和雏形。早在公元三世纪，中医药学就用主动免疫的方法来预防疾病，比西方免疫学早一千三百多年，故避其毒气亦是摄生学的重要部分。合理预防接种来提高机体的抵抗力和免疫力，不单是西方医学的专利，追根寻源也是中医学一千六百多年前就有的方法。

如何避其虚邪贼风、杂气、戾气，现代社会有更好、更多的新方法，包括搞好环境和个人卫生、预防接种、切断传染源、针对性的消毒等等。国家又有疾病防控中心，专门机构，专业人员，专业方法、手段，这也是中医药学摄生学的发展和延伸。

（6）运动。古往今来身体健康，需要锻炼，是个永恒的主题。国外也提倡有氧运动，古代的五禽戏、气功、站桩、武当功、太极拳、易筋经等都是成熟的经验，广为传用，流行甚广，收效良多。但从《内经》中，笔者体会到如下几点。①练功先炼心：动静结合，意念结合，气神结合。运动时要心静，神凝意专，才能收到预期效果，这也是《内经》《难经》两经讲运动的精髓所在。②运动要适度：不要过极，过度则生害，要适合自身，适合环境。有氧运动，运动时要做功，做功就需要能量，肌肉的运动，关节的运动，全身的运动需要大量的能量，大量的氧气，亦产生大量的自由基。所谓的有氧运动就是运动时有利于细胞，肌肉组织器官的新陈代谢，供养供能才能达到健身强体功效。③持之以恒，贵在坚持：运动如铁杵磨成针的恒心，耐心，毅力和信心。古人讲心诚则灵亦是这个道理，只要有决心、信心、恒心，心到功才能成，事半功倍。

综合以上是笔者对《黄帝内经》中"摄生学"的理解和体会。这是一个系统工程，综合理解，全面做到，融合互助、互用，才能理解《内经》摄生学的真意。历代名家，贤达在中医学术上有建树者，都遵经旨，承岐黄。

《灵枢》顾名思义是"神灵之要枢，枢纽"，生命奥秘的总枢纽，内容极其丰富，可言是中医学界的"天书"。《素问》亦然，《难经》解《内经》之疑难，发内经所未发。三书本是一个体系，发生命之奥秘。我们研究人类的生存发展，健康，防病，就要从《内经》《难经》两经的高度，天人相应的大范围，自然人类一体的整体观来研究。对待疾病，正如《素问·至真要大论》说"必伏其所主，而先其所因"。要想治好病，必求其病因、病理、病机，病因是怎么产生的、怎么发生的。从中医角度，宏观的角度，《内经》《难经》两经的角度，以藏象观、气化观，以动态的、全面的、系统地去探求，去求索，去启发思路；结合病人的症状，体征来分析研究，给治疗开辟新路、新方法，也是前贤"吴瑭"所言"进与病谋，退与心谋"，数载春秋，必有收益。不揣愚陋，略管陈见，寄望为杏林添叶矣。

第三节　对命门的认识及探讨

中医藏象学说是功能系统归类，并不是单一的解剖学。分脏腑、奇恒之腑、营、卫、精、气、血、津、液、脉、经络腧穴等，既有归类又紧密相连，互相影响，互相联系资生、资助，共同进行完成其生理功能，是一个大系统、大生理功能归类。"气化"研究生命活动运动、研究病因病机、诊法治法学，是深奥难测的科学圣殿。《内经》162篇来揭示生命的奥秘，阐述其病理变化和疾病的发生发展治则规律，用来指导选方用药。

"命门"首见于《灵枢·根结》，"命门者目也"。命门之源在脑，下通男子精室以藏精，女子以系胞，其气与肾相通。作为一脏提出是在《难经·三十九难》，"五脏亦有六脏者，谓肾有两脏也，其左为肾，右为命门。

命门者，精神之所舍也，男子以藏精，女子以系胞，其气与肾通"。《难经·三十六难》说："命门者，诸神精之所舍，原气之所系也，男子以藏精，女子以系胞。"

"命门"为生命之门，生命之起源，全身生理、生长、发育的主要动力和能量源泉，内蕴真阴、真阳，故后世有"命门真火""命门真阳"之说，为生命之至宝，《素问·生气通天论》说"阳气者，若天与日，失其所，则折寿而不彰"。人生命活动的始能量，一生中生长、发育、生命活动、功能、能量、动力都源于命门。命门强则身体壮，命门弱则身体弱，命门衰则身体衰。命门内含真阳、真火、真气，而为生生不息造化之机，造化无穷。故历代贤达无论养生、治病、防病、防衰、抗老都以命门为根本根基作为基础理论，来研究探讨。如张介宾《类经图翼》曰："命门者，水火之府，阴阳之宅，为精气之海，为死生之窦，若命门亏损，则五脏六腑皆失所恃，而阴阳病变无所不止，其为故也，正以天地发生之道，终始于下，万物盛衰之理，盈虚在根。"《大宝论》曰："人之大宝，只此亦一息真阳，孰谓阳常有余，而欲以苦寒之物，伐此阳气，欲保生者，可如是乎……曰：但知根本，即其要也。曰：何为根本？曰：命门是也……所谓命门者，先天之生我者，由此而受……所以人之盛衰安危，皆系于此者，以其为生气之源，而气强则强，气衰则病。"赵献可《医贯》中论述"人身之主宰非心，而为命门"，引用《素问·灵兰秘典论》中"主不明则十二官危"，强调"命门真火，乃人身之至宝"，生命之所系，动力之源。孙一奎在《赤水玄珠》中提出"两肾之间是为命门，为生生不息造化之机，唯其动力，才能造化无穷"。

有诸内必形诸外。"命门"在体内的实体是什么呢？个人从解剖学的角度认为是"内分泌系统和免疫系统"的功能归类。内分泌系统以"下丘脑－垂体－肾上腺为主轴"，故在《灵枢·经脉》说："人始生，先成精，精成而脑髓生。""精"即"人的胚胎""受精卵"。《灵枢·本神》说："故生之来谓之精"，《灵枢·决气》说："两神相搏，合而成形，常先身生，是谓精。"命门之根在脑，即下丘脑－垂体。内分泌系统虽然体积小，分泌的物质肉眼看不见，但它所分泌的各类促激素确能量无比宏大，是促进机体生长发育的原动力，总能量之根源。它对人的生命活动和运动所起的作用是最宏大的、最重要的、最关键、起决定性的作用，正如张介宾在《大宝论》说，"阳之为义大矣，关乎造化之源，而为性命之根本者""阳化气，阴成形，一生之活动者，阳气也，五脏，五官之神明不测者阳气也"。对生命的成长、健康、长寿、防病、治病起着决定性的关键作用。

我们古人在三千年前就认识到了这一点。故《素问·上古天真论》说"其知道者""春秋皆度百岁"。后世贤达在这方面颇有论述、体验和建树。垂体分泌的各类促激素对人的生长、健康及生育生理有直接推动和促进作用。故在《素问·灵兰秘典论》将其称为"十二官之主宰""五脏六腑，十二经络，四肢百骸总主宰"，说"主不明则十二官危，使道闭塞而不通，形乃大伤"。《内经》《难经》两经多有论述，如《难经·第八难》说："诸十二经脉者，皆系于生气之原。所谓生气之原者，十二经之根本也，谓肾间动气也。此五脏六腑之本，十二经脉之根，呼吸之门，三焦之原，一名守邪之神。"这就强调了"命门"的重要生理功能。

命门之根在脑，即下丘脑－垂体。其气与男子精室，女子胞宫相通。并与肾相通。为五脏六腑，四肢百骸总主宰，为生命之始源，生长、发育，机体功能的总动力，能量的总源泉，并主生殖生育功能，与三焦相表里。笔者对命门的主要生理功能有以下几点体会。

（1）人体生命之源之始。内蕴真火、真水、真阳、真阴、真气，元气是生命机能的能量源泉，健壮、长寿的主要根基。

（2）主载元气，为元气之根。肾得此气相助，而能做强，而技巧出焉；肝得此气相助，而肝气条达"罢极之本"，壮矣；心得此气相助，而心阳益悦，神明灵妙，血活神宁；肺得此气相助，而治节强，行宣发肃降之能，卫表固密，外邪不能侵入；脾胃得此气相助，而仓廪得用，水谷得化，转味而出入者也；气血调和，津液敷布；三焦得此气相助，气化畅行，水道得通，津液敷布，运化调和矣。胃气得此气相助则纳化正常；小肠得此气相助，则泌清别浊；胆得此气相助，则决断行；大肠得此气相助，则传导畅；膀胱得此气相助，则气化出矣。故称五脏之根。

（3）男子以藏精，女子以系胞。对男性的睾丸功能，女性的卵巢功能直接调控，推动生理机能，是生殖生育的重要生理器官。

（4）防病，保持健康的重要作用。人的长寿，精力旺盛，精、气、神充沛，刚劲有力，动作不衰，都靠命门真气来推动固摄。命门才是取之不竭，用之不尽的能量源泉。

（5）防御作用。《难经·第八难》讲"守邪之神"，《内经》讲"正气内存，邪不可干"，这都是命门真气的原动力功用。

第四节　对三焦的认识及探讨

三焦，是藏象学说中的六腑之一，但不同于其他五腑，称"孤之腑"也。但前贤对"三焦"争论较多，各有卓见，但大都只强调一个侧面，忽略了整体功能。细考《内经》《难经》对三焦的论述如下。

（1）《素问·六节藏象论》说"脾、胃、大肠、小肠、三焦、膀胱者，仓廪之本，营之居也，名曰器，能化糟粕，转味而入出者也"，指出"三焦"是人体消化系统组成器官之一。

（2）《灵枢·本输》说"少阳属肾，肾上连肺，故将两脏。三焦者，中渎之腑也，水道出焉，属膀胱，是孤之腑也"，指出三焦是机体水液运行的通道，统率肺、肾两脏。肺为水之上源，肾主水液代谢，与膀胱相合，水液运行到膀胱，又无相对应之脏，故称"是孤之腑也"。

（3）《素问·五藏别论》说"夫胃、大肠、小肠、三焦、膀胱，此五者，天气之所生也，其气象天，故泻而不藏，此受五脏浊气，名曰传化之腑，此不能久留，输泻者也"，指出三焦是机体传化之腑，新陈代谢，接受五脏废物排出体外，功在输泻排出，不能停留瘀积。

（4）《灵枢·决气》说"上焦开发，宣五谷味，熏肤，充身、泽毛""中焦受气取汁，变化而赤，是谓血"，指出上焦、中焦的功能。《难经·三十一难》说："三焦者，水谷之道路，气之所终始也。上焦者，在心下，下膈，在胃上口……中焦者，在胃中脘，不上不下，主腐熟水谷……下焦者，当膀胱上口，主分别清浊，主出而不内，以传道也……"指出三焦的部位和功能，后世吴瑭著《温病条辨》引用三焦为辨证之据。

（5）《难经·三十八难》说三焦"有原气之别焉，主持诸气，有名而无形，其经属手少阳，此外腑也"。《难经·三十九难》说"三焦亦是一腑，然不属于五脏"，指出三焦为元气之通道，主持诸气，为全身气化之总管、主司。全身气化功能全赖三焦沟通、调和，故后人总结概括气化功能为"上焦如雾，中焦如沤，下焦如渎"，指出了新陈代谢、排泄、气化之运行规律。

（6）《难经·四十五难》说"气会三焦，外一筋直两乳内也"。《难经·六十二难》说："腑者阳也。三焦行于诸阳，故置一俞，名曰原。腑有六者，亦与三焦共一气也。"指出三焦为诸阳气运行通道，主气化，为元气、阳气通道与脏腑气化紧密相连，共一气也。《难经·六十六难》说："五脏俞者，三焦之所行，气之所留止也。三焦所行之俞为原者，何也？然，脐下肾间动气者，人之生命也，十二经之根本也，故名曰原。三焦者，原气之别使也，主通行三气，经历于五脏六腑。原者，三焦之尊号也。"《难经》中反复强调三焦为元气之通道主持诸气，统摄五脏六腑气化之出入；为肾间动气，也就是命门真阳，元气之通道。

综上所述，《内经》《难经》对三焦的论述，反复强调三焦主持诸气，网络五脏六腑之气、肾间动气，主持全身的气化功能，与五脏气化联合，完成全身气化功能，主持机体气血的流通、营卫之运行、津液的散布，水液的运转、代谢、排泄有着至关重要的生理功能，故称"传化之腑"。对疾病病理、病机的分析指出理论依据，对临床辨证，尤其是肾病、三焦气化作用的重要性不言而喻。

张介宾《类经附翼·三焦包络命门辨》说："三焦者，五脏六腑之总司。"《灵枢·本藏》说："密理厚皮者三焦膀胱厚，粗理薄皮者三焦膀胱薄。"《营卫生会》说："营出于中焦，卫出于下焦。"又说："上焦出于胃上口，并咽以上，贯膈，而布胸中。中焦亦并胃中，出上焦之后，泌糟粕，蒸津液，化其精微，上注于肺脉乃化而为血，以奉生身，故独得行于经隧。名曰营气。下焦者，别回肠，注于膀胱而渗入焉。"张介宾说："所谓焦者，象火类也，色赤属阳之谓也。今夫人之一身，外自皮毛，内自脏腑，无巨无名，无细无目，其于腔腹周围上下全体，状若大囊者，果何物耶？且其著内一层，形色最赤，象如六合，总护诸阳，是非三焦而何？"显然指出肌肉之内，脏腑之外"为三焦也"。虞抟《医学正传》曰："三焦者指腔子而言……总名三焦……其体有脂膜在腔子之内，包罗乎五脏六腑之外也。"孙一奎指出：三焦之气充沛于膈膜，脂膏之内，五脏六腑诸隙之间，表里四旁，无处不到。从而发挥着熏蒸膈膜，发达皮肤分肉的作用，如一大囊，皮肤、分肉、膏膜、膏肓无处不到。

宗《内经》《难经》两经之论、前贤之言，对"三焦"之论详尽矣，昭然矣。其功能对人生命活动十分重要，主持诸气，阳气之会，元气之通道，水液代谢，泌清别浊，转化、运化、布化、输化、净化。传化之腑，对排出脏腑浊气废物，保持机体内环境的稳定十分重要。笔者理解归纳"三焦"的生理功能有五。

（1）元气之别使。主持诸气，为气化之枢，元气之通道。三焦行于诸阳，主行三气，历经五脏六腑，与脏腑气化紧密相连。

（2）主代谢、排泄，为机体新陈代谢主要器官。《内经》讲"三焦者，中渎之腑也，水道出焉""胃、大肠、小肠、三焦、膀胱……此受五脏浊气，名曰传化之腑，此不能久留，输泻者也"。强调三焦是传化之腑，接受五脏浊气，新陈代谢所生废物、代谢的终末产物，不能停留、瘀积，排出体外是三焦的主要功能。

（3）营卫运行，生发之通道。营养全身，内而脏腑外而肌肉、皮毛，无所不至。《内经》讲："上焦开发，宣五谷味，熏肤、润身、泽毛、若雾露之溉……中焦受气取汁，变化而赤，是谓血。""三焦出气，以温肌肉，充皮肤"，直接指出三焦是营卫运行通道，营养全身组织器官。

（4）保护功能。三焦为脏腑之城郭、之卫外，有防御外邪入侵，保护脏腑作用，故《内经》讲"守邪之神"。三焦强则脏腑强，如《灵枢·本藏》说："密理厚皮者，三焦膀胱厚；粗理薄皮者，三焦膀胱薄。"以及缓、急、直、结六者各有所分。"《灵枢·勇论》："勇士者，目深以固，长冲直扬，三焦理横……怯士者目大而不减，阴阳相失，三焦理纵。"来言明三焦的防御、保护脏腑之功用。

（5）消化、转化、生化、运化、气化之功能。《内经》中有"上焦如雾，中焦如沤，下焦如渎""上焦出于胃上口，并咽以上，贯膈而布胸中……中焦亦并胃中，出上焦之后，此所受气者，泌糟粕，蒸津液，化其精微……下焦者，别回肠，注于膀胱而渗出焉。故水谷者，常并居于胃中，成糟粕而俱下于大肠，而成下焦"。排泄为主，不能停留，故称之为"传化之腑"。

有关三焦的位置笔者归纳如下。

（1）《内经·营卫生会》说："上焦出于胃上口，并咽以上，贯膈而布胸中……中焦亦并胃中，出上焦之后，此所受气者，泌糟粕，蒸津液，化其精微……下焦者，别回肠，注于膀胱而渗入焉。"并说"上焦如雾，中焦如沤，下焦如渎"，细论了三焦的位置功能。

（2）虞天民说："三焦者指腔子而言……总名三焦……其体有脂膜在腔子之内，包罗乎五脏六腑之外也。"张介宾说："今夫人之一身，外自皮毛，内自脏腑，无巨无名，无细无目，其于腔腹周围上下全体，状若大囊者，为三焦。"

（3）三焦为脏腑的三个部位：膈及以上为上焦，心肺居之；膈以下至脐中为中焦，脾胃居之；脐以下为下焦，肝肾居之。

（4）孙一奎：三焦之气充沛于隔膜脂膏之内，五脏六腑诸腔隙之间，外至皮肤膏膜之间，表里四旁无外不到。

总之，三焦为人体生理器官。从解剖学角度看，三焦就是人体内分泌系统、淋巴系统、网状内皮系统。参与全身免疫功能，营养物质交换，能量供给，新陈代谢功能，排泄功能，对维持内环境的稳定、水电平衡、离子平衡、酸碱平衡，对机体的健康、防病有着十分重要的作用。在防治代谢性疾病，如糖尿病、高尿酸血症、肥胖症、高脂血症的治疗都从调补三焦功能入手，对各种肾病的水肿、慢性肾功能不全的水湿、浊毒的排泄逐出。维持内环境稳定都从三焦入手，肿瘤预防和肿瘤术后，防止复发，都从补命门元气、调补三焦之功能切入。

第五节　对气化的认识及探讨

气化学说是中医学中的特有学说，也是中医学对人体机体、生理功能认识、了解阐明的重要方面，是中医与西医的不同之处，是中医基础理论的重要组成部分。生命的运动、机体脏腑、组织器官的功能活动都是在"气化"的催化、推动下进行完成的。针刺、艾灸、按摩、火罐、刮痧等外治法，之所以能有立竿见影的疗效，是其调正、推动了机体的气化功能，提高了机体营气、卫气、脏腑之气、经络之气的运转功能，提高了某部位的气化生理功能发生的效果。《内经》详细论述了"天人一体"，自然界不停在"动"，"天地依复，生乎动，动而不已则变作矣"。天地之动，孕育了万物。《内经》曰："天覆地载，万物悉备，莫贵于人。人以天地之气生，四时之法成。"天地之动，造化万物。人之生命赖气化推动，活动运动而形成。《内经》曰：阳化气，阴成形，也可以说"气化学说"是人一生中生命活动，功能的生成、继续、生命活动、功能的产生的总括。人生于气化，成于气化，强于气化，衰于气化，气化停则生命息。

气化之根在"命门"真阴、真阳。《难经·三十六难》说："命门者，诸神经之所舍，原气之所系也。"运行通道在三焦。《难经·三十八难》说："三焦也，有原气之别焉，主持诸气。"《难经·四十五难》说："气会三焦，外一筋直两乳内也。"《难经·六十六难》说："五脏俞者，三焦之所行，气之所留止也。三焦所行之俞为原者，何也？然，脐下肾间动气者，人之生命也，十二经之根本也，故名曰原。三焦者，原气之别使也，主通行三气。"经历于五脏六腑、四肢百骸、经络腧穴及所有机体组织器官，外至皮毛、肌肉、骨、经络，内至脏腑器官无一不在气化的推动下运动进行，完成气化的生理功能。具体运行上有真气、元气、宗气、中气、五脏之气、经络之气、营卫之气等，《内经》《难经》两经中论述颇丰。如《难经·八难》说："诸十二经脉者，皆系于生气之原。所谓生气之原者，谓十二经之根本也，谓肾间动气也。此五脏六腑之本，十二经脉之根，呼吸之门，三焦之原，一名守邪之神。故气者，人之根本也。"强调了"气"的生理作用，也就是中医的气化学说的重要生理功能，尤其要深入理解"一名守邪之神"经文深含之意。也可以说"肾间动气"是保护机体不被外邪侵入的神圣功能，对指导我们现在防病治病、预防医学有极其重要的理论指导和现实意义。

《伤寒论》《金匮要略》在治疗中十分重视"气化"对生命之重要性。

如《金匮要略·水气》第三十条讲："阴阳相得，其气乃行，大气一转，其气乃散。"这个"大气"就是"气化功能"，《伤寒论》中桂枝汤"济阴和阳"、五苓散的"通阳化气"、附子汤之回阳、四逆汤之救阳等都是"气化学说"在治疗中的运用典例。喻昌《医门法律·大气论》说："天积气耳，地积形耳，人气以成形耳。惟气以成形，气聚则形存，气散则形亡。气之关于形也，岂不巨哉！然而身形之中，有营气、有卫气、有宗气、有脏腑之气、有经络之气，各为区分。其所以统摄营卫、脏腑、经络而令充周无间，环流不息，通体节节皆灵者，全赖胸中大气为之主持。"引《内经》之说，"岐伯曰：地为人之下，太虚之中者也。帝曰：冯乎？岐伯曰：大气举之也"。《医门法律》中有"人身五脏六腑，大经小络，昼夜循环不休，必赖胸中大气，斡旋其间，大气一衰，则出入废，升降息，神机化灭，气立孤矣"。张寿甫《医学衷中参西录·大气诠》说："论元气、先天之气也。其气本于先天，而实成于后天，胸中大气是也。元气藏于脐下，为先天生命之根。大气积于胸中，为后天全身之祯干。《内经》所谓宗气也。"张氏一生治学很重视气化，并创有升陷汤一方，治大气下陷之证。足见《内经》及仲景、喻昌、张寿甫等前贤对气化学说的重视，以及在临床治疗中的指导作用及发挥，创立各种治法和方药，现在在临床治疗中十分有效。

笔者对肾病及代谢性疾病的治疗，在"命门""三焦""气化学说"的指导下，及前贤的经验启发下，创立了一些以此理论为指导的方剂，在治疗中取得了突破性的疗效，后面有论述。有关气之为病，《内经》论述颇多。如《素问·举痛论》说："余知百病生于气也。怒则气上，喜则气缓，悲则气消，恐则气下，寒者气收，炅则气泄，惊则气乱，劳则气耗，思则气结。"《五政常大论》说"久卧伤气"。气化失常之为病比比皆是，尤其是气化功能失常造成机体代谢紊乱、排泄障碍，产生病症越来越多。我们要重视《内经》《难经》《伤寒论》《金匮要略》等记载之气化失常为病，首先要重视阳气、命门真阳对生命活动的重要性。无阳则阴无以化，阳生阴长，阳化气阴成形。阳为气之源、气之根、气之动力。无气则血无以运，无气则津无以布，无气则水无以行。

笔者曾治一患者。王某，男，64岁，退休教师。患2型糖尿病18年，用胰岛素治疗，三年前因肌梗死（心梗）心做2次心脏支架手术。近

2 年双下肢指凹性水肿。动则气短，于 2015 年 11 月 7 日来诊。面色㿠白无华、虚浮，下肢指凹性水肿+，脚凉至膝，畏风怕冷，胃胀，且餐后加重，心悸气短，动则加重，夜尿频多，大便溏稀 3～4 次／日，舌体胖大满口齿痕，质淡嫩，水滑无苔，脉浮大不任按，结代。BP 138/108mmHg（1mmHg=133Pa）。FBG 7.2mmol/L，PBG 13.4mmol/L（用药后）。尿常规：PRO 2+，UA 514μmol/L。血常规：轻度贫血。肾功能：UREA 9.6mmol/L，CR 142μmol/L。肝功：ALT 44mmol/L，AST 78mmol/L，TP 57g/L，ALB 19g/L，TC 6.32mmol/L，TG 3.2mmol/L。心电图：广泛 ST-T 改变。诊断：糖尿病肾病，肾功能不全，氮质血症，陈旧性心梗，心功不全，脂肪肝，高尿酸血症，低蛋白血症。辨证命门火衰，元阳衰微，气化不行。寒水凌心，湿困脾阳。治法：温阳化气利水，温中运脾。药用：淫羊藿 20g，仙茅 15g，肉桂 15g，黑附子 15g，益母草 40g，生晒参 20g，干姜 15g，白术 15g，茯苓 15g，猪苓 10g，桂枝 15g，砂仁 10g（后下），陈葫芦 20g，公丁香 10g，木香 5g，生姜 50g。水煎取汁 600mL 分 4 次，5 小时 1 次温服，限盐、生冷、油腻。服药 3 天后尿量显增。食纳好转，胃胀减轻，浮肿逐渐消退，诸症逐渐好转。以此方为主加减，间断调理 18 个月。2017 年 4 月 23 日复诊，肾功能正常，血尿酸正常，尿蛋白偶有微量，肝功正常，心功正常，生活自理，能散步行走 3 千米。该患者患糖尿病多年，多脏器受损。辨证元阳衰微，气化不行，阴邪弥漫。总以补命门元阳，补肾阳，温脾阳，通阳化气，强三焦气化为主。阳气来复，阴霾渐退。以温阳化气来调正诸脏腑功能，收到预期效果。此例足见"气化学说"在中医学中的重要地位，亦见中医辨证施治的优势性。正如《素问·阴阳应象大论》说："善诊者，察色按脉，先别阴阳，审清浊，而知部分；视喘息，听声音，而知所苦。"

"气化学说"完全体现了中医的整体观，笔者一生临证，对慢性病，尤其是多脏器病变，功能受损，总以"适阴阳""重气化""合气血"为辨证重点。对疾病的治疗起到执简驭繁，纲举目张之效。真正的辨证施治，决不能走"头痛医头，脚痛医脚"之路，要辨证求因，审因选药，分清标本，合阴阳法四时五行而治。综合看出"气化学说"是中医学说中的重要组成部分，对我们认识疾病、分析疾病、治疗疾病、预防疾病，有十分重要的理论指导和现实指导作用，在肾病和代谢性疾病的治疗中尤其重要。

气化之源头在命门真阳。始于先天，赖后天不断的滋养而生长。运行于三焦，布散于五脏六腑全身，无处不到、无处不至、无处不化。故张景岳说，焦者，赤也，其色最赤，为阳气通道。阳气对生命之重要性，不言而喻。《素问·生气通天论》说："阳气者，若天与日，失其所，则折寿而不彰，故天运当以日光明。是故阳因而上，卫外者也。"又说："凡阴阳之要，阳密乃固……阴平阳秘，精神乃治。"足以证明"气化学说"是生命功能的重要组成部分，对我们治病、防病十分重要，尤其在防病健身中极具重要性。自古以来都讲"内练一口气，外练筋骨皮"，这一口气就是"气化功能"，这对我们预防保健，健康中国，全民保健尤为重要。

"气化"含在《内经》《难经》两经的全部内容之中，如《素问·阴阳应象大论》中常有"阳化气""精归化……化生精，气生形""脾主运化""肾主气化""肺主宣化""三焦为诸气的通道，主气化"。生命的活动，组织器官的能量转换，新陈代谢都在气化的推动才能进行完成。如果气化功能受阻，气化失常必然导致能量转换受阻，新陈代谢失衡，发生疾病和各种生理障碍。我们要从《内经》《难经》两经这个观点来认识疾病，分析疾病，从而探讨新的治疗方法和措施。必然会使疗效提高，产生新的治疗方法和方药。笔者深有体会。故"气化"是一个整体性大系统，人生命活动，五脏之气的运行，气、血、津、液的流动和敷布，皮、肉、筋、骨、脉、四肢、百骸，所有器官组织、细胞的营养供给，新陈代谢的运转，都需气化来进行完成，看来人的生命健康，气化是多么的重要。

第二章 医论

第一节　肾脏疾病

笔者从医以来，侧重肾脏疾病的学习与临床研究。自1982年主持肾病研究室工作至今35年，经治病例达十万余人次，从中医学角度进行临床经验总结。

一、肾脏疾病常见症状及治疗经验

中医藏象学说是功能系统的归类，并不是单一的解剖概念，包含解剖内容，又不局限于解剖定位。笔者认为，中医的"肾"有广义、狭义之分。广义的肾，包括命门，肾，《难经·三十九难》说："肾有两脏也，其左为肾，右为命门。"膀胱、三焦、输尿管、脑垂体–肾上腺轴、男性的睾丸、附睾、输精管、精囊腺、前列腺、外生殖器；女性的卵巢、附件、输卵管、子宫、阴道都属于广义"肾"范畴。狭义的肾指泌尿系统，即解剖的肾、输尿管、膀胱、尿道。

广义的肾，有五大功能。

（1）命门，主生殖、生长、发育，为生命之源。命门是五脏之根，元气之始，内蕴真阴、真阳，为机体脏腑原始动力。生育、生殖、生长都在命门主导推动下进行，《素问·上古天真论》云："女子七岁，肾气盛，齿更发长；二七而天癸至，任脉通，太冲脉盛，月事以时下，故有子……丈夫八岁，肾气实，发长齿更，二八，肾气盛，天癸至，精气溢泻，阴阳和，故能有子……"

（2）命门主气化。为元气之根，卫气之始，通三焦，共同进行全身气化运动，与三焦相表里。

（3）命门内蕴真阴、真阳，为五脏之根。生命的原始动力，生命的一切活动，都依赖真阴的滋养，真阳的鼓动推动。

（4）肾主水液。体液代谢，主持脏腑的气化功能，新陈代谢，营卫的运营代谢，体内废物的排泄，维持内环境的稳定。

（5）肾主骨生髓。通于脑，脑为髓海，开窍于耳，其华在发，与膀胱相表里。《素问·六节藏象论》云："肾者，主蛰，封藏之本，精之处也，其华在发，其充在骨。"《灵枢·决气》云："谷入气满，淖泽注于骨，骨属屈伸，泄泽，补益脑髓。"证实肾脑同源。

西医认为肾的生理功能，有排泄毒素、维持机体水电解质酸碱平衡及内分泌功能。内分泌功能：①分泌肾素，将血管紧张素原转换成血管紧张素Ⅱ，升血压。②分泌前列腺素。PGE 与 PGA 有扩张小动脉、小静脉、血管作用。PGF-2 是收缩血管，参与调控血压。③分泌缓激肽，扩张小动脉，调节血压。④分泌 1-α 羟化酶，形成 1,25-双羟维生素 D，调节钙磷代谢。当肾脏疾病影响双羟维生素 D 分泌量下降。血中游离钙离子下降，产生高磷低钙，骨质疏松。⑤分泌促红细胞生成素（EPO），促使骨髓造血，生血。当分泌不足时影响骨髓造血生血功能，发生贫血。肾脏对其他激素有灭活，降解作用。如胰岛素、胃泌素、甲状旁腺激素。例如：糖尿病肾病肾功能下降，糖尿病需用胰岛素治疗。当肾功能不全时，对胰岛素的灭活功能下降，甚至消失。机体对胰岛素的需求量减少 50% ～ 70%，仍用原量对机体有害。再者糖尿病造成毛细血管硬化，促使肾小球硬化产生肾病，肾衰竭。狭义的肾，指泌尿系统，即解剖的肾、输尿管、膀胱、尿道。

中医临床治疗学中"辨证施治"是精髓中的精髓。中医的诊断多数是以症状命名。不同的病有相同的症状，病因病机相同，就可以用同一方法、方药进行治疗，叫异病同治。同一疾病在不同阶段，出现不同症状，就用不同的治法，药物治疗，叫同病异治。笔者在以下几个方面总结对肾病的治疗经验，尤其是各种原发和继发的肾小球疾病的经验。

（一）水肿的治疗

1. 宣肺行水法

主要用于风遏水阻，肺失宣发肃降，通调水道之职。风水相搏，形成水肿。水肿始于颜面、眼睑，《金匮要略》形容"如蚕新卧起状"，继则遍及全身，头面、四肢为主。伴有恶风，关节疼，周身肢节疼痛，小便短少，脉浮，苔白，类似于《金匮要略》中风水、皮水证。

此证的辨证要点是水肿始于颜面，眼睑先肿为主，继则遍及全身，肿势迅速，少尿、无尿、畏风、肢凉、舌苔白为主。类似于现代的肾病综合征，急性肾小球肾炎或慢性肾小球肾炎急性发作期。该证的病理病机为外邪束肺，肺失宣发肃降，三焦气化不行，水湿滞留，临床辨证也分偏寒、偏热、偏风、偏湿之不同。

偏风寒者：辨证要点是水肿，始于眼睑，无汗，少尿，脉沉，正如《金匮要略·水气病脉证并治第十四》十九条云："寸口脉沉而迟，沉则为水，迟则为寒，寒水相搏，趺阳脉伏，水谷不化……胃气衰则身肿。"要注意取汗是微汗，四肢身躯微微汗出，手足心出汗为度，不可大汗淋漓，防伤阳。要温服以衣被，避风一小时，啜热粥以助药力。用甘草麻黄汤，重用麻黄20g，伍甘草10g，缓解麻黄之烈性，亦可加生姜30g，解麻黄之烈性又能助麻黄发汗行水气，宣通肾气、卫气，通阳气，除湿气。

偏风热者，除颜面，眼睑水肿，通身继肿，少尿，脉沉，苔白外，伴有咽干痛，用《金匮要略》越婢汤、越婢加术汤加减，重用麻黄30g，生石膏30g，生姜30g，苍术20g，甘草10g，大枣20g。此方虽然只有6味药，但配伍严谨，需注意其用量和方法：麻黄用量大于石膏或等于石膏乃能发汗行水。如石膏用量大于麻黄就不能发汗，只能发散肺经郁热。麻黄配苍术既能发汗又能除表里之湿，而不至于过汗。术得麻黄相助善于行表里之水气湿气，若脾虚湿重亦可加用白术20g。苍术长于发汗除湿，白术长于补脾除湿。麻黄伍生姜，发汗通阳气除水气，生姜伍石膏清热而不至于寒凉伤中。甘草调和诸药。此方临床屡用屡效，对于急性肾小球肾炎，慢性肾小球肾炎水肿期，只要辨证准确，效如桴鼓。现在药理学研究揭示发汗药都有抗过敏作用，同时能除清血中抗原抗体复合物，调整提高机体体液免疫和细胞免疫功能。

偏湿者，颜面，四肢，高度水肿，始于眼睑，遍及四肢肿势迅速，尿少，无汗，脘痞呕恶，苔白或腻，脉濡数或浮缓，常用麻杏薏甘汤加减，亦可用三仁汤加减化裁而用。

2. 通阳化气法

此法源于《金匮要略·水气》：第三十条，三十一条，"寸口脉迟而涩，迟则为寒，涩为血不足，趺阳脉微而迟，微则为气，迟则为寒，寒气不足，则手足逆冷；营卫不利……气转膀胱，营卫俱劳，阳气不通，即身冷，阴气不通，则骨痛……阴阳相得，其气乃行，大气一转，其气乃散……名曰气分……水饮所作，桂枝去芍加麻辛附子汤主之"，此两条原文互联互用，三十条讲阳虚阴凝，气血停滞，阳气不化为水。下焦命门，元阳虚惫，三焦气化不行，决渎失司，水道停滞，溢于肌肤，四肢胸腹而成高度水肿。命门元阳为阳气之根，三焦为元气之别使，主持诸气，通调水道，下输膀胱。主要表现为：高度浮肿，眼睑为甚，两目难睁，阴肿如水球，脐突，足心平，甚则有腹水、胸水。面色青灰，四肢冰冷，少尿，脉沉或沉细。多见于原发性肾病综合征、狼疮性肾炎、急性肾小球肾炎水肿期或慢性肾小球肾炎急性发作。方药：桂枝 30g，细辛 6g，麻黄 35g，黑附子 30g，生姜 40g，甘草 15g，大枣 10 枚。水煎取汁 450mL。分三次温服，取汗为度。本证是阳气衰微，阴邪逆填阳位，必源土败而水侮也，阳虚阴凝，气血结聚。故重用附子，补命门元阳，逐阴回阳。桂枝通阳化气，宣通三焦，畅气化，麻黄宣肺开水之上源，并能助桂枝以通阳化气，助细辛通肾阳。伍生姜能畅行表里之湿，通肺脾之气，调合营卫祛寒邪水气。细辛通肾脾肺之阳气，畅三焦化气。甘草和诸药，缓麻黄、附子、细辛之烈性。生姜畅脾气，壮胃气行水气，助附子回阳，助桂枝通阳，助细辛畅阳，助麻黄宣卫阳行水气，大枣补气和中，全方重在补命门真阳，通畅三焦，化气行水。助五脏阳气的敷布运行，《内经》认为水肿原因"五脏阳以竭"，说明水肿的形成是阳气衰微，或各种原因使阳气不布造成水肿。治疗水肿在"气化"上做文章，打主意。我们承岐黄之术，要抓住要点，枢机，总结 50 余年经验悟出通阳化气法。

3. 化气行水法

《金匮要略》分四水，五脏水，均可用化气行水法。本法主要用于水湿浸泽，溢于肌肤，小便短少，大便稀溏，气化不行，水湿停滞。表现为颜面、四肢、胸腹水肿，面色晦暗不华，皮色光亮，舌体胖大、淡嫩白腻苔或水湿苔，脉沉缓。本法适用于肾病水肿期、心源性水肿、肝源性水肿及各种水肿。辨证要点是不恶风，四肢躯干肿为主，按之末指，皮色光亮，少尿。方药：桂枝 20g，云苓 20g，猪苓 15g，泽泻 15g，生白术 15g，云苓皮15g，生姜皮30g，桑白皮15g，大腹皮15g，冬瓜皮20g，商陆15g，甘草10g，生姜15g，大枣15g。水煎取汁450mL，分三次温服。限盐、生冷和油腻。桑白皮泻肺利水，开水之上源，肺气肃降，三焦水道通畅；大腹皮，生姜皮，冬瓜皮行气利水，畅三焦气化，再配五苓散利水更强。泽泻直达水腑，淡渗利水，最多可用30g，茯苓最多可用50g，猪苓淡渗利水，三者协同利尿作用更好，补利兼优。脾虚湿停重用茯苓，蓄水重用泽泻、白术淡渗健脾，加桂通阳化气，加商陆利水，温肾阳，助脾阳，强肺阳，助气化。水气盛，正气不虚者，各类水肿皆可用之。若脘腹胀满，湿困脾胃，苔白厚腻者可选用胃苓汤加减。若水肿口渴，越水肿越口渴，小便不利，舌边尖红赤，中心苔白厚腻者，是水邪郁结化热，水热互结，选用《伤寒论》猪苓汤加减，化气清热行水。偏阳虚腰冷，腹冷，小腹凉可加肉桂、小茴香；气虚可加黄芪；脾虚重加党参；四肢皮肤肿重者，重用五皮饮，茯苓皮最多用50g，淡渗利水。

4. 逐水泄浊法

水为阴邪，最伤阳气，水为实邪，最伤脏腑正气，《素问·汤液醪醴论》有"去菀陈莝，洁净腑"之训，故立逐水泄浊，不但用于肾病水肿、腹水、胸水、五脏水，亦可用于肝硬化腹水、胸水、心包积液。笔者认为四水来自外感，五脏水来自内脏病变而生，只有逐水泄浊才能保五脏正气，其药性多剧烈或有一定的毒性，要严格把握用法、用量，不要过量或攻补交替运用。方药：黑丑50g（醋制），白丑50g（醋制），草果仁50g，大黄炭80g，商陆60g（醋制），海藻60g，砂仁40g，蝼蛄30g，土鳖虫30g。研细粉，100目筛。水丸，每次5g。生姜大枣水送服，先小剂量，日2次，若大便不泻，腹水不消可加量到4小时服用一次，日6次。以泻水，腹水消为度。此方治慢性肾小球肾炎，肾功能不全，腹水，腰以下水肿为甚者。二丑即牵牛子，为历来治水肿要药，同时能泄浊；大黄炭、草果仁为降肌酐首选药物，体壮者可改用醋制大黄效果更好；商陆、海藻为逐腹水要药，胜于甘遂、大戟，且无甘遂、大戟苦寒伤胃之弊；蝼蛄善通水道，直入下焦引水下行；土鳖虫活血化瘀泄浊，善降尿蛋白，同时改善肾的血液循环；砂仁畅脾、肾之气而利水湿和脾气而保胃；用生姜大枣水送服，生姜行水暖胃，大枣补中和胃，缓解上药之毒性、烈性和副作用。该方集多味逐水泄浊药于一体，取其常，而防其弊端。采用水丸，小剂量开始。对慢性肾小球肾炎，肾病之腹水，胸水，腰以下肿甚者，慢性肾功能不全，氮质血症，缓缓用之，头三到五天，腹泻较严重，以后就不腹泻，亦可配合其他治法联合应用。而且服 3～6 个月对肝功，肾功和胃肠道都无副作用和不良反应。应忌口，限盐，生冷，油腻，若同时配服"鲫鱼汤"更好。此方对肝硬化、腹水亦有良好效果。其他逐水泄浊方药如十枣汤，但甘遂副作用大，刺激胃肠。控涎丹治疗各类胸水，但需小量开始。如大便如稀水状，腹满肠鸣，恶呕食不下者，越泻越肿，是土败危证，不可用此法。我们要师其法，而不能泥其方。增减变化取其长而去其短，灵活化裁应用。逐水泄浊法对于慢性肾脏病、慢性肾功能衰竭、氮质血症甚至尿毒症前期中期是不可缺的治法。

5. 清利湿热法

水湿瘀积化热，或感湿热之邪瘀阻，水邪弥漫三焦，胸腹高度水肿，少尿，面色黄，目赤，大便黏腻、稀溏，小便黄赤、混浊而少，或息粗气喘，口味重，或口中秽浊之气，舌体胖大、苔白厚腻或黄浊腻苔，脉沉滑或沉实者。方药：槟榔片 10g，大腹皮 20g，商陆 15g（醋制），茯苓皮 20g，川椒目 15g，赤小豆 50g，益母草 40g，泽兰 15g，车前子 10g，海藻 30g，黑丑、白丑各 15g（用吴茱萸炒，去吴茱萸）。水煎取汁 600mL，每次 150mL，日 3 次。重者可以 4～6 小时一次温服，忌盐，生冷油腻。热重者加草果仁、大黄；水湿壅盛加芫花 15g（醋制）；喘促咳逆不得卧，加葶苈子 15g，大枣 10 枚；尿赤涩疼痛加滑石 20g，石韦 20g，生甘草 15g。此方对慢性肾小球肾炎、肾病综合征、狼疮性肾炎、肾功能不全均有较好的疗效。水邪与热壅结三焦，气化不行，沟渠水道阻塞不通，必用清利湿热法。

若腰以下肿甚，足冷，口干渴，苔黄者用商陆 15g，葶苈子 15g，海藻 20g，牡蛎 20g，泽泻 20g，天花粉 15g，常山 10g，车前子 15g，大腹皮 15g，冬瓜皮 15g，云苓皮 15g，生姜皮 30g。水煎服，治疗慢性肾脏病，腰以下肿，足踝肿，阴囊肿，小便不利，尿色黄赤，舌苔垢腻或黄腻，脉沉实。此为湿热壅滞下焦，气化失常，水湿泛滥。牡蛎、海藻软坚散结。睾丸肿大重用海藻、常山、葶苈子、商陆逐水湿化痰浊而清热。天花粉与牡蛎、泽泻配合养阴清热散结利水逐饮益胃生津。总之清利湿热法对慢性肾脏病，肾功能不全等病证湿热壅滞，水湿浊毒停留都可以用之。

6. 分消走泄法

《素问·至真要大论》说："诸湿肿满，皆属于脾。""诸胀腹大，皆属于热"，水液混浊，皆属于热"诸病水液，澄澈清冷，皆属于寒""脾为坤土，喜动恶静，喜燥恶湿""六腑以通为补"。脾以运为常，水为阴邪最伤阳气，水湿滞留最伤脾气。故治疗水肿病离不开脾土，据水肿的病因病机，结合前人经验，立分消走泄法，治疗水肿。方药：人参10g，白术15g，茯苓15g，陈皮15g，姜半夏15g，猪苓15g，泽泻15g，厚朴20g，枳壳15g，砂仁10g，黄连10g，干姜10g，桂枝15g，黑丑15g，甘草10g，生姜15g。水煎取汁，分次服用之，忌盐、生冷、油腻。该方仿东垣老人中满分消汤之意加减，对慢性肾小球肾炎、肾病综合征、肾功能不全、肝硬化腹水，皆可选用。辨证要点在舌质暗红，舌苔黄腻或白干，脉沉滑或滑，伴有腹胀，胀满，水肿皮色苍亮，按之凹陷随手而起，恶呕厌食，口苦口干，小便短赤混浊，大便黏腻或稀溏、臭秽。取六君子，补脾除湿，淡渗利水。黄连、半夏苦降辛开，伍厚朴、枳壳、黑丑，分消走泄，开中焦之运，行三焦之气。干姜、砂仁，温中。黄连清胃热，清热降浊，脾气清气上升，胃气浊气下降，三焦气畅，水道通利，水肿自消。对于湿热中阻，浊气不行，水湿瘀而化热，均可用之。胀满重者加大厚朴用量可用至50g，加槟榔片15g；湿浊中阻秽浊之气不降，可加白丑，加大黑丑用量，二丑用吴茱萸炒；兼肝郁气滞化热者可加姜黄、郁金，加强疏肝解郁行滞之力；血肌酐及尿素偏高者加草果仁15g，醋制大黄30g；血瘀者加益母草40g，泽兰20g；气虚者加黄芪；肝硬化腹水者可加海藻、商陆；若肝肿大加鳖甲，软坚散结。

湿热中阻，脾被湿困，胃气不降而郁热，脾气不升而成满，三焦湿停，水道不通，必须急用分消走泄法，解脾之困，胃气之呆，行三焦之气，使邪有出路，水湿秽浊分消走泄自除。偏寒者用厚朴20g，干姜15g，人参15g，附子9g，桂枝15g，麻黄7g，姜半夏15g，吴茱萸10g，当归15g，升麻5g，木香7g，草果仁10g，黄芪30g，茯苓15g，泽泻15g，黑丑15g，白丑15g。水煎服，取汁500mL，分次服用之。该方温散寒湿，淡渗利湿，益气健脾，开郁理气，泄浊除满，消中有补，降中有升，相反相成，上下分消。寒湿困脾，水湿潴留而有卓效，对慢性肾小球肾炎、肾病综合征，湿浊中阻者偏寒常用，辨证要点在于周身浮肿，腹部隆满，面苍心满，四肢冷，手脚凉，出冷汗，少尿便溏，恶呕纳呆，舌淡嫩，苔白滑，脉沉缓、沉迟。中满者泄之于内，但应分清偏寒，偏热，兼证，变证，随机应变，才能明白东垣老人之原意。

7. 崇土利水法

多用于慢性肾脏病以血浆蛋白过低所致水肿为主者。方药：海藻 30g，党参 20g，木香 15g，砂仁 10g，紫苏 15g，陈皮 15g，干姜 15g，肉桂 15g，白术 15g，茯苓 15g，猪苓 15g，蝼蛄 10g，木瓜 15g，槟榔片 10g，黄芪 40g，生姜 15g，厚朴 15g。水煎取汁 500mL，分次口服。辨证要点：水肿腰以下肿为甚，腹胀，周身亦肿，小便不利，大便溏，面色青灰或苍白，神疲乏力，食少纳呆，泛恶欲吐，舌体胖大有齿痕、舌质淡嫩、苔白滑或白腻水湿，脉沉缓无力或沉细。病机主要是脾虚不运，水气不化内停，困阻中焦气滞不行。用理中汤加肉桂，温中补阳；海藻、蝼蛄散结利水除满；二苓利水渗湿；厚朴、槟榔片、木香、砂仁行滞气理气行水，气畅水通，消补合用。海藻重用即能消水肿又能除满散结，海藻、蝼蛄专治低蛋白水肿。胀满肿甚者加草果仁，芳香化浊，醒脾宽中；小腹冷痛加小茴香 15g，川椒 15g；阴肿脐突者加沉香粉 3g（冲服），芳香化浊，行气温中除湿。理气药均有降尿素、降肌酐、改善肾功能之功效。崇土利水法是治疗慢性肾脏病固本之策，笔者临床体会只要脾气强，中气壮，肾衰竭就难以发生、难以进展。所以将来对慢性肾衰竭的临床研究，笔者主张以崇土利水法为基础，有一分胃气，便有一分生机。对于各种透析方法，要以不伤脾气中气为要，或透析疗法配用中药崇土利水法，温阳化气法，能提高透析效果，延长透析时间，缓和透析的副反应。该法在临床中，也需要与其他疗法配合应用。

8. 活血利水法

水肿日久，正气耗伤，络脉瘀阻，水湿停滞，形成瘀血，瘀血日久影响气化加重水肿，二者互为因果，恶性循环，水肿更难消退，久病入络，必兼血瘀，故立活血利水法。主证：面色黧黑或萎黄，肌肤干涩甲错，口唇肌肤瘀点瘀斑，腰痛如折，固定不移，伴有血尿，浮肿少尿，腰以下肿，多脚踝肿为甚，舌质紫暗、边尖瘀血点斑或瘀血线、苔湿滑，脉沉弦或沉细涩。方药：桂枝20g，茯苓20g，丹皮15g，桃仁15g，赤芍15g，益母草40g，泽兰20g，水蛭15g，土鳖虫15g，牛膝20g。水煎取汁450mL，分三次温服。桂枝色赤入血，性温通阳，善于走四肢经络；茯苓、丹皮、赤芍、桃仁、益母草、泽兰，活血通经利水；水蛭善于化瘀，清除死血，通经隧非它莫属，故《金匮要略》之大黄䗪虫丸为主药，伍以䗪虫，治内有干血，肌肤甲错，两目暗黑，五劳七伤日久所致瘀血，皆可用之，我们要细细体会"缓中补虚"之含义。兼气虚者可加黄芪50g，补气助利水；血虚加当归、川芎，生血养血助活血，近人研究的益肾汤即此意；阳虚者加淫羊藿20g，仙茅15g，温阳益气助气化而行水；腰痛重者加炒杜仲、怀牛膝、补骨脂、生姜、狗脊补肾壮腰脊；脾虚加木香、砂仁、草果仁、白术、党参补脾开胃化气行水。现代医学研究揭示：各种肾小球疾病，都存在着不同程度的血液高凝状态，都有血液流变学和血流动力学改变，经微循环检测，都存在不同程度的微循环障碍。肾血流量，灌注量不足，肾间质微血栓，加重了炎性细胞浸润和免疫介导损伤。炎性浸润，微血栓形成加快了局部肾小球硬化和肾间质纤维化。尤其是慢性肾小球肾炎、慢性肾衰竭。采用此法和其他治法联合应用，对慢性肾脏病的治疗，对提高肾功能，消除水肿都有效果。

9. 补阳利水法

面色㿠白，眼睑水肿光亮，水肿如泥，腰以下为甚，按之凹陷良久不起。小便短少清白，大便稀溏，舌体胖大淡嫩、齿痕、苔白滑或水湿，脉沉或缓，或滑而无力。方药：茯苓20g，白术15g，木瓜15g，黑附子15g，桂枝20g，干姜15g，猪苓15g，泽泻15g，草果仁15g，砂仁10g，陈葫芦20g，生姜15g。水煎服取汁500mL，分三次口服。黑附子补肾阳；干姜补脾阳；桂枝宣通三焦五脏之阳气；五苓化气行水，通利三焦，开膀胱之气化；陈葫芦善利肾水通下窍；草果仁、砂仁芳香醒脾肾之气。气虚可加黄芪、党参。

若水湿停滞瘀积日久化热，形成阳虚兼有湿热之证，不可不察，辨证要点是四肢凉，畏风怕冷，水肿日甚，小便短赤，大便黏腻，口苦，恶心，苔白腻中黄腻，脉滑而无力。方药：天花粉20g，瞿麦20g，附子15g，茯苓 20g，泽泻 15g，山药 20g，黄芪 30g，桂枝 15g，知母 15g，麦冬 15g，滑石 20g，石韦 15g，甘草 15g。此证是三焦淤热，肺胃燥热，脾虚，肾寒，仿《金匮要略》栝楼瞿麦丸加减而成，原文是"小便不利者，有水气，其人苦渴"。此证在慢性肾小球肾炎、肾病综合征、肾功能不全水肿期多见，水肿，少尿而烦渴，有时饮水即吐，是阳虚水停兼有湿热。上热下寒之证，辨证要细，认证要准。呕恶重，苔黄腻湿滑，可加黄连 5g，竹茹 20g，加强清胃止呕之力。烦渴甚者膀胱气化不宣，可加猪苓、白术，化气行水止呕。对水肿即要重主证，更要重变证，既要重本，也要顾标，体现中医理论的博大精深，映射中医学的科学性和系统性。

10. 温阳益气泄浊法

水病日久，耗伤阳气、元气，使下元亏损，命门火衰，无阳则阴无以化，无阳则气无以行，无阳则血无以运，无阳则水无以利，无阳则津无以布。阳气衰微，阴霾肆越，水肿，血滞，津停，气弱，形成水精不布，五经不行，少火衰微，气化不宣的重症。立温阳益气泄浊法，方药：淫羊藿 20g，仙茅 15g，肉桂 15g，黑附子 15g，生晒参 15g，巴戟天 15g，小茴香 15g，茯苓 15g，猪苓 15g，白术 15g，益母草 40g，泽兰 20g，黄芪 40g，砂仁 15g，草果仁 15g，鹿茸粉 3g（冲服），冬虫夏草粉 3g（冲服）。水煎取汁 500mL，分 3 次冲服。水肿日久元阳衰微，阴精亦亏损，故重用鹿茸粉、虫草粉生精血，化生阳气，伍肉桂、附子、淫羊藿、仙茅补命门元阳，生阳气。巴戟天、小茴香，补下焦阳气，温膀胱，强气；人参、黄芪补元气兴中阳；草果仁、砂仁芳香化浊；二苓、白术通水道行三焦之气。若下焦水湿重，水肿如泥按之不起，可加陈葫芦、蝼蛄通水道，泄水邪。若湿邪困阻中焦，脘痞呕逆加生姜、半夏，加大茯苓用量，取小半夏加茯苓汤之意。喘促咳嗽气逆，寒水射肺可加干姜、细辛、五味子温肺化饮。咳逆倚息不得卧，水邪攻肺可加用葶苈子、川椒目、大枣泄水降肺气。若大便稀溏，臭秽，腹满，邪从阳化，水蕴化热，可加醋制大黄、草果仁泄热逐秽，同时降血肌酐，尿素。兼有血虚，面㿠白，舌体大淡白，贫血者加当归、川芎生血，调血，养血。血瘀者加水蛭、土鳖虫、益母草、泽兰。大便溏如水，泄泻不止者可加赤石脂、禹余粮、干姜、诃子肉。四肢厥冷，手足不温者可改用生附子破阴回阳。心悸，气短，水邪凌心加桂枝、生姜，辛甘化阳，益心阳。总之此证，本虚标实，寒热错杂，虚实互见，也是水肿的危证、重症。补阳、温阳、回阳是本，只要阳气在便有生机，利水泄浊是用，是应急之策，权衡之变。只有清除水湿浊泄才能保阳气，复精气，养元气。譬如"少阴三急下"乃为泻下邪热以存阴，本处泻下水湿浊，乃为保阳气。

尊《内经》之旨，《金匮要略》之意，学习前贤之经验，结合多年临证治疗水肿的体会心得，归纳以上10法，治疗水肿，临证受益匪浅，也抢救了一些危证、急证。但在实际运用中不可截然分开，同一病人在不同阶段，不同病情可采用不同治法，也可以几法联用加减变化。活法原机，辨证选药，分清标本，把准主次，不可拘泥守旧。

（二）蛋白尿的治疗

蛋白尿是肾小球疾病的主要症状之一。分两种，选择性蛋白尿，较轻易治，也是小分子蛋白尿；非选择性蛋白尿，较难治，多是大分子蛋白尿。病变多与肾、脾、肺、三焦相关。肾主蛰，封藏之本，精之处也。各种原因损伤肾经，肾气不固，封藏失职，精微下注。脾主中气，后天之本，升降之枢。各种原因伤脾，脾气困阻，升降失司，清浊逆乱，精微下流，生蛋白尿。肺主治节，水之上源，又为肾之母，当内外之邪伤肺，肺经受邪，下传于肾，肾气受伤，精微不固而下流，发生蛋白尿。三焦为元气之别使，主持诸气，包罗诸脏，气不固摄而精微下流产生蛋白尿。现代医学认为是免疫介导，炎症介导损伤，抗原抗体复合物沉积在肾小球基膜，使其变性，通透性增强，或其他原因使肾小球跨膜压力差增大，肾小球基膜变性，通透性增强，蛋白质流失，产生蛋白尿。经多病例分析，总结以下治法。

1. 宣肺祛邪法

主证：水肿或轻或重，始于眼睑，继则全身，面色不泽，多数有发烧咽痛，舌质红，白苔或黄苔，脉浮或数滑，尿检以蛋白尿为主，红细胞少量，管型较少。

方药：紫苏15g，荆芥15g，蝉衣15g，防风15g，地肤子15g，黄芪30g，苍术20g。水煎服。偏风寒者加麻黄、桂枝、生姜、葱白；咽痛者加射干、金银花、连翘；偏风热者加麻黄、生石膏。现代医学揭示多是细菌、病毒、微生物侵入机体，作为抗原、半抗原，激活补体，产生抗原抗体复合物，循血液循环沉积在肾小球基膜，使之变性，通透性增强，产生蛋白尿。中药，发汗药物都有不同程度的抗过敏，清除抗原抗体复合物功效。宣肺祛邪法解除肺经之邪，解肾经之困，治疗蛋白尿，临床较多用。

2. 化气解毒法

主证：面色晦暗无华，肢重体倦。浮肿不甚，尿少便溏，纳呆腹满，舌体胖大、苔白或腻，脉缓或濡滑无力。大量尿蛋白。

方药：黄芪30g，薏苡仁20g，茯苓皮30g，冬瓜皮20g，土鳖虫10g，蛇莓15g，白僵蚕15g。此证为邪阻三焦，气化不畅，五脏受困，尤其肺脾，毒瘀伤肾，精微不固，下流产生蛋白尿。风重者加麻黄、桂枝，宣肺通阳化气；湿重者加草果仁、杏仁、白蔻仁芳香化湿；热重者加白花蛇舌草、半枝莲。《内经》讲上焦开发，中焦受气，卫气生于下焦。亦说上焦如雾，中焦如沤，下焦如渎。外邪内侵，瘀阻三焦，气化不畅，五脏受困，邪毒归肾伤肾。产生大量蛋白尿，临床很常见，立化气解毒法。三焦属肾，包罗诸脏，为水气通道。俗称：身体之水渠，沟渠。三焦瘀堵，水湿停滞，瘀腐成毒，伤及肾经，在肾病中最常见。辨证准确，药物灵活，总以化气解毒为本。

3. 益气补脾法

主证：神疲乏力，身重肢倦，面色虚浮萎黄，腹胀纳呆，小便混浊，大便溏泄，脉缓无力或滑无力，大量尿蛋白。

方药：党参20g，生白术20g，苍术20g，茯苓15g，猪苓15g，砂仁10g（后下），金樱子15g，芡实20g，土鳖虫15g。腰痛重加炒杜仲15g，怀牛膝15g；偏阳虚加淫羊藿15g，肉桂15g；偏阴虚加山茱萸15g，山药15g，菟丝子15g；兼湿者加白花蛇舌草30g，蛇莓15g；血瘀者加益母草30g，泽兰15g。脾主运化，主中气，位于中州，为气机升降之枢纽。脾虚，中气不足，运化失常，气化不行，水湿、痰浊、瘀滞成毒伤肾，故以益气补脾为主。

4. 清利湿热法

主证：面色无泽，浮肿不甚，身倦肢重，口苦纳呆，小便短赤，大便黏腻不畅，舌苔厚腻或白腻中黄，脉濡数或滑数。

方药：石韦 20g，白花蛇舌草 30g，蛇莓 15g，半枝莲 15g，半边莲 15g，薏苡仁 20g，玉米须 40g，车前子 15g。水煎服。偏气虚加黄芪 30g，党参 15g；湿重者加茯苓 15g，猪苓 15g，泽泻 15g；纳呆腹胀加苍术 15g，厚朴 15g；恶心欲呕加黄连 7g，姜半夏 15g；腰酸痛加炒杜仲、怀牛膝。肾为水脏，湿为阴邪，同气相求，湿易伤肾，湿热伤肾，非利不解，非清不除。故立清利湿热法，使邪有出路，祛邪保肾，蛋白尿自消，但必须是湿热之邪确实，正气不虚者。

5. 益气活血法

主证：面暗唇紫，目晕眼涩，肌肤干涩，水肿不甚，疲劳乏力，舌体紫暗或老红、舌下络脉怒张、苔白干或中黄腻，脉沉或沉滑无力。

方药：益母草 50～100g，泽兰 20g，丹参 20g，当归 15g，川芎 15g，桃仁 15g，苏木 15g，水蛭粉 6g（冲服）。气虚加黄芪、党参；兼阳虚加淫羊藿、仙茅；阴虚加熟地黄、生地黄、炙龟板；兼湿热者加石韦、蛇莓；脾虚纳呆加白术、厚朴、砂仁；腰痛加杜仲、牛膝；关节疼痛，骨质疏松加生姜、狗脊；肾气虚下元不固加金樱子 15g，芡实 20g。

6. 培元固摄法

主证：面色㿠白虚浮，四末不温，腰酸膝软，畏风怕冷，舌体胖大，舌质淡嫩、苔湿滑或水滑，脉沉无力或浮大不任按。

方药：淫羊藿 20g，仙茅 15g，黄芪 40g，肉桂 15g，生晒参 10g，菟丝子 15g，金樱子 20g，芡实 20g，冬虫夏草粉 6g（冲服）。水煎，冲服冬虫夏草粉。此证肾病日久，阴阳两伤，元阳虚馁，下元不固，精微下流。发生大量蛋白尿，肾气不固加山茱萸、山药、覆盆子、锁阳；腰酸膝软，下肢水肿加附子、干姜、杜仲、怀牛膝；脾虚便溏泄泻加禹余粮、赤石脂、干姜、诃子肉。

（三）血尿的治疗

肾小球血尿是无痛血尿，按量分肉眼血尿和镜下血尿。红细胞形态变异率 60% 以上，多成棘型。其因多是下焦郁热。《内经》曰："热在下焦则溲溺，溺血。"但热有实热、虚热、湿热之别。离经之血谓之瘀血。《金匮要略》将瘀血列为独立疾病论述。肾病血尿多是本虚标实，热、湿、瘀互见，错综复杂，虚实互见。执简驭繁，归纳下面 5 法。

1. 清利湿热法

主证：面黄少泽，浮肿不甚，肉眼血尿或镜下血尿，红细胞变异率 60% 以上，低烧或无热，口苦，咽干痛，舌质红、苔黄腻或白苔中黄，脉数。

方药：鱼腥草 30g，半枝莲 15g，石韦 20g，白茅根 50g，益母草 30g，白花蛇舌草 40g，车前草 30g。水煎服。如发热见表证者加柴胡、生石膏；兼阴虚血热者加生地黄、大黄炭；气虚加黄芪、党参；咽喉肿痛加山豆根、金银花、连翘；尿短赤涩加滑石、猪苓、茯苓。此证多见于急性肾小球肾炎血尿期，隐匿性肾小球肾炎，IgA 肾病或慢性肾小球肾炎，辨证属于湿热滞留三焦，伤肾经血络，尿血者，亦可与其他治法联用。

2. 化瘀泻热法

主证：面暗唇紫，肌肤干涩，少腹急结，肉眼血尿，舌质深红、舌下脉络怒张、苔少或湿滑，口干不欲饮，脉沉实或滑数。

方药：生地黄 20g，当归 20g，川芎 15g，赤芍 20g，桃仁 15g，红花 15g，酒大黄 10g，益母草 40g，淫羊藿 15g，水蛭粉 6g（冲服）。此证尿血是热结下焦，伤于血络，瘀热互阻，气化不行。取桃红四物汤加减化裁而成，适用于急性肾小球肾炎和慢性肾小球肾炎以血尿为主之证。

现代医学揭示：肾小球肾炎都存在血液高凝状态，微循环障碍，甚则肾内微血栓形成。使肾内血循环障碍，严重缺血，加剧了炎性浸润和免疫损伤，使血尿加重。故急者治其标，用化瘀泄热法，重在水蛭粉冲服，若高温水煎降低药效。水蛭粉主要含水蛭素，具有抗凝、抗血栓、溶血栓作用。与其他药配用能增加肾血流量，改善肾血液循环。对肾炎血尿，辨证热结下焦，瘀热互阻者速效，亦可与其他法联用，重在辨证。

3. 益气养阴清利法

主证：神疲乏力，面色萎黄，水肿不甚，腰酸膝软，口干不欲饮，易于感冒，纳呆腹痛，多是镜下血尿，舌质淡嫩红、苔白或腻，脉滑无力。

方药：女贞子 20g，墨旱莲 30g，白花蛇舌草 40g，生侧柏叶 15g，马鞭草 15g，大小蓟根 20g，益母草 30g，白茅根 40g，石韦 20g，凤尾草 15g。亦可根据病情调整用量，水煎服。此证主要是肺肾三焦气阴两虚，湿热留恋。瘀阻三焦化热伤及血络，使血尿缠绵不愈，反复发作。血属阴，为气之载体，肾病日久，湿热不解，耗伤气阴，湿热留恋，互相搏结，胶着不化，正气受损，湿热不去，伤及血络，使血尿加重。取二至丸，气阴两补，不可用生地黄之类，防其恋湿。白花蛇舌草、石韦、清湿热而不伤阴。生侧柏叶、马鞭草、大小蓟根、白茅根既能清热凉血又能利湿止血，既不伤阴又不伤气。益母草活血利水。上十味共奏益气滋阴、清热利湿、凉血解毒之效，为治疗肾炎血尿是首选方，亦可辨证加减药量。该方治疗血尿，同时亦能降低蛋白尿，若阴虚偏重可加生地黄、北沙参；气虚偏重可加黄芪、太子参；血虚可加当归、赤芍；腰酸膝软可加杜仲炭、狗脊。亦可与其他法配合加减运用，中医的精髓在于辨证施治。

4. 补阳止血法

主证：畏风怕冷，四末不温，面色㿠白虚肿，小便清白，大便溏泻，舌体胖大、舌质淡嫩、苔白滑或水湿，脉沉弱或沉细。

方药：淫羊藿 15g，仙茅 10g，黄芪 30g，黑附子 9g，瞿麦 15g，巴戟天 15g，血余炭 15g，赤石脂 15g，三七粉 9g（冲服），琥珀粉 6g（冲服）。水肿日久，下元虚惫，命门火衰，元阳不化，三焦瘀滞，阳气不布，阳衰水盛，血尿不消。用黑附子补元阳，生命门真火。淫羊藿、仙茅、黄芪补肾阳，升发肾气又能调补增强垂体 - 肾上腺功能。巴戟天补肾去阴寒。瞿麦、血余炭、赤石脂、三七、琥珀粉，温经止血而不留瘀，清利又不伤肾。命门火衰重者可加肉桂、紫河车粉、冬虫夏草粉补下元，生精血，强元气；脾虚纳呆便溏可加党参、生白术、补骨脂、肉豆蔻；腰痛加炒杜仲、生姜、狗脊、山药补肾强骨。水为阴邪，必伤阳气。肾病日久，元阳必伤，形成阳虚，血尿不解，多数是镜下血尿，多见慢性肾小球血尿、紫癜性肾炎。亦可与其他疗法联合应用。

5. 滋阴止血法

主证：面色黧黑，两目干涩，唇焦口干，五心烦热，大便干结，小便赤涩，舌质鲜红、干燥少津、舌下脉络怒张，脉沉弦、细数。

方药：生地黄炭 30g，山茱萸 20g，杜仲炭 15g，槐花 20g，蒲黄 15g，赤芍 15g，马鞭草 15g，凤尾草 15g，三七粉 9g（冲服），琥珀粉 10g（冲服），炙龟甲 15g。水煎服。用生地黄炭、山茱萸、龟甲滋阴补肾水；凤尾草、马鞭草、槐花、赤芍清湿热，凉血收涩止血；杜仲炭、蒲黄、三七粉、琥珀粉化瘀清利止血而不留邪，全方对于肝肾阴虚，精亏火旺，尿血不止者有效，对慢性肾小球肾炎血尿，紫癜性肾炎，IgA 肾病以血尿为主者适用。总之肾病血尿是个难题，临床比较多见。遵经旨，热在下焦则溲血，溺血，热有实热、虚热、湿热之别，要辨证求因，审因选药。中医药在这方面有长处，临床收效频多。

（四）低蛋白血症的治疗

低蛋白血症在肾小球疾病中很常见，也是影响该病预后的主要因素，是肾病治疗中不能逾越的门槛。肾病综合征，狼疮性肾炎多见，其他肾病到后期亦有。低蛋白血症的发生不单纯是由于尿中蛋白质的流失，更主要是机体自身产生蛋白质的功能失调障碍。自身蛋白质的生成，主要在脾、肾、肝脏腑生成。但忽略了与"命门"气化功能有直接关系。命门是"真阳"之源，《素问·阴阳应象大论》说："阳化气，阴为味。味归形，形归气；气归精，精归化。精食气，形食味；化生精，气生形。"简单理解这段《内经》原文，十句话，三十个字，讲出了"命门""气化"的生理功能。也就是自身蛋白质生成过程。"阳化气"指命门真阳，是机体脏腑生理功能，运作原始动力。"阴为味，味归形"说五味营养滋养了脏腑形体，"形归气，气归精"脏腑形体得到滋养产生了功能，功能又化生了精微物质，"精归化"是说精微物质依赖阳气的化生，不断生成。精微物质的产生依赖气化功能，也依赖气的功能。"形食味"说明形体生成依赖饮食五味供养，"化生精，气生形"指出机体的气化功能生成了精微物质。三焦气化生成了机体和形体。这就指出了低蛋白血症是由于命门真阳虚损，三焦、五脏气化功能失常，使机体自生蛋白质生成发生障碍和尿中蛋白质流失过多而形成。由于命门阳衰，气化失常加剧了水肿。当血浆蛋白过低，胶体渗透压低时。水肿用利尿剂是不起作用的。反而会加重肾损伤。再者血浆蛋白过低，免疫功能下降，患者易反复感冒。病毒、细菌的侵入又会加重肾脏的免疫、炎性介导损伤。血浆蛋白过低，亦会引发肝功能、心脏、心肌的损伤。由此看来低蛋白血症是肾病治疗中的关键因素之一。其危害之大，利弊之显，作为临床医生就要思索如何提高肾病患者的血浆蛋白。温补命门真阳，加强气化功能，调补脾肾，是治疗低蛋白血症的主要方法。在此思路启发下，笔者从众多中药中筛选药物，组成方剂。有效的给药方法，收到了良效，提高了肾小球疾病的治愈率，缩短了病程。方药：冬虫夏草、紫河车、淫羊藿、仙茅、附子、肉桂、巴戟天、人参、白术、肉豆蔻、砂仁、补骨脂、金樱子、芡实、菟丝子、干姜、茯苓、葛根、红景天、绞股蓝。在各类肾病不同阶段中，加入提高血浆蛋白的药品，改善机体的内环境。对提高疗效，防止并发症起到良好效果。亦可加入食疗，"千金鲫鱼汤"，鲜鲫鱼 250～350g（去腮，去内脏，带鳞、籽），鲜姜片 30～50g，赤小豆 30～50g。煲汤，不用酱油、醋、盐，其他调料随意。坚持服用对提高血浆蛋白，减轻水肿，改善低蛋白血症，起到了良好效果。

（五）肾性高血压的治疗

肾病高血压原因很复杂，机理也是多方面的，原因不是十分明晰，高血压在慢性肾小球肾炎、肾衰竭、急性肾小球肾炎最多见，其机理很复杂，至现在也不十分清楚，只能对症处置。现代医学揭示：肾内分泌的肾素－血管紧张素在肺内酶的作用下，形成血管紧张素原使小动脉收缩，血压升高。分泌的前列腺素、缓激肽调控血压。肾自身也是内分泌器官，参与调控血压。当肾脏发生病变，各种机理和因素使肾自身调控血压的机能紊乱。发生高血压是肾病高血压的主要因素。但还有其他诸多因素参与其中。中医学认为：阴阳是相对平衡，阴平阳密，气血调和。当肾病阴阳失衡，气血逆乱上冲于上，有升无降，是发生高血压的原因，二者肾脏血流不足、不畅。缺血、瘀血也是产生肾性高血压的原因，故治疗肾性高血压应从调理阴阳平衡，升降有序，气血条达，三焦通畅，气化宣通等方面入手。潜阳多选用生石蟹、煅磁石、石决明、珍珠母、生龙骨、生牡蛎、代赭石；滋阴选用生地黄、石斛、生白芍、夏枯草；活血多用益母草、泽兰、桃仁、红花、怀牛膝、丹参、土鳖虫、水蛭、当归、川芎、赤芍、刘寄奴；调气选玫瑰花、月季花、天麻、郁金、莪术、青皮、枳壳、厚朴；疏通三焦选用茯苓、猪苓、桂枝、泽泻、草果仁、砂仁、大腹皮、冬瓜皮、蝼蛄、地龙；增强气化选用黄芪、桂枝、肉桂、人参、冬虫夏草、白术、生姜、大枣、炮附子、干姜、葛根。中医学内的"整体观"必须深刻理解，不但是中医学的特点，更是中医学的基础。不但是天人一体，人的机体也是一个整体，互相影响，互相滋助，互相制约。《素问·六微旨大论》讲："亢则害，承乃制，制则生化，外列盛衰，害则败乱，生化大病。"这方面"五行学说"说的生、克、制、化，足以证明这一点。故肾病中的高血压要从整体观方面入手。从命门、阴阳、三焦、升降、气化、运行、五脏生克等方面分析病机病理。辨证求因，审因论治，选方择药。笔者常用方药：葛根30g，丹参20g，怀牛膝15g，地龙15g，生石蟹30g，益母草50g，茯苓15g，猪苓15g，泽泻15g，桂枝15g，生姜30g。水煎服。腰酸膝软加炒杜仲、生姜、狗脊；畏风怕冷，足凉加淫羊藿、仙茅；口苦心烦加夏枯草、罗布麻、钩藤；眩晕恶心加天麻、姜半夏、胆星；大便干结加醋制大黄、生白芍；小便不利加蝼蛄；血瘀加土鳖虫、桃仁、水蛭粉；气虚加黄芪、人参；下虚上盛，虚阳浮越加肉桂、炮附子、熟地黄、山茱萸，阴中求阳，引火归元。肾性高血压本是虚证。肾阳虚，阴虚，下虚，形成的戴阳证，阴虚阳亢，上盛下虚，气虚血瘀，阴阳离决之危证。标实是血瘀络阻，水停痰瘀，三焦不通，气化不畅，气血逆乱。临床发现肾病，血压越高，脉越沉弦、细、硬，手脚越凉，肢冷，面色苍白，无汗，一派阳虚阴盛，阳郁水停，气化不行之象。故我们必须从"整体观"角度，从命门真阳、三焦、气化、脏腑功能、上下升降的病理病机分析选药，不要头痛医头，脚痛医脚的单纯治法。

（六）高脂血症的治疗

高脂血症多见于肾病综合征，狼疮性肾炎，IgA肾病及膜性肾病。发生机制不是十分清晰，主要是脂类代谢异常，随着水肿的消退，蛋白尿减轻，血脂亦下降。中医学认为水肿的发生与肺，脾，肾，三焦，气化有关。前面水肿节谈过，高脂血症的发生与肺，脾，肾，三焦，气化失常相关。脾位中焦，运化水湿和水谷精微；肾主气化，为卫气之根；三焦主通化，行水湿。《灵枢·决气》云："中焦受气取汁，变化而赤，是谓血。"当肾病气虚、阳虚，中焦受气不足，精不化血，反成痰湿、浊毒。《灵枢·营卫生会》云："人受气于谷，谷入于胃，上传于肺，五脏六腑，皆以受气，其清者为营，浊者为卫，营在脉中，卫在脉外，营周不休，五十而复大会。"

《素问·痹论》说："卫者，水谷之悍气也，其气慓疾滑利，不能入于脉也，故循皮肤之中，分肉之间，熏于肓膜，散于胸腹。"水为阴邪，最伤阳气。水为湿邪，最伤脾气。肾病水湿弥漫，阳气受阻，中气受困，中焦受气不利，精不化血，成水湿浊毒。肾病阳气受伤，营卫之气不行，营卫之功不用，五脏六腑不能受气、津、液、营气、卫气，瘀滞于皮肤之中、分肉之间，不能熏于肓膜，达于胸腹，而成水湿、浊毒。这就给我们立方选药指出方向，治疗必须以补肾阳，强气化；补中气，畅脾气，增加脾运化功能，畅通三焦，增强"传导之腑"功用。调合营卫。方药：淫羊藿、仙茅、黄芪、肉桂、桂枝、党参、白术、苍术、茯苓、猪苓、泽泻、黑丑、白丑、草果仁、砂仁、白豆蔻、公丁香、木香、青皮、陈皮、姜半夏、土茯苓、郁金、滑石、蝼蛄、决明子、山楂、葛根、薏苡仁、赤小豆、陈葫芦、冬瓜皮、泽兰、益母草。

中医的精髓是辨证施治，有成方无成病，我们临证要以此基础理论为准绳，结合病人具体情况辨证选药。笔者方药：淫羊藿15g，黄芪30g，桂枝15g，苍术15g，郁金15g，草果仁15g，黑丑15g，木香10g，冬瓜皮30g。水煎服。以淫羊藿补肾阳，肾气，强气化通卫阳；黄芪补中气；苍术补脾胃，除痰湿；草果仁、黑丑、木香芳香醒脾化浊，除痰湿浊毒。重用冬瓜皮，行皮里膜外水湿浊毒，畅营卫之通道，助桂枝通阳化气，除湿泄浊。阳虚甚者加炮附子、肉桂；气虚重者可加党参、白术、干姜；气滞重者加厚朴、枳壳、白丑；痰湿重者加姜半夏、土茯苓、薏苡仁、赤小豆；血瘀者加益母草、泽兰；肿满，尿少加茯苓、猪苓、泽泻、陈葫芦。总之要辨证灵活，防苦寒伤中，伤阳，恋湿。

（七）高尿酸血症的治疗

高血尿酸多见于尿酸性肾病，慢性肾盂肾炎等，不是摄入过多而是代谢，排泄失衡。尿酸包括很多嘌呤类、代谢产物、废物、毒物、小分子物质，主要是肾小管再吸收方面出现问题，与肾，脾气化功能失调有关。水湿痰浊，瘀毒滞留体内。《素问·至真要大论》说"诸湿肿满，皆属于脾""诸病胕肿，疼酸惊骇，皆属于火"，尿酸高形成尿酸石，沉积在小关节，形成尿酸性关节炎，俗称"痛风"。若沉积在肾内、间质、肾小管，形成尿酸性肾病。现代医学提出高尿酸血症与体内某种酶的缺失，先天遗传有关，使酸性废物代谢、排泄失衡，亦与肥胖有关。笔者认为高尿酸血症与肾、脾、三焦，气化功能失常有关。代谢紊乱失衡，脾失健运，水湿痰浊停滞，外受寒邪，寒主收引，痹阻络脉，脉络不通，瘀而化热，形成尿酸性关节炎。局部红肿疼痛，《素问·至真要大论》说："诸病胕肿，疼酸惊骇，皆属于火"之变。若沉积肾内，易发生结石，加快加剧了肾实质损伤。糖尿病肾病、尿酸性肾病、多囊肾、慢性肾功能不全、慢性肾小球肾炎、高血压肾病、慢性肾盂肾炎等中后期，耗伤肾阳，肾气化不足，营卫之气运行不利，三焦气化不畅，代谢排泄受阻，产生水湿、浊毒、瘀滞，发生高尿酸血症。其病理病机是本虚标实。治疗多是标本兼顾，补泻兼施。补肾阳肾气多选用淫羊藿、仙茅、肉桂、炮附子、炒杜仲、怀牛膝、生姜、狗脊、桂枝、细辛、韭菜子、巴戟天补肾阳，强化气化，通营卫利，三焦水道。

加强排泄功能，补脾除湿加强运化功能选用：党参、苍术、生白术、云苓、猪苓、泽泻、薏苡仁、草果仁、木瓜、土茯苓、蚕沙、草薢、金钱草、海金沙、石韦。通经络，止疼痛，去湿热等选用：忍冬藤、络石藤、青风藤、木瓜、海桐皮、桑枝、秦艽、黄柏、白鲜皮。

临床可归纳为以下三个证型。

1. 肾阳虚湿浊型

主症：腰酸膝软，神疲乏力，面白虚浮或暗黄，小便清长，大便塘泻，畏风怕冷，血尿酸高，尿多泡沫，舌体胖大、淡嫩齿痕、苔白湿滑，脉沉缓。

方药：淫羊藿 15g，仙茅 10g，肉桂 15g，黑附子 9g，巴戟天 12g，生白术 15g，云苓 15g，猪苓 15g，冬瓜皮 30g。水煎服。腰酸痛加炒杜仲、怀牛膝、补骨脂、生姜、狗脊；小便频数，失禁加韭菜子、益智仁、桑螵蛸；气虚加党参、黄芪；血瘀足肿加益母草、泽兰、土鳖虫。

2. 脾虚湿停型

主证：面晦黄虚浮，神疲乏力，脘痞纳呆，肢重肿胀，小便浑浊，大便黏滞，血尿酸高，舌体胖大、苔白腻，脉沉缓或沉滑无力。

方药：党参 15g，生白术 20g，黄芪 30g，黄连 6g，姜半夏 15g，陈皮

15g，云苓 15g，泽泻 15g，防风 15g，羌活 10g，蚕沙 15g，薏苡仁 20g，土茯苓 15g，生姜 20g。水煎服。此证主要是中气不足，脾虚阴火，湿浊困阻，三焦气化失衡。代谢、排泄失衡。血尿酸高，仿东垣升阳益胃汤加减。临床亦可随证加减化裁。

3. 络阻关节型

主证：面黄少泽，小关节肿胀疼痛，多在下肢，局部红肿热痛，血尿酸高，舌质红、苔白腻或中黄腻，脉沉滑或滑数。

方药：忍冬藤 30g，络石藤 20g，鸡血藤 20g，穿山龙 15g，地龙 15g，苍术 20g，黄柏 10g，川牛膝 15g，千年健 15g，地枫 15g。水煎服。经络闭阻郁结化热者加姜黄、海桐皮、蚕沙；湿热胶结者加滑石、雷公藤、薏苡仁、黄芩；腰酸膝软加狗脊、川续断、炒杜仲、生姜；血瘀加桃仁、红花。

总之，高尿酸血症在肾病尤其是慢性肾脏病中后期多见，也是肾病重要并发症。不可忽视，它会加快加剧肾损伤，加快肾衰竭，使治疗增加难度，对病情的愈后不利，是各种肾病较关键的并发症。

病例：初诊，2016 年 8 月 7 日，于某，男，35 岁。自述血尿酸高 5 年，经常足趾红肿疼痛，外院查 UA 最高 587μmol/L，各种方法治疗无明显改善，近半月痛风又发作，查：面色晦黄无华，体胖，伴口苦纳呆，疲劳乏力。舌体胖大，色暗红，边有瘀斑，脉沉滑尺细。BP 142/94mmHg，UA 612μmol/L，尿检阴性。诊断：高尿酸血症。辨证：脾肾气虚，运化失常，湿浊中困，经脉痹阻。方药：益母草 40g，泽兰 20g，黄芪 40g，淫羊藿 20g，仙茅 10g，肉桂 15g，土茯苓 20g，猪苓 15g，泽泻 15g，草果仁 15g，薏苡仁 20g，绞股蓝 15g，黑丑 15g，白丑 15g，干姜 15g，青风藤 15g，忍冬藤 30g，络石藤 15g，千年健 15g，地枫 15g，甘草 10g。水煎服。

9 月 28 日，二诊：上方加减调理月余，关节肿痛消失，身倦乏力好转，体重减少 7kg，舌体胖大淡嫩，脉滑，复验 UA 412μmol/L，病情好转，前方去黑丑、白丑、千年健、地枫，加萆薢 15g，石菖蒲 15g，苍术 20g，木瓜 20g，桑枝 20g。继服 21 天。

10 月 24 日，三诊：症状消失，复验 UA 398μmol/L，痊愈。

（八）继发性肾上腺皮质功能减退症的治疗

笔者认为脑垂体－肾上腺轴也就是中医的命门系统，赵献可、孙一奎、张景岳等老前辈，对"命门"的论述及在临床治疗中应用有相当丰富的经验，我们应努力继承、传承、发扬。不应让其在历史中淡化和湮灭。命门内蕴真阴、真阳为五脏原始动力，《素问·生气通天论》说："阳气者，若天与日，失其所，则折寿而不彰，故天运当以日光明，是故阳因而上，卫外者也。"遵经旨，学前贤，可见命门在人体生命活动，抗病康复，治疗中的重要性。何况水为阴邪，最伤阳气。患肾病之人，本身阳以先虚，这与内分泌系统功能，免疫功能与先天禀赋有关，现代医学也揭示了有遗传因素的作用。故在肾病的治疗中如何保护、提高下丘脑－垂体－肾上腺轴功能，对该病的康复和预后至关重要。如何保护呢？治疗中时时要补阳，温阳，强阳，护阳，通阳。方药有肉桂、炮附子。急者、重者可用生附子、淫羊藿、仙茅、冬虫夏草、紫河车、巴戟肉、小茴香、韭菜子、肉苁蓉、锁阳、菟丝子、炒杜仲、补骨脂、桂枝、干姜、茯苓、公丁香、砂仁等。医圣仲景在《伤寒论》《金匮要略》中论之甚详，方药最精，其理可尊，其法可循，其方可用加减变化。师古而不泥古，学古而不囿于古，活法圆机。辨证求因，审因选药。笔者常用药：淫羊藿20g，仙茅15g，肉桂15g，鹿角粉15g，炮附子9g，巴戟天10g，韭菜子15g，公丁香7g，桂枝15g，生姜30g，冬虫夏草粉6g（冲服）。水煎取汁450mL，分三次口服。淫羊藿能提高脑垂体肾上腺轴功能。重用生姜能行脾阳，温通卫阳，行三焦气化，助诸补阳药之力。韭菜子，俗称还阳草之种子，生阳之力最旺，寒冬腊月冻不死，早春首位生发，而且复活生长最快，割去旬日，即复长如初，重用补命门真阳。鹿角粉为鹿的督脉余气所生。督脉总督诸阳，用之补督脉壮原阳，但需先煎有效。虫草粉大补肺，肾之气，补垂体，肾上腺功能，又能提高机体免疫力，保护肾功能，但较稀缺昂贵，无有，可用"百令胶囊"代替。余七味补命门真阳真阴，亦补脾、肾，强生机。该方在肾病中补虚扶正效果良好。亦可依据病因，病机，与其他治法联合应用。再者常艾灸长强穴、八髎穴、命门、肾俞、关元、气海、足三里、三阴交、涌泉穴。艾灸补虚，除寒湿，补命门，通阳效果很好。艾叶补阳还阳之力很强。俗讲："真武、四逆，不如三年之艾矣。"长强穴是督脉发源地，补阳、壮阳、通阳。八髎穴俗称强壮穴，八髎是马尾神经处，神经根集中，神经元丰富，是很好的补虚穴位。其他七穴都是补阳、补气、补肾、补脾的强壮穴，在保护提高脑垂体－肾上腺轴功能很有显效，但需坚持久用常用。同时要有良好合理充足的睡眠。睡眠能养肝肾之气，强垂体功能，配合足疗、药疗都是有效方法。饮食忌寒凉生冷，限盐多食葱白等温热性食品。

（九）免疫功能低下症的治疗

调整提高免疫功能，是治疗各种各类肾病自始至终离不开的课题。这是中医的强项，也是中草药治疗肾病的优势。西医认为肾小球疾病发病与免疫介导、炎症介导损伤或跨膜压力差增大及其他因素有关，恰恰中草药在这方面有独到的优势，如雷公藤多甙片，既具有糖皮质激素样的药效，又没有其副作用。

《素问遗篇·刺法论》曰："正气内存，邪不可干；邪之所凑，其气必虚。"气虚是免疫功能紊乱失衡低下的主要原因。正气包含了脏腑、经络所有之气，如命门的元气、肾气、卫气、脾气、中气、大气、宗气、营卫之气，及脏腑之气。提高免疫功能，就从这些"气"入手。

命门为元气之源，三焦为元气之别使。三焦如一大囊，分肉之内，脏腑之外，皮里膜外无处不到，况张介宾论三焦"所谓焦者，像火类也，色赤属阳之谓也。今夫人之一身，外自皮毛，内自脏腑……其于腔腹周围上下全体，状若大囊……是非三焦而何"。《灵枢·五癃津液别》曰："三焦出气，以温肌肉，充皮肤。"况上焦心肺，中焦脾胃，下焦肝肾，且卫气出于下焦肾，宣发布散于上焦肺，营气出自中焦脾，行散于上焦心。营卫运行，周流不息，循环不休。所以补气应从命门、三焦入手。

多数中草药都有参与调整提高免疫功能的药效，已被临床和实验研究所证实。调整提高免疫功能的中草药现已发现几百种之多，如冬虫夏草、淫羊藿、鹿角粉、人参、党参、白术、黄芪、白花蛇舌草、山豆根、重楼、金银花、鱼腥草、连翘、大黄、小蓟、龟甲、赤小豆、刺五加、丹参、冬瓜皮、水蛭、益母草、雷公藤、龙葵、防风、桂枝、荆芥、浮萍、蝉蜕、地肤子、乌梅等。

笔者在临床中针对病人具体症状，选组了几个方子，效果不错，供参考。

1. 益气利咽汤

方药：黄芪 30g，生白术 15g，防风 15g，山豆根 15g，金银花 20g，连翘 15g，白芷 15g，甘草 10g。水煎服。

主治肾病反复感冒，咽喉红肿，鼻塞咽痒，舌质红、边尖红赤、苔白干，脉浮。用玉屏风散补气固表强卫气；山豆根清利咽喉解毒；金银花、连翘清热解毒；白芷、甘草温散通经。急性肾小球肾炎、慢性肾小球肾炎，多因上呼吸道感染而复发。用此方主要解决，反复感冒，咽喉红肿疼痛，引发肾炎复发。调整提高了机体免疫功能，防止肾病复发。

2. 补气健脾汤

方药：党参 20g，生白术 15g，茯苓 15g，陈皮 15g，桂枝 15g，黄芪 35g，黄连 6g，姜半夏 10g，泽泻 15g，防风 15g，羌活 10g，甘草 8g，生姜 15g，大枣 10g。水煎服。

主治各种肾病症见中气不足，脾虚湿困，三焦不畅，湿浊中阻，清阳不升，浊阴不降，脘痞纳呆，自汗易汗，尿蛋白不降，反复感冒，或者用激素治疗，效果不显著。此方仿东垣升阳益胃汤加减，补中气，健脾气，升清阳，降浊气。对中气不足，脾气虚馁，湿阻三焦，气化不行，营卫运行不和者，均可选用。咽痛者加山豆根、重楼；口苦纳呆恶心加白蔻仁、杏仁、薏苡仁、草果仁、芳香化浊，疏利三焦；伤食者加焦曲、生麦芽；尿浊、尿蛋白不降加金樱子、芡实；兼湿热者加石韦、白花蛇舌草；畏风怕冷、阳虚者加淫羊藿、仙茅。该方重在补中气健脾化湿，疏畅三焦，强气化功能，来调整体高免疫功能。

3. 温肾益气汤

方药：黄芪 35g，党参 15g，肉桂 15g，黑附子 10g，山茱萸 15g，炒杜仲 15g，熟地黄 15g，山药 15g，枸杞子 15g，菟丝子 15g，金樱子 15g，芡实 20g。水煎服。

该方用右归饮补肾阳温肾气，强气化，佐参、芪补气，菟丝子、金樱子、芡实补下焦，固摄降尿蛋白。本方对慢性肾小球肾炎、慢性肾脏病、肾病综合征，属于脾肾气虚，正气虚馁，邪毒不甚，本虚标实者均可用之。

偏阳虚者加淫羊藿、仙茅；兼血瘀者加益母草、泽兰，重者加水蛭粉冲服，土鳖虫；下肢水肿重者，加茯苓、猪苓、泽泻、白术；腰膝酸软疼痛加炒杜仲、怀牛膝、生姜、枸杞。该方调补脾肾，温阳益气，对各种肾病均可辨证选用。对提高机体免疫功能有良好效果。

4. 疏风解毒汤

方药：防风 15g，荆芥 15g，蝉衣 10g，乌梢蛇 10g，乌梅 10g，麻黄 10g，白鲜皮 15g，地肤子 15g，蛇床子 15g。水煎服。

亦可用于药浴、足疗，取汗出为度。该方有明显的抗过敏作用，对变态反应第三和第四型均有作用，治疗过敏性疾病、荨麻疹、环形红斑、急性肾小球肾炎。辨证：邪毒束表，毒热在经络者皆可用。上而越之，轻而发之，宣通三焦之气，疏解经络之毒邪。若血尿重者可加鱼腥草、白茅根；血中热毒可加何首乌、苦参、玄参、赤芍；咽喉肿痛加山豆根、金银花、连翘；大便干结可加大黄；兼鼻塞、鼻痒加辛夷、苍耳子。此方对调正提高免疫力，抗过敏、清除抗原抗体复合物，疏风解毒，通络除湿凉血有良好效果。

5. 培元固本散

方药：冬虫夏草粉 6g（冲服），淫羊藿 15g，仙茅 10g，黄芪 30g，鹿角片 15g，巴戟天 15g，炒杜仲 15g，韭菜子 15g，生姜 20g，大枣 15g。

该方重在补命门元气、元阳。虫草大补肺肾之气，补元阳元气，增强机体免疫力提高免疫功能；淫羊藿、仙茅补肾气、肾阳，提高垂体 - 肾上腺轴功能；鹿角补督脉壮元阳；黄芪补气固表；巴戟天、杜仲补肾；韭菜子补元阳升阳气，前面已经谈过。制成粉剂，生姜大枣水送服。有条件分别提取，做丸剂、散剂均可。在各种肾病中后期，元阳亏损，命门火衰，下元亏虚，正气虚弱，免疫功能低下均可用之，对提高机体免疫力，恢复正气，保护肾功能，补气生血，防止肾衰竭，防止复发均有效果，可与其他治法联合应用。

6. 益气活血汤

方药：黄芪 30g，人参 15g，肉桂 15g，当归 15g，川芎 15g，赤芍 15g，山茱萸 15g，五味子 15g。水煎服。

主治肾病日久，气虚血瘀，经气瘀滞，脉络不畅，身体羸弱，气血不足，免疫力低下，尿蛋白不消，血脂不降，正气不足。取保元汤大补元气，四物汤补血生血，活血调血加山茱萸、五味子，补肝肾，助保元汤补气，助四物汤补血生精。对久病气血亏虚，身体虚弱，病情反复不愈者皆可选用。纳呆不食者可加白术、茯苓、砂仁、木香；湿重困阻三焦气机加桂枝、干姜、草果仁；腰酸膝软加炒杜仲、怀牛膝；血瘀加益母草、桃仁、红花、鸡血藤。对提高免疫力，保脾肾都可用。

（十）瘀血症的治疗

各种各类肾病都存在着不同程度的瘀血证，对疾病的预后和疗效有严重影响，是治疗中的重要环节。但也要分清新瘀血、旧瘀血、阴、阳、气血、兼证，尤其是瘀血湿热互结、痰瘀互结、阴虚血瘀互结。瘀血既是病因，又是病果。瘀血的治法《内经》论述颇多，并提出"血实宜决之"。《金匮要略·惊悸吐血下血胸满瘀血病脉证治第十六》第10、第11条首先提出瘀血证。现代医学揭示"肾病"都存在血液流变学、血流动力学异常，甲皱微循环瘀滞状态，肾内都有微循环障碍、微血栓形成。尤其是慢性肾小球肾炎、慢性肾衰竭，紫癜肾和瘀血更重，也是治疗中的关键环节。现在用活血化瘀法治疗肾病多有报道。笔者曾用复方丹参注射液静点，配合中药辨证施治治疗紫癜性肾炎，总结复方丹参注射液为主治疗小儿紫癜性肾炎24例[1]，总结了通阳益气、活血利湿为主治疗小儿难治性肾病体会[2]。对慢性肾小球肾炎、慢性肾衰竭的治疗都离不开活血化瘀药。临床根据实际情况与其他治法联合应用取得了较好效果。

常用的活血化瘀药有：当归、川芎、赤芍、桃仁、红花、益母草、泽兰、丹参、葛根、苏木、乳香、没药、五灵脂、蒲黄、酒大黄、土鳖虫、水蛭、地龙、降香、郁金、三棱、莪术、刘寄奴、牛膝、王不留行、骨碎补、穿山甲。

肾小球疾病的病理病机错综复杂、虚实互见，多年经验总结归纳下面

---

[1] 复方丹参注射液为主治疗小儿紫癜性肾炎24例. 吉林中医药，1995，（5）：21-22.

[2] 通阳益气、活血利湿为主治疗小儿难治性肾病体会. 实用中西医结合杂志，1998，11（5）：433-434.

几个方，供参考。

1. 活血解毒汤

方药：当归 20g，川芎 15g，赤芍 20g，丹参 20g，益母草 70g，泽兰 20g，石韦 20g，白花蛇舌草 30g，蛇莓 15，炒杜仲 15g，怀牛膝 15g。水煎服。

主治慢性肾小球肾炎。长期尿蛋白不降，镜下血尿。主证：面色晦暗无华，神疲乏力，口淡不欲饮，舌质紫暗、舌边有瘀血线、点、斑，舌下络脉曲张，脉沉弦或沉涩。兼气虚加黄芪、太子参；阴虚加女贞子、墨旱莲；腰酸痛加牛膝、杜仲、骨碎补；便秘加酒大黄、桃仁；兼湿热者加半枝莲、玉米须；血压偏高加葛根、杜仲、茺蔚子。

2. 通络化瘀汤

方药：土鳖虫 15g，蜈蚣 4 条，全蝎 7g，丹参 20g，白僵蚕 15g，白花蛇舌草 30g，赤芍 30g，生地黄 15g，益母草 60g，川芎 20g。水煎服。

主治慢性肾小球肾炎蛋白尿长期不消。主证：形神疲惫，肌肤干涩，口干不欲饮，舌质紫暗或深红、光滑无苔、舌体瘦小、舌下络脉曲张，脉沉涩、沉弦。久病入络必兼血瘀，此证久病气血瘀滞，脉络阻塞，经气不通，取蜈蚣通经络，凡有瘀处，尽皆达之，清除干血、死血、久瘀血，辅以丹参、川芎、生地黄、赤芍、益母草活血养血，通络祛邪。该方有明显的抗凝、抗纤溶作用。无论肾内血循环障碍、微循环障碍、微血栓形成、纤维蛋白沉积。肾外血循环障碍、微循环瘀积、微血栓形成都可用之。若肢端手脚末梢有发凉发黑、严重微循环障碍可加当归 50g，忍冬藤 30g；肢凉重者可加细辛、桂枝通经通阳；腰痛重者加炒杜仲、怀牛膝、生姜。慢性肾小球肾炎、慢性肾衰竭都有久病入络，干血、死血内停，必用峻剂，方有生机。

3. 益气化瘀汤

方药：黄芪 30g，益母草 50g，泽兰 20g，土鳖虫 15g，白僵蚕 15g，当归 20g，丹参 20g，川芎 20g，怀牛膝 20g，赤芍 20g。水煎服。

对慢性肾小球肾炎、IgA 肾病、膜性肾病、肺肾气虚血瘀、蛋白尿、血尿不消者，都可用之。兼肾阳虚气虚加淫羊藿、仙茅温阳补肾；脾阳虚可加党参、白术、茯苓、猪苓；兼湿热者可加白花蛇舌草、蛇莓、石韦；腹泻便溏加肉豆蔻、补骨脂；腰酸痛者加炒杜仲、怀牛膝、骨碎补；脘痞纳呆加木香、砂仁。该型在肾病中比较多见，辨证要点：身疲乏力，面色㿠白无华，气短懒言，易于感冒，舌体胖大齿痕、舌质发暗或边亮、瘀血线、瘀斑、瘀点、舌下络脉怒张，脉沉缓、沉滑，常用该方。

4. 滋阴化瘀汤

方药：醋龟甲 15g，生地黄 20g，黄柏 10g，知母 9g，石韦 20g，天冬 15g，山茱萸 15g，丹参 15g，赤芍 15g，土鳖虫 15g。水煎服。

主治肝肾阴虚火旺、阴虚血瘀互结。取大补阴丸壮水制火。山茱萸滋阴补肾，天冬滋阴补肺肾；丹参、赤芍、土鳖虫活血化瘀通络；石韦清湿热。对慢性肾小球肾炎、IgA 肾病、膜性肾病及肾病综合征后期血尿、蛋白尿为主者皆可选用。湿热重者可加蛇莓、白花蛇舌草；唇萎舌青有久瘀血、干血者加水蛭粉（冲服）；血肌酐、尿素略高者可加醋大黄、大黄炭、草果仁；反复感冒、咽痛咽赤者加山豆根、金银花、连翘、白僵蚕；气虚、卫表不固者加黄芪、白术、防风；尿蛋白重者加金樱子、芡实；血尿重者加小蓟根、白茅根、藕节；气阴两虚者加石莲子、太子参、北沙参。

5. 清利湿热化瘀汤

方药：白花蛇舌草 30g，马鞭草 15g，大蓟根 30g，小蓟根 30g，白茅根 50，石韦 15g，半枝莲 15g，半边莲 15g，赤芍 15g，丹参 20g，土鳖虫 15g，桃仁 15g，红花 15g。水煎服。

主要用于湿热血瘀相互胶着。辨证要点：血尿长期不消，面色晦暗，舌质暗红、苔黄腻、舌下络脉怒张，脉沉滑或弦滑无力。湿热极易发生瘀血，瘀血阻滞，营卫之气运行不畅，三焦气化不利，加重湿热病变。二者胶结加重病情，血尿长期不消，故用蛇莓、马鞭草、半枝莲、半边莲、石韦、白茅根、大小蓟清利湿热，解毒凉血；赤芍、丹参、桃仁、活血化瘀；土鳖虫化久瘀血、干血。共奏清利湿热化瘀之功，对各类肾病湿热血瘀互结，血尿为主者皆可用之。尤其对慢性肾小球肾炎、急性肾小球肾炎、IgA 肾病、紫癜性肾炎以血尿为主，正气不十分虚者，皆可辨证用之。

总之，瘀血自始至终都存在于各种各类肾小球疾病中。即是症状更是病因，治疗中不可忽视，时时都要注意，辨证施治。

（十一）肾性贫血的治疗

各种肾病到后期都有不同程度贫血，尤其是慢性肾衰竭，贫血是其主症之一。慢性肾小球肾炎，也易发生贫血。关于血液的生成，《灵枢·决气》说"中焦受气取汁，变化而赤，是谓血"，《灵枢·邪客》说："营气者，泌其津液，注之于脉，化以为血，以荣四末，内注五脏六腑，以应刻数焉""精能化血"。《灵枢·营卫生会》说"人受气于谷，谷入于胃，以传于肺，五脏六腑，皆以受气，其清者为营，浊者为卫，营在脉中"，《难经》说"脾裹血，温五脏""脾统血""肾藏精""精能化血"。血液来源于水谷精气，中焦受气、变化。营气注之于脉化为血。《素问·六节藏象论》说："脾、胃、大肠、小肠、三焦、膀胱者，仓廪之本，营之居也，名曰器。"也就是说：这六个脏腑是人身水谷储存、容纳的大仓库，营气的大本营、造血的大工厂，故肾病的贫血与以上脏腑的功能失调、气化受阻失调有关。肾脏疾病的发生发展与水、湿、瘀、毒息息相关，三焦气化失衡为主要病理病机。

基于以上认识，笔者对肾病贫血的治疗从 3 个方面入手，创立 3 个经验处方，临床效果不错，供参考。

1. 补气生血汤

方药：黄芪 50g，当归 30g，白术 15g，人参 15g，川芎 15g，熟地黄 15g，陈皮 15g，肉桂 15g，大枣 15g，生姜 20g。水煎服。

取保元汤大补元气、中气、脾胃之气。当归、川芎、熟地黄补血，生血，养血，调血；白术、陈皮、生姜、大枣补脾胃之气，强仓廪之用，开血之源头。纳呆食滞可加生麦芽、焦曲、木香、砂仁芳香开胃，消食化滞；肾气虚者加淫羊藿、仙茅、补肾阳强肾气；腹满加干姜、白蔻仁；泄泻加肉豆蔻、补骨脂。该方药性平和，对肾病贫血、气血虚弱皆可用之。

2. 化瘀生血汤

方药：水蛭粉 6g（冲服），土鳖虫 15g，当归 40g，川芎 15g，熟地黄 20g，诃子肉 15g，生鸡内金粉 15g（冲服），砂仁粉 4g（冲服），沉香粉 4g（冲服）。

取大黄䗪虫丸之意，去死血、化干血、生新血。瘀血不去新血不生，络脉不通，血行不畅。诃子肉、生鸡内金、砂仁、沉香升脾气、助运化、强仓廪之功能，增血之源头，畅生血之本。诃子肉原治泄痢祛嗽，是补脾、胃、肠要药，能增加脾胃消化之力，提高小肠吸收功能。当归、川芎、熟地黄补血，生血，养血。全方祛瘀生新，补脾胃，助消化吸收，对慢性肾衰竭之贫血，慢性肾小球肾炎贫血，及尿酸性肾病、高血压肾病之贫血都可用之，但也要与其他方法联合应用。慢性肾衰竭、慢性肾小球肾炎，病理病机相当复杂，要积极治疗原发病、并发症、兼证，整体状态好转，原发病得到控制，贫血才能好转，若血肌酐、尿素偏高者可加醋大黄、大黄炭、草果仁。该方亦可制成散剂服用，若服药泄泻如淅水状，可用赤石脂15g，禹余粮15g，干姜15g。水煎送服散剂。

3. 培元生血汤

方药：紫河车20g，冬虫夏草20g，当归身40g，川芎20g，熟地黄20g，炙黄精20g，肉桂20g，砂仁20g，生晒参30g，陈皮15g。净选，干燥，消毒粉碎100目筛，每次10g，生姜、大枣水送服，日2次。

紫河车大补真元、生精血；冬虫夏草补肺肾真气；当归、川芎、熟地黄、黄精补血生精；人参、肉桂、砂仁、陈皮补气补脾开胃，增加脾胃消化吸收功能，开血之源头。此方对肾病贫血、下元亏损、阴阳俱衰、脾肾两虚、精血不生、脾运不畅所致贫血皆可用之。但需久服，配合其他方法联合治疗，积极治疗原发病、并发症。对肾病贫血要注意以下3点：①不能输血，若输血或代用品会加重、加快肾衰竭，加重心脏负担，引发心衰。②不能用胶类药品，如阿胶、鹿角胶、龟板胶之类。③不能用苦寒性药品，若过用会伤脾胃，影响血之源头。《内经》曰："味过于苦，脾气不濡，胃气乃厚。"若非用不可，需少用，多加反佐药。

（十二）尿毒症的治疗

各种各类肾病到后期都会发生肾功能下降，代谢紊乱，致尿液的产生、排泄失常、水电平衡失调、电解质平衡失调，致内环境紊乱，血肌酐、尿素潴留、增高。氮质血症—尿毒症，中医称为溺毒、浊毒。肾劳是肾病的重要环节，致残、致死的主要因素。溺毒、浊毒的产生，中医认为是体内津液、体液、水液代谢、排泄失常所致。命门真阳为元气之根，《难经》认为"三焦为元气之别使，主持诸气"，况且"三焦属肾，肾上联肺，故将二脏""三焦者，传导之腑，受五脏浊气而传导之，不能行积，行积则为痛矣"。张景岳指出："三焦如一大束，总护诸阳，肌肉之内，脏腑之外，其体有脂膜之内，包罗五脏六腑之外也"。并引用《灵枢·五癃津液别》云："三焦出气，以温肌肉，充皮肤。"《灵枢·决气》说："上焦开发，宣五谷味，熏肤、充身、泽毛，若雾露之溉。"《灵枢·口问》说："液者，所以灌精濡空窍者也。"中焦受气，下焦气化则能出矣。津液、体液、水液的代谢、排泄是在命门真阳的催化推动下，经由三焦气化，传导，五脏六腑十二经的气化下进行完成的。

故溺毒、浊毒的发生主要是由命门真阳不足、三焦传导失调、五脏气化失常致体内津液、体液、水液代谢失衡、潴留、停滞、瘀腐成毒，成溺毒、浊毒。停积体内，发生尿毒症，中医称为溺毒。基于上述"经文"理解和认知，对血肌酐、尿素的治疗，以补命门真阳为主。增加三焦传导功能，提高体内津液、体液的运行、敷布，水液的排泄，清除体内的溺毒、浊毒和瘀腐之毒，保护调正提高脏腑的气化功能。再者水湿停滞、气化失常引发血运受阻，产生瘀血证，故治疗中不能忽视瘀血证。

补命门真阳元气方药：肉桂、黑附子、淫羊藿、仙茅、鹿茸、鹿角粉、紫河车、冬虫夏草、炒杜仲、韭菜子、补骨脂、巴戟天、菟丝子、益智仁。

补元气增加三焦传导功能常用药：黄芪、生晒参、西洋参、桂枝、生姜、生白术、茯苓、猪苓、泽泻、陈葫芦、小茴香、砂仁、草果仁、干姜、冬瓜皮。

攻除浊毒、溺毒常用药：黑丑、白丑、草果仁、醋制大黄、大黄炭、商陆、芫花、川椒目、蝼蛄。

治瘀血常用药：水蛭、土鳖虫、蜈蚣、益母草、泽兰、丹参、桃仁、红花、川芎、怀牛膝、三棱、莪术。

本病是本虚标实、虚实错杂。早期应以补脾肾，强气化，重在扶正，祛邪。方药：补脾化湿泄浊，以升阳益胃汤加减，党参15g，生白术15g，黄芪30g，姜半夏15g，黄连7g，陈皮15g，茯苓15g，泽泻15g，防风15g，益母草40g，草果仁15g，冬瓜皮30g，生姜30g，大枣15g。水煎服。

补肾常用右归饮加减，黑附子9g，肉桂15g，山茱萸15g，炒杜仲

15g，熟地黄 15g，山药 15g，黄芪 30g，太子参 15g。兼血瘀者加丹参 20g，赤芍 20g，川芎 10g，土鳖虫 15g。

脾肾两虚者常用黄芪 30g，党参 15g，炒杜仲 15g，怀牛膝 15g，补骨脂 15g，草果仁 15g，猪苓 15g，菟丝子 15g。水煎服。兼血瘀者加益母草、泽兰、丹参、川芎；兼浊毒者加黑白二丑；水肿甚者加商陆、陈葫芦逐水泻浊。邪实者常用：草果仁 15g，醋大黄 30g，大黄炭 30g，黑附子 9g，干姜 15g，党参 20g，当归 20g，土鳖虫 15g，白僵蚕 15g，益母草 40g，生姜 30g。水煎服。此方取黑附子大补元阳，增气化功能；干姜补脾阳；生姜通三焦气化、行水气；醋大黄、大黄炭重用清泄秽浊邪毒，降血肌酐、降尿素作用较大，配伍草果仁芳香化浊，通三焦、排浊毒。益母草、泽兰活血利水，且益母草有好的抗纤溶功效，再加土鳖虫活血，利水，化瘀，溶栓，抗纤溶，调正气血的运行。黄芪大补宗气，党参补脾气，当归补血、祛瘀生新，此方在慢性肾衰竭治疗中有很好效果。

久病元阳衰败，气化不行，三焦不畅，代谢紊乱，排泄失常，水湿浊毒内停更伤脾肾、三焦气化，形成恶性循环。笔者创立降氮汤，方药：醋大黄 30g，草果仁 15g，生水蛭 15g，白僵蚕 10g，土鳖虫 10g，干姜 15g，肉桂 15g，砂仁 10g。干燥研细粉做水丸，每次 10g，日 2 次。常服、久服，有降肌酐、降尿素作用，同时能调正胃肠功能、排泄功能。

亦可采用外治法：小茴香 30g，甘遂 6g，吴茱萸 10g。研细粉，以生姜汁调成膏状外敷涌泉穴、三阴交、足三里。3 味药粉碎，用生姜汁调成膏状，做 6 个小饼状，每个 8 ～ 10g。外敷上述三个穴位。双侧 4 ～ 6h，发疱为度，外敷紫药水防止感染。

亦可采用中药液滴注灌肠，进行肠道透析排毒。方药：生牡蛎 20g，熟地黄 15g，醋制大黄 40g，黑附子 15g。水煎服取汁 800mL，结肠滴注灌肠，每日一次，对降血肌酐、尿素有一定作用。

总之，慢性肾衰竭、血肌酐、尿素增高，病情很复杂，兼证很多，变证也很多。

笔者在临床中时刻重视以下 6 点。

（1）补命门元阳。有一分阳气便多一分生机，不管用什么方，都要配合补命门真阳，培根基、护根本之药。

（2）补中气，强脾气，保胃气。有一分胃气便有一分生机。况且土能制水，脾位中焦，主中气为升降之枢纽，补脾保胃气乃是治肾病根本大法。

（3）重气化利三焦。肾病的本身是水液、津液代谢紊乱，排泄失常，瘀腐成毒。如何重视气化，利三焦，传导只用加速提高排泄、代谢功能，使邪有出路，邪气去，正气方可来复，祛邪即是扶正。

（4）重视驱邪排毒化浊。正邪不两立，正气盛，邪气自衰。邪气盛，正气自伤，所以祛邪是扶正的主要途径。

（5）调气血去瘀滞。活血化瘀越来越为大家重视，况久病、慢性病必有瘀血，故活血化瘀乃是固本之策。

（6）泄逐瘀毒、浊毒。浊毒内闭才是慢性肾衰竭的病理关键，要敢于攻浊泄毒排泄，但要兼顾，兼施。

以上是笔者个人浅见，望同人给予斧正，将是师资之施。

二、急性肾小球肾炎

急性肾小球肾炎是以水肿、血尿、少尿、蛋白尿、高血压为主要特征的急性肾小球疾病，多发于青少年，多数有链球菌感染史，主要为免疫介导、炎症介导损伤为主。但也有少数起因不明的，根据其病变程度西医分普通型、隐匿型、急进型。普通型与隐匿型一般预后良好。急进型以高血压、急性肾衰为主，一般预后较差。

该病属于中医的水肿、尿血、肾劳、溺毒等病范畴，病变以肺、脾、肾、三焦为主。病因多有感受外邪、湿热、邪毒伤肾，进而影响肺之宣发肃降，湿热瘀阻三焦，瘀腐成毒，热伤血络，水肿之证。病久水病及血，引发瘀血。瘀血毒湿热互结，伤及下焦，气化不行。三焦瘀滞，病情反复而成"肾劳""溺毒"之证。

（一）病因病机

1.感受外邪

外邪首先伤肺束表，卫气受阻，营气瘀滞，肺失宣发肃降，通调水道之用，邪毒与水湿互结，循经下行，伤于肾则尿血。肺为水之上源，经三焦相连与肾相通，共主水液运行代谢。邪毒伤肺，三焦瘀阻，气化不宣，卫气闭郁，水湿停滞，溢于肌肤而成水肿。水肿始于颜面、眼睑，继而遍及全身。水湿瘀阻化热，湿热互结循经入肾，伤及肾络，热伤血络而尿血、溺血。水湿瘀阻三焦，气化不行，营卫不通，水邪瘀遏。肝肾同源，肾病及肝，肝气上升而不降形成眩晕、高血压。水邪伤肾，日久肾气不固。原本肾虚不固，精微不摄，下注而为蛋白尿，或因邪毒伤及血络，血瘀脉络受阻，肾气不通而形成蛋白尿。总之急性肾小球肾炎始则外邪伤肺，经三焦伤肾。"手少阳三焦经属肾，肾上联肺，故将两脏……三焦者"为水液运行之道。当外邪侵肺，"肺气不宣，循经入肾，肾受邪扰，三焦瘀滞，气化不宣，瘀而化热"外邪束肺为急性肾小球肾炎的病因。

2. 感受寒湿水湿

肾为水脏，久居卑湿或久卧湿地，寒湿水湿为阴邪，同气相求，伤及肾经，寒湿伤肾，肾经阳气阴精受伤。肾间动气受损，元气受阻，三焦气化不行。《难经·六十六难》说："三焦者，原气之别使也，主通行三气，经历于五脏六腑。""脐下肾间动气者，人之生命也，十二经之根本也"。当感受寒湿、水湿、寒毒，肾经受阻，肾间动气不畅，三焦气化受阻，水湿失于运化，气化不布湿邪阴邪瘀阻。寒湿水邪充肆全身，水湿停滞，溢于肌肤而成水肿，瘀阻化热伤及肾络而成血尿；肾病及肝，气机升而不降形成高血压；肾气不固，精微失固摄下注形成蛋白尿。寒湿、水湿、湿毒伤肾是主因，其他是变证。

3. 劳倦伤脾

土虚不运，劳役过度，饥饱失宜，饮食不节损伤脾运之功。脾运失常，湿气停滞，溢于肌肤而形成水肿。脾受湿困，气化不宣，湿邪停瘀。脾主中气，气虚，大气不转，阴邪停滞。《金匮要略·水气病脉证并治第十四》说："阴阳相得，其气乃行，大气一转，其气乃散。"讲出了气虚而致水肿。水为阴邪，得阳始化，得气始行。通阳化气，崇土制水，是本病主要治法。

4. 毒邪伤肾

蚊虫、蜂、蝎、毒蛇叮伤、咬伤，皮肤疮、疖、痈毒，毒气循经内传伤肾；误服有毒食物，如蛇胆、鱼胆等毒气大的物质，毒气循经伤肾。肾经受毒，气化不行，水液停积，溢于肌肤成水肿。毒伤血络而尿血，误服药物伤肾，接触有毒物，如装修的油漆，装修材料，苯类等化学物质伤肾，也是造成急性肾小球肾炎的病因之一。由于社会的发展，环境的变化污染，各种有毒物质从不同途径伤肾都能发生急性肾小球肾炎。

中医学的特点是辨证施治。"证"指的证候群，凡是有水肿、蛋白尿、血尿、高血压为主，符合急性肾小球肾炎的都在急性肾小球肾炎辨证施治范围之内。

（二）辨证施治

1. 风寒束肺，风遏水阻型

主证：水肿始于目窠，颜面迅速遍及全身。《金匮要略》形容"目窠肿，如新蚕卧起状"，伴有恶风、身痛、肢节疼痛，无汗，少尿，PRO 3+、尿蛋白定量 < 3g/24h。镜下血尿，偶见管型。舌体大、质鲜红、苔白腻或干白，脉浮数。

证候分析：风邪束肺，肺失宣发肃降，通调水道之功，肺气闭塞，水湿停瘀，溢于肌肤而为水肿。肺为五脏之华盖，位置最高，邪气先伤故水肿始于颜面，目窠，皮色光亮。卫气闭郁，阳气不行故恶风；营气不通，湿留关节、肌肉，故身痛、肢痛；气化不行，三焦不通故少尿；邪伤肺卫在表故脉浮。

治法：宣肺行水，通阳化气。

方药：麻黄 30g，生石膏 30g，苍术 20g，桂枝 15g，生姜 30g，白花蛇舌草 30g，甘草 9g，大枣 10g。水煎去上沫，取汁 300mL，分 2 次温服，衣被取汗。伴有咽痛者加山豆根解毒利咽，肢凉脉沉加细辛温经通阳化气。此方仿《金匮要略》越婢加术汤，再加桂枝宣通卫阳，通阳化气。白花蛇舌草解毒，清利湿热。麻黄用量必须大于石膏或等于石膏方能发越水气，行水消肿。若小于石膏只能宣散肺经郁热，不能行水消肿，麻黄配伍苍术行表里经络之湿气。麻黄配伍桂枝宣通卫阳，通阳化气，麻黄配伍生姜发表里水湿之气。生姜又能兴奋胃气，助通阳化气，行水利尿。水湿停积，瘀腐成毒故加白花蛇舌草解其毒气。

病例：王某，男 12 岁。1978 年 5 月 24 日发病。始眼睑，颜面水肿，继而全身重甚，少尿。到某医院住院 9 天。水肿不消，肿势加剧，阴囊肿如水球。而来我院住院。查体：T 37.2℃，P 82 次 / 分，BP 96/72mmHg，颜面四肢高度水肿，肢凉，舌质淡红、苔白，咽赤，脉浮数。尿分析：PRO 3+，RBC 4 ～ 8/HP，偶见颗粒管型，尿蛋白定量：1.9g/24h。血常规大致正常，肾功能正常。诊断：急性肾小球肾炎。中医辨证：风遏水阻，阳气不化，水湿停瘀。方药：麻黄 20g，生姜 30g，苍术 20g，细辛 6g，桂枝 20g，生石膏 20g，白花蛇舌草 20g，蝉蜕 10g，甘草 10g。水煎去上沫，取汁 300mL，分 3 次，每次 100mL 温服，衣被取汗。同时用熏蒸法，药用川椒 20g，防风 20g，白芷 15g，威灵仙 10g，红花 10g，细辛 10g。为粗末，加水 1000mL 煮开，熏蒸下部长强穴、会阴穴及阴部。出汗为度，经此治疗，渐渐尿量增加，汗出。9 天水肿消退。此法此方加减调理 24 天，复查血尿全正常，痊愈出院，随访至今未复发。

2. 风热伤肺，水湿瘀阻型

主证：发热重，恶寒轻，水肿始于颜面、眼睑，肿势不甚，伴有咽痛、咽干、口苦，尿少，尿赤，尿如洗肉水样。尿分析：PRO 1+ ～ 2+，肉眼血尿或镜下血尿，偶见颗粒管型、细胞管型、透明管型。舌质鲜红边尖红赤、白干苔或中心黄苔，脉浮数。

证候分析：外感风热病毒，首伤肺卫，咽喉为肺胃门户，故咽痛咽干、口苦，发热重恶寒轻。热毒经血循经伤肾，肾受热毒所伤，热伤血络，见溲血、溺血，无痛尿血。热邪蕴瘀三焦，气化不行则水肿、少尿。舌红赤干、苔白干中黄，脉浮数均是风热病毒犯肺，循经伤肾之征。

治法：疏散风热，解毒利尿。

方药：麻黄 25g，连翘 15g，赤小豆 20g，鱼腥草 20g，白茅根 50g，射干 10g，生石膏 20g，金银花 15g，山豆根 10g，半枝莲 15g，生甘草 15g，生姜 15g，大枣 15g。水煎取汁 400mL，分 3 次温服。取微汗、忌生冷。此方仿《金匮要略》麻黄连翘赤小豆汤加减，取麻黄、石膏宣肺清热，通营卫、三焦之气化；金银花、连翘清热解毒，助山豆根解毒清肺热；射干、山豆根解毒利咽；半枝莲清利湿热解毒；鱼腥草、白茅根保肾，凉血解毒、清利湿热而治血尿；赤小豆利尿解毒化腐，排脓清利湿热邪毒；甘草、生姜、大枣合诸药，保胃气。共奏宣肺清热解毒利湿凉血之效。兼身痛、肢节酸痛表邪重者加防风、荆芥疏风解表；咳喘气逆加杏仁、桑白皮降气止咳，兼有麻杏石甘汤之用，宣肺清热止咳平喘；兼血热者加赤芍、生地黄凉血清热；若大便干结，下焦热结者加醋大黄、桂枝清下焦积热，凉血解毒而治血尿，佐桂枝，通阳反佐大黄。苦寒伤中，大黄桂枝相伍，清热而不致过于苦寒，反有通经络，解毒通经，宣阳清热之功；下焦热结小便赤涩者加滑石、石韦清利湿热，利小便；脘痞恶心、纳呆、口苦加黄连、竹茹、藿香、苍术、厚朴、宽中和胃化湿。总之，本方对于急性肾小球肾炎，血尿重者有效。总以宣肺清热、畅三焦气化，解毒利湿清热，清除外感之邪，不可过用寒凉，有伤中留邪之弊，更不能专用凉血止血之品引邪入内；还不能呆补，有引邪入内、滞留不除之患。

3. 湿困肺卫，三焦瘀滞型

主证：颜面水肿，始于眼睑，身肿重不甚，身热不扬，脘痞纳呆，午后潮热，面色晦黄，肢重困倦，小便短少、赤涩，大便黏腻不畅。PRO 2+ ～ 4+，尿蛋白定量 < 3g/24h，镜下血尿或肉眼无痛血尿。舌体胖大，苔厚腻或中黄，脉濡数或滑数。

证候分析：外感湿邪，困阻肺卫。湿性黏腻，不易骤化，肺气不宣，营卫不畅，三焦瘀滞，水湿潴留，溢于肌肤故水肿，始于颜面眼睑。湿阻气机，三焦瘀滞水液不行则小便短少赤涩，大便黏腻不畅。身热不扬，午后潮热，肢重困倦，湿困中洲，阻碍脾之运化则脘痞纳呆。湿伤下焦，肾经受损，则血尿、蛋白尿。总之此证是外伤湿邪、困阻三焦，上焦则肺气不宣，营卫受阻，水湿潴留；中焦则脾胃受困，运化升降失常加重了水湿潴留；下焦则肾气不化，水湿滞留瘀腐成毒伤肾而成血尿、蛋白尿。湿属阴邪易伤阳气，日久阳气受伤，湿邪更重，肾气伤精微不固，下注加重，蛋白尿、血尿。

治法：宣通三焦，化湿清热。

方药：苦杏仁 15g，白蔻仁 15g，薏苡仁 25g，厚朴 20g，滑石 30g，茯苓 25g，猪苓 15g，泽泻 15g，石韦 20g，白茅根 50g，白花蛇舌草 30g，蛇莓 15g，甘草 10g，竹叶 10g。水煎服取汁 450mL，分 3 次温服，忌食生冷油腻，限盐。

方药分析：取三仁汤去半夏、通草宣通三焦，芳香化湿。猪苓汤去阿胶，开下焦气化治水热互结。加石韦、白茅根、白花蛇舌草、蛇莓清热利湿，解毒凉血止血。对急性肾小球肾炎，湿阻三焦，热结下焦之证颇有效。对蛋白尿、血尿也很有效。兼气虚者加党参 15g，生白术 15g；下肢重甚加益母草 40g，泽兰 15g，黄芪 40g；肾阳虚腰酸痛加炒杜仲、怀牛膝、菟丝子；兼血瘀者加土鳖虫、白僵蚕。

4. 寒湿伤肾，水邪泛滥型

主证：面色㿠白无华，通身水肿，腰酸膝软，小便短少，大便溏泻，舌体胖大有齿痕，舌质淡嫩，舌苔白腻湿滑，脉沉缓或濡数沉细。尿分析：PRO 2+ ～ 4+，镜下血尿，可见颗粒管型、细胞管型。尿蛋白定量：> 3g/24h。血压不高。

证候分析：居处卑湿或久居湿地，寒湿内侵，同气相求，伤及肾经，肾阳受伤，肾气虚衰。气化不行，水湿停滞，溢于肌肤而成水肿。腰为肾府，肾阳不足则腰酸膝软腰痛。气化不畅，水道不利则少尿。脾阳不足则便溏，胃气呆滞则纳呆，阳气不能上充则面色㿠白，舌体胖大有齿痕、舌质淡嫩、舌苔白腻湿滑，脉沉缓或濡细均是肾阳不足，水湿泛滥之证。

治法：温阳化气，利水强肾。

方药：茯苓 15g，猪苓 15g，泽泻 15g，生白术 20g，肉桂 15g，生姜 20g，淫羊藿 20g，黑附子 10g，干姜 15g，黄芪 35g，炒杜仲 15g，怀牛膝 15g，金樱子 15g，芡实 20g，甘草 10g，大枣 15g。水煎取汁 450mL，分 3 次温服，忌盐、生冷油腻。

方药分析：该方取五苓散，通阳化气，行水消肿。生姜助五苓通阳气散水气；附子、肉桂、干姜补肾阳，通三焦之气化，助五苓利水道，畅气化，行水湿，利尿消肿；淫羊藿、黄芪温补阳益气；杜仲、牛膝补肾阳壮腰背；金樱子、芡实固肾气保肾精，降低尿蛋白；若兼湿热，尿中 RBC 较多者可加白花蛇舌草、蛇莓、石韦清利湿热；若兼有血瘀者，唇萎舌青，或有瘀斑、瘀血线，舌下络脉怒张者加益母草、泽兰、土鳖虫活血化瘀，抗凝利尿；气虚者加党参、黄芪，补中州强脾胃，治源头；若水肿重者加商陆、川椒目逐水泻浊。水为实邪最伤正气，水为阴邪最伤阳气，利水消肿，才能保肾，水邪消退正气才能恢复。故水肿重者可用逐水法，急者治其标。水肿消退，偏脾虚者可用香砂六君子汤加菟丝子、芡实、金樱子补脾摄精固肾元；偏肾虚者可用参芪地黄汤和二仙汤灵活加减补肾补脾以善其后。

5. 疮毒伤肾型

主证：肌肤感染化脓，反复发生疖肿、疮毒，引发水肿、蛋白尿。水肿不甚，始于颜面、眼睑，继而四肢、胸腹。皮色光亮，小便短少、赤涩或如洗肉水样。大便干结不畅，舌质红，舌苔黄腻中干，脉滑。尿分析：PRO 1+ ～ 4+，镜下血尿或肉眼血尿，RBC 变异率＞ 40%，偶见细胞管型、颗粒管型、透明管型。

证候分析：肌肤感染，反复发生疖肿、疮毒，毒气循经伤肺，伤肾。毒气内蕴，肾气受损，气化不畅。肺位最高，主皮毛，故眼睑、肌肤先肿。毒气伤肾，水溢肌肤，故小便短少赤涩。毒邪伤于肾之血络故尿血、无痛血尿。大便干结、舌质红，舌苔黄腻或中干，脉滑数均是毒热伤肾之证。

治法：清热解毒，利水保肾。

方药：蒲公英 20g，地丁 20g，金银花 30g，连翘 15g，红藤 20g，防风 15g，白芷 15g，益母草 40g，泽兰 15g，黄芪 35g，生白术 15g，白僵蚕 15g，土鳖虫 15g，甘草 10g。水煎取汁 500mL，分 3 次早中晚温服，忌酒、盐、油腻。

方药分析：取五味消毒饮清热解毒，凉血疗疮。黄芪、白术、白芷、防风补气托毒，排脓消肿，此 4 味是治疗疮肿，解毒排脓之圣药，有明显增强免疫力，对体液免疫和细胞免疫都有明显的增强作用。有毒必有瘀，故选土鳖虫、白僵蚕解毒，活血抗凝化瘀，清除肾内微血栓，改善肾内血液循环。益母草、泽兰活血利水，且益母草有明显抗纤溶作用，是治疗肾小球肾炎不可缺少之药。此方对疮毒伤肾之肾小球肾炎有效。急性肾小球肾炎的发生、发展都有免疫在不同阶段、不同环节上参与其病理变化，免疫介导、炎症介导损伤是肾小球肾炎主要病理变化。现代药理研究揭示：金银花、连翘、白芷、防风、黄芪、白术、红藤都有增强提高体液免疫和细胞免疫之功效，土鳖虫、白僵蚕、益母草、泽兰都有抗凝、抗纤溶、活血化瘀、利水作用。若气虚明显加党参、肉桂，加大白术、黄芪用量；若血虚加当归、川芎生血，补血，活血祛瘀生新；若肾气虚阳虚加淫羊藿、巴戟天、山茱萸；腰酸痛加杜仲、牛膝。尿蛋白不降加金樱子、芡实。

病例：袁某，男，14 岁。1979 年 10 月 5 日来诊。主诉：半月前因蚊虫叮咬起疱，痒甚，挠破感染化脓。10 天前发现尿色发红，眼睑水肿。

就近用青霉素治疗，局部处理7天无效来诊。查T 37.2℃，P 78次/分，BP 98/62mmHg，面色黄少泽，唇红干，眼睑水肿，右小腿内踝上皮肤感染化脓，有渗出。舌质深红，舌苔黄腻，脉滑数。尿分析：PRO 2+，RBC满视野，畸形率58%，偶见红细胞管型。血常规：中性粒细胞增高。诊断：急性肾小球肾炎。辨证：疱毒伤肾、血中热毒。治法：清热解毒，益气凉血，托毒排毒。治疗：局部消毒处理。方药：蒲公英20g，地丁20g，金银花30g，连翘15g，红藤20g，防风15g，白芷15g，黄芪30g，生白术30g，益母草30g，土鳖虫15g，乳香10g，没药10g，甘草8g。水煎取汁500mL，分4次口服。二诊：7天后，皮肤感染处基本痊愈，水肿减轻。舌质红、苔白腻，脉滑。复检尿：PRO 2+，镜下血尿。病情好转，前方去乳香、没药加菟丝子15g，芡实20g，山茱萸15g。7剂，煎服法同前。三诊：2周后，水肿消退。舌质鲜红、白苔少许，脉略滑。复检尿常规：PRO +，RBC 3～7/HP。血常规正常。治疗：前法去蒲公英、地丁、红藤加熟地黄继用。前后加减调理6周，复查血尿常规正常，痊愈随访3年未复发。

6. 毒邪伤肾型

此型主要是各种毒物从不同途径侵入机体损伤肾经，引发急性肾小球肾炎。例如：蚊虫、毒蛇、蝎子等咬伤后；误服鱼胆、蛇胆、有毒类植物后，接触油漆、苯类、汞类化学物质后，误用药物引发过敏发生的急性肾小球肾炎。以水肿、蛋白尿、血尿、管型尿为主要病症的。

主证：有毒物损伤接触史。发生水肿，始于颜面、眼睑、继而通身，肿势不甚或伴有痒感。舌质红、苔白，脉浮数或浮滑。尿分析：PRO 1+～2+，镜下血尿，少见管型，偶见透明管型。血常规：嗜酸性粒细胞增高。个别有过敏史。证候分析：被毒物所伤，从不同途径侵入机体，首先伤肺，营卫不行，毒气弥漫三焦，阻碍气化则水肿，甚则有痒感，循经伤肾，肾络受伤则血尿，精微不固则蛋白尿。总之邪毒首先伤肺、肾，弥漫三焦引发水肿。蛋白尿、血尿。

治法：解毒保肾，疏散邪毒。

方药：防风15g，荆芥15g，蝉蜕15g，乌梅15g，白鲜皮20g，地肤子15g，蛇床子15g，乌梢蛇15g，麻黄10g，蚕沙15g，甘草10g。水煎取汁450mL，分3次口服。

方药分析：若蚊虫咬伤后加白芷、蒲公英解毒；蛇蝎咬伤后加七叶一枝花、半枝莲；误服有毒植物或鱼、蛇胆类加绿豆、赤小豆、金银花，重用甘草解毒。此方有显著抗过敏之功效，对此类肾炎有效。一般用药1周都有缓解。若兼气虚加党参、黄芪、生白术；肾气虚加淫羊藿、巴戟天、菟丝子；肾阴虚加熟地黄、山茱萸、山药、锁阳；尿蛋白不降加菟丝子、金樱子、芡实；血尿明显加白茅根、小蓟根、大黄炭；腰酸痛加杜仲、牛膝、补骨脂。

三、慢性肾小球肾炎

慢性肾小球肾炎属中医水气、肾劳、肾风、尿血、里水、正水、石水、阴水等范畴。《内经》中称为水，《金匮要略》中称为水气，并有专篇论述，并有四水五脏之分，后世总分为阴水、阳水。《灵枢·胀论》说："膀胱胀者，少腹满而气癃。三焦胀者，气满于皮肤中，轻轻然而不坚。"

（一）病因病机

此病的发生与肺、脾、肾、三焦、膀胱有关。肺主宣发肃降，通调水道。脾主运化，运化水湿，且土能制水，为水湿转运中枢。肾主水液代谢，手少阳三焦属肾，上连于肺，为水液代谢体系。如张景岳说："凡水肿等症，乃肺、脾、肾相干之为病。水为至阴，其本在肾，水化为气，其标在肺，水惟畏土，故其制在脾。"水为阴邪，易伤阳气，且水病日久，湮塞经络，使气血津液运化障碍。阻塞脉道，淤而生热。且久病入络，必兼血瘀。血水互结，脉络不通，伤及肾阴、肾阳。再者，水湿潴留，淤塞中洲，化热成毒，使五脏气化受损，气血、津液化为湿毒，痰浊，闭塞下窍，而成虚实夹杂，血水互结，伤于肺脾肾之阳，阳损及阴，气病及血，血瘀水阻，络脉不通，形成肾劳、肾风、尿血等重症。

（二）起病方式

现代医学认为慢性肾小球肾炎发病与急性肾小球肾炎无固定关系，从资料报道和临床总结其起病方式有五种情况。

（1）急性肾小球肾炎未能完全控制，病情迁延，转变为慢性肾小球肾炎。

（2）既往有急性肾小球肾炎史，经数月治疗，完全缓解，症状消失，血、尿、肾功能正常。间隔相当长时间，数年后因感染，劳累等诱因又突然出现蛋白尿、水肿、高血压者，变为慢性肾小球肾炎。

（3）无肾炎病史，短期内蛋白尿，进行性高血压，肾功能不全者为慢性肾小球肾炎。

（4）无肾炎病史因上呼吸道感染等诱因出现水肿，蛋白尿类似肾病综合征等症状，首发疾病就为慢性肾小球肾炎。

（5）无肾炎病史，因感染劳累等诱因出现蛋白尿、血尿，短期治疗减轻或缓解，反复发作者为慢性肾小球肾炎。

（三）临床症状特点

临床症状以长期的蛋白尿（< 3g/24h）、血尿、管型尿、渐进性肾功能下降、高血压、贫血六个主证为主。

（四）临床分型

（1）普通型：持续性蛋白尿<（1～3）g/24h。无痛血尿或隐血阳性，镜下血尿。管型尿多见颗粒管型，细胞管型及透明管型，轻度水肿，各种症状不显，易于误诊漏诊。

（2）慢性肾小球肾炎高血压型：具有普通型症状及反应，高血压明显在 160/110mmHg 以上者，伴有头胀痛、头晕、心悸气短，久而久之出现心肌肥厚劳损及脑血管病变。

（3）慢性肾小球肾炎急发型：因劳累，感染等诱因急性水肿、蛋白尿、血尿、管型尿，甚至高血压，肾功能轻度受损。

现代病理学分类，分为系膜增殖性肾小球肾炎、膜增生性肾小球肾炎、局灶性肾小球肾炎、局灶性节段性肾小球肾炎、膜性肾病。

（五）辨证施治

慢性肾小球肾炎病变主要在脾、肾、三焦、膀胱之间，病理病机为水病及血，使血行瘀滞，阳损及阴，阴阳俱虚，且三焦之气闭塞，水湿化热，而成本虚标实，湿热互结，浊毒内闭之证。

1.气虚水停型

主证：面色萎黄晦暗，眼睑颜面、四肢凹陷性水肿，甚至伴有腹水或胸水，舌体胖大、质淡嫩、苔白腻，脉濡数或缓大。

偏肺气虚者以参苓白术散为主方，重用党参、生白术、黄芪，加白花蛇舌草、蛇莓；兼外感者风遏水阻，用越婢汤、麻黄连翘赤小豆汤宣肺行水兼清热解毒；偏脾气虚者用升阳益胃汤，五苓散，五皮饮合方加减，益气健脾，渗湿利水；若腹水重可加商陆、黑丑、白丑逐水利尿；精微不固，尿蛋白不降加芡实、菟丝子；腰酸膝软加炒杜仲、黄芪；中阳不运加桂枝、干姜、砂仁、草果仁、薏苡仁；畏风怕冷，四肢清冷加炮附子、淫羊藿；血尿重者加白茅根、石韦，辨证灵活运用。

病例：仇某，女，39 岁。水肿 10 余日，外院诊断为慢性肾小球肾炎。2016 年 6 月 29 日初诊：颜面四肢水肿，少尿。BP 112/72mmHg，T 36.9℃，面㿠白水肿，舌体胖大、苔白中干，脉沉滑。尿常规：PRO 3+，BLD 3+，透明管型 2～4/HP，细胞管型 0～1/HP。肾功能正常。血常规正常。中医诊断：水肿。辨证：脾肾气虚，湿热血瘀。西医诊断：慢性肾小球肾炎，普通型。治法：温阳益气，活血利水。方药：淫羊藿 15g，黄芪 45g，肉桂 15g，菟丝子 15g，白花蛇舌草 40g，蛇莓 15g，白僵蚕 15g，土鳖虫 15g，炒杜仲 15g，党参 15g，生白术 15g，茯苓 15g，防风 15g，丹参 20g，川芎 15g，芡实 20g，金樱子 15g，半枝莲 15g，砂仁 15g，干姜 10g，甘草 6g。水煎取汁 450mL，分 3 次口服。

7 月 22 日二诊：尿量显增，每日 3300～4000mL，水肿大消。脉舌好转，前方去半枝莲、干姜，加当归 20g，14 服水煎用法同上。

8 月 14 日三诊：水肿全消，复查尿常规：PRO +，RBC 2～4/HP，脉证好转，前方加山茱萸 15g，熟地黄 15g，继用 14 服加减调治。

9 月 10 日四诊：面白少泽，舌质淡红、苔白，脉沉缓。尿常规：正常。痊愈，半年后随访无复发。

2.脾肾阳虚型

主证：面色㿠白虚浮，形疲神倦，指凹陷性水肿，畏风怕冷，纳呆便溏，疲劳乏力，尿少短涩，舌体胖大、质淡嫩、苔湿滑，脉沉细或沉缓。PRO 1+ ～ 4+，尿蛋白定量＜3g/24h。BLD 1+ ～ 3+，镜下血尿，可见管型尿。

治法：温阳益气，崇土制水，补肾摄精。

偏脾阳虚仿实脾饮加减。偏肾阳虚，仿真武汤和五苓散、加味二仙汤加减，温阳化气通利三焦。方药：炮附子、肉桂、黄芪、党参、白术、云苓、炒杜仲、菟丝子、淫羊藿、仙茅。水肿甚，加益母草、泽兰、黄芪；尿蛋白不降者加金樱子、芡实、山茱萸；血压偏高加生龙骨、生牡蛎、怀牛膝；纳呆便溏加砂仁、木香；兼血瘀者加土鳖虫、白僵蚕，重用益母草、泽兰，重在补命门，通三焦，强脾胃，调整胃肠功能，气化功能，调整改善微循环，增强免疫功能，促进内分泌功能，保护提高脑垂体，肾上腺功能，改善内环境。

病例：王某，女，65岁。反复水肿7年，外院诊断膜性肾病。2016年4月5日初诊：颜面四肢，胸腹指凹性水肿，下肢重度水肿。BP 160/110mmHg，面㿠白水肿，舌体胖大暗紫、齿痕、舌下络脉怒张、苔水滑，脉沉滑。尿分析PRO 3+、BLD +、肾功能正常。西医诊断：慢性肾小球肾炎，高血压型。中医诊断：阴水，辨证脾肾阳虚，湿浊血瘀。治则温阳补脾，活血利水。方药：益母草80g，泽兰20g，黄芪40g，当归15g，川芎15g，丹参20g，土鳖虫15g，白花蛇舌草40g，蛇莓15g，怀牛膝15g，炒杜仲20g，茯苓20g，猪苓15g，赤芍20g，草果仁15g，黑丑15g，白丑15g，小茴香15g，车前子15g，党参15g，生白术15g，肉桂15g，甘草7g，生姜20g。水煎取汁600mL，分3次口服。21服。

4月27日二诊：尿量增多，水肿略消，舌苔中心略黄，口苦，脉有滑象。辨证水停下焦有湿热，上方去小茴香、车前子，加半枝莲15g，半边莲15g，白僵蚕15g，砂仁15g。7服水煎，日3次口服。

5月4日三诊：水肿明显消退，24小时尿量3300mL。BP 112/74mmHg，复查PRO 2+，RBC 4 ～ 8/HP，症见舌体胖大淡嫩，脚凉畏风。前方加淫羊藿15g，去黑丑、白丑、车前子、半边莲。7服，水煎服。

5月13日四诊：病情好转，水肿略消，继用上方加减治疗。

6月24日五诊：水肿全消，BP 122/82mmHg，脉舌好转，PRO +，脉沉缓，病情好转，血瘀改善，前方去当归、川芎，加党参 15g，陈皮 15g，木香 8g，调理善后，8 月 3 日随访未复发。

3. 阴虚血瘀型

主证：面色晦暗无华或黧黑，皮肤干涩粗糙，头痛，眩晕，口苦口干，大便秘结，下肢肿甚，烦渴盗汗，心慌心悸，面暗唇紫，舌体大暗紫、舌下脉络怒张、苔薄白或少而干。脉沉弦或细数，PRO 2+ ～ 3+，BLD 1+ ～ 4+，肉眼血尿，管型尿，相当于慢性肾小球肾炎高血压型。

治法：滋肾平肝，活血化瘀。

方药：建瓴汤合桃红四物汤，二至丸和六味地黄丸合方加减。方药：生地黄、山茱萸、山药、丹皮、益母草、女贞子、墨旱莲、当归、川芎、土鳖虫、白僵蚕、水蛭粉（冲服）。血压特高者加生龙骨、生牡蛎、代赭石、生大黄；血尿重者加白花蛇舌草、马鞭草、大小蓟、白茅根、生侧柏叶、大黄炭或生熟大黄各半；心悸心慌气短合生脉饮；血尿素，血肌酐高者加用灌肠液、降浊方，药物：生牡蛎、熟地黄、槐花、大黄炭，水煎每日 1000mL，保留灌肠，用肛管放进肛门内 15 ～ 20cm，仿静点方式每分钟 10mL 速度滴注，尽量保留时间，每日 1 ～ 2 次，有明显降血肌酐，尿素作用。

病例：张某，女，33 岁。水肿、蛋白尿 1 年半，时轻时重。2017 年 11 月 22 日初诊：眼睑肿 +，下肢水肿 +，面色㿠白无泽，舌质暗红、舌下脉络怒张，湿滑苔，脉沉弦。PRO 2+，BLD +，透明管型 0 ～ 1/HP，肾功能正常。诊断：慢性肾小球肾炎。辨证：肾阴虚，血瘀湿热型。治法：滋阴活血利湿。方药：生地黄 15g，黄芪 40g，益母草 50g，泽兰 20g，当归 15g，川芎 15g，赤芍 15g，白花蛇舌草 40g，蛇莓 15g，石韦 20g，炒杜仲 15g，菟丝子 15g，白僵蚕 15g，水蛭 10g，土鳖虫 12g，金樱子 15g，芡实 20g。14 服，水煎服。

12 月 10 日二诊：服药 3 周，水肿消失，复查：PRD +，BLD 2+，面色㿠白无华，舌质暗红、苔湿滑，脉沉弦无力。阴虚重气血不足，前方加牛膝 15g，杜仲 15g，14 服，水煎服。

2018 年 1 月 21 日三诊：复查尿常规阳性，面色㿠白无华，舌质淡嫩体大、苔湿滑，脉沉缓无力，肾阳虚脾湿之象，仍用前方加减继用 30 天。

2月28日四诊：复查尿常规阴性，血常规正常，面色暗无华，舌质暗红、苔少欠津，肾阴虚、血瘀，继用前方调理加减30服，随访至今无复发。

4.气阴两虚，湿热型

主证：面色萎黄，形神疲倦，口干烦渴，大便干结，小便赤涩，舌质红、边尖红赤、苔黄中心干，咽赤，脉弦数或弦数无力，多见于慢性肾小球肾炎普通型，高血压型，急发型或兼有外感。

治法：益气养阴，滋补肺肾。

方药：参芪地黄汤，大补阴煎，知柏地黄丸，清心莲子饮加减。常用药：黄芪、石莲子、石韦、太子参、生地黄、麦冬、玄参、当归、白芍、生熟大黄各半。兼外感者加柴胡、黄芩、金银花、连翘、白僵蚕；血尿重者加白花蛇舌草、半枝莲、半边莲；血压偏高加夏枯草、生白芍、生龙骨、生牡蛎、怀牛膝；尿蛋白高加芡实、金樱子、党参、菟丝子、益肾固摄；血瘀重加丹参、葛根、土鳖虫、大黄、益母草；腰膝酸软，步履艰难者加炒杜仲、怀牛膝、生姜、山茱萸。

病例：黄某，女28岁。2017年11月12日初诊：半月前无明显诱因出现眼睑水肿，查尿常规PRO 2+，BLD 3+，肾功能正常，阴道分泌物浊度4+，无阳性菌，血常规正常。诊断：肾小球肾炎。静点青霉素8天无好转来我院就诊。查BP 108/60mmHg，眼睑、下肢指凹性水肿，面白少泽，目晕，舌质深红、苔白腻中黄，脉数。尿常规PRO 2+，BLD 3+，偶见细胞管型，血常规正常。诊断：慢性肾小球肾炎。辨证：肺肾气虚，湿热血瘀。治法：益气滋阴，清利湿热。方药：淫羊藿15g，黄芪40g，熟地黄15g，山茱萸15g，石韦15g，白花蛇舌草30g，蛇莓15g，土鳖虫15g，白僵蚕15g，太子参15g，北沙参20g，麦冬15g，石莲子15g，防风15g，生白术15g，菟丝子15g，怀牛膝15g，车前子15g，地骨皮15g，银柴胡10g，甘草10g。水煎服，30服。

2017年12月24日二诊：症状明显改善，阴道分泌物消失，月经正常，尿常规PRO +，BLD +，面白，舌质鲜红、苔薄黄，脉滑数无力，湿热渐退，阴虚火旺明显。前方去生白术、怀牛膝、银柴胡，加醋龟甲。30服水煎服。

2018年1月28日三诊：复查尿常规阴性，血常规正常，妇科分泌物仍存，面黄，舌质红、苔黄，脉数。改用下方调理：石莲子 15g，太子参 15g，黄芪 35g，地骨皮 20g，银柴胡 10g，土茯苓 20g，车前子 15g，黄柏 10g，苦参 15g，白花蛇舌草 30g，韭菜子 15g，生甘草 15g。30 服，水煎服。

5. 阴虚湿热型

主证：面畏神疲，体倦肢困，气短烦渴，五心烦热，舌质深红而干、舌苔薄黄或白干，咽赤脉细数，血尿持续，顽固不降或血压偏高。

治法：滋阴化瘀，清利湿热。

方药：生地黄、赤芍、女贞子、墨旱莲、北沙参、太子参、黄芪、白花蛇舌草、蛇莓、石韦、半枝莲。阴虚火旺者加龟板、熟地黄、黄柏；血尿重者加大黄炭、侧柏叶炭；血瘀加大黄、土鳖虫、桃仁；湿热重者加滑石、土茯苓、苦参；阳虚加炮附子；水肿加益母草、泽兰。慢性肾小球肾炎多见此证。

病例：杨某，女，36 岁。因蛋白尿、血尿，轻度水肿半月，2016 年 11 月 23 日就诊。T 36.8℃，BP140/90mmHg，尿 PRO 2+，BLD 3+，RBC 10～15/HP，肾功能正常。面白无华，目窠肿，下肢水肿，舌质暗红、舌下络脉怒张、苔白腻中厚，脉滑数。诊断：慢性肾小球肾炎。辨证：气阴两虚，下焦湿热血瘀。治法：滋阴化瘀，清利湿热。方药：淫羊藿 20g，益母草 40g，泽兰 20g，黄芪 40g，熟地黄 15g，北沙参 15g，山茱萸 15g，炒杜仲 15g，土鳖虫 15g，白僵蚕 15g，丹参 20g，川芎 15g，菟丝子 15g，白花蛇舌草 30g，蛇莓 15g，石韦 10g，肉桂 15g，红花 15g。14 服，水煎服。

12 月 7 日二诊：服药尿量增加，水肿消退，但少腹痛，妇科分泌物增多，外阴发痒。上方加土茯苓 30g，苦参 15g，薏苡仁 20g，地骨皮 20g，黄柏 10g，苍术 20g；去泽兰、红花、肉桂。14 服，水煎服，用药渣加水烧熏洗下部、泡脚。

12 月 23 日三诊：因感冒浮肿加重，头面重，畏风怕冷，手脚凉，尿 PRO 3+，BLD 2+。辨证：素体阴虚，复受寒邪，风遏水阻，三焦气化不宣。方药：麻黄 10g，细辛 6g，苍术 20g，生白术 20g，党参 20g，黄芪 40g，白花蛇舌草 30g，蛇莓 15g，土鳖虫 15g，白僵蚕 15g，淫羊藿 20g，桂枝 15g，炮附子 15g，炒杜仲 15g，甘草 6g，生姜 30g。14 服，水煎取汁

450mL，日 3 次口服，温服取汗。服药 2 周。

2017 年 1 月 15 日四诊：服药水肿全消，尿 PRO ±，BLD +，面色㿠白，舌体胖大淡嫩、苔白，脉滑无力。风寒疏解，三焦气化通畅，水气全消，肺脾气虚，湿热留恶。方药：黄芪 40g，淫羊藿 15g，益母草 40g，泽兰 15g，土鳖虫 15g，白僵蚕 15g，白花蛇舌草 15g，蛇莓 15g，草果仁 15g，茯苓 15g，猪苓 10g，肉桂 15g，生白术 15g，党参 15g，菟丝子 15g，炒杜仲 15g，怀牛膝 15g，丹参 20g，赤芍 15g，薏苡仁 20g，甘草 10g。20 服，水煎服。调理痊愈，随访一年无复发。

6. 阳虚湿热型

主证：面㿠白虚浮，形倦疲惫，下肢水肿为主或有腹水胸水，纳呆便溏，小便短少，舌体胖大齿痕、苔湿滑或水滑，脉沉细弱。多见慢性肾小球肾炎中后期，低蛋白血症，大量蛋白尿，管型尿。

治法：温阳益气，清利湿热。

方药：冬虫夏草粉（冲服）、紫河车粉或鹿茸粉（冲服）、淫羊藿、仙茅、熟附子、肉桂、生晒参、白术、冬瓜皮、干姜、云苓、白花蛇舌草、蛇莓、石韦、芡实、金樱子，水肿甚加蝼蛄粉。湿浊中阻，苔厚腻加草果仁、黑丑、白丑；血压偏高加杜仲、牛膝；贫血加当归、鹿角胶，烊化服用；尿蛋白高加菟丝子、鹿角霜、五味子、覆盆子、桑螵蛸，益肾固涩；纳呆便溏加木香、砂仁、肉豆蔻、补骨脂。总之此型以补命门真火，壮元阳，增加气化功能，疏三焦，益脾肾，利水湿，清湿热，标本兼顾虚实同治。

病例：周某，女，53 岁。不明原因水肿月余，近日加重，外院诊断为慢性肾小球肾炎。2017 年 4 月 15 日初诊：颜面下肢指凹性水肿 +，面色㿠白无华，舌体胖大、舌质淡嫩、苔白腻中黄、舌下络脉怒张，脉沉滑。BP 132/96mmHg，尿常规：PRO 3+，BLD +，RBC 6 ～ 8/HP，尿蛋白定量 1.9g/24h，肾功能正常，血脂正常。诊断：慢性肾小球肾炎。辨证：阳虚湿热血瘀型。方药：淫羊藿 20g，仙茅 10g，黄芪 40g，益母草 40g，泽兰 20g，党参 15g，生白术 15g，茯苓 15g，土鳖虫 15g，白僵蚕 15g，白花蛇舌草 40g，蛇莓 15g，炒杜仲 15g，怀牛膝 15g，肉桂 15g，干姜 15g，草果仁 15g，半枝莲 15g，丹参 20g，桃仁 15g，红花 15g，黑附子 10g，生姜 20g。14 服，水煎服。

5 月 13 日二诊：服药 28 天，水肿全消，四肢温，疲劳乏力。前方去黑附子、红花、桃仁、丹参、半枝莲、草果仁、干姜、仙茅，加党参、猪苓、泽泻、玉米须、车前子各 15g。14 服，水煎服。

6 月 6 日三诊：水肿全消，复查尿常规：PRO ±，BLD 阴性，RBC 0～2/HP，血脂正常，自觉腰酸，疲劳乏力，面黄少泽，舌质淡红少苔，脉沉滑。按 5 月 13 日方去猪苓、泽泻、玉米须、车前子，加熟地黄、山茱萸、山药、菟丝子。14 服调理善后，临床痊愈。6 个月后随访无复发。

总之，慢性肾小球肾炎是慢性进展性疾病，病程长，病情复杂多变。扶正祛邪兼顾，祛邪即扶正，邪气可以统归于水湿、浊毒、湿热、血瘀四方面。四者互为因果，相互助长，加重病情，需时时不忘祛邪。水湿重在肺、脾、肾，需宣化，运化，气化，《内经》有"去苑陈莝，微动四极……开鬼门，洁净府"之训。浊毒重在攻下，避秽，泄浊。湿热重在清利，清利不能伤阴，更不能伤阳，伤正气，要积极反佐，补泻兼施。血瘀：即血液流动失常，《内经》云："离经之血，谓之瘀血。"在肾小球病变中始终存在血瘀因素，即肾血液灌注不足，微循环障碍。原因是多种的，用药方面需时时加活血化瘀药。常用药：丹参、赤芍、当归、川芎、乳没、土鳖虫、水蛭等，改变血流动力和血液流变，增加肾组织间血液灌注量，改善新陈代谢、能量交换和微循环功能，对清除抗原抗体复合物，缓解肾间质浸润性炎症有很好的作用，是治疗慢性肾小球肾炎的重要环节。尤其阴虚湿热胶结，用药时滋阴不能恋湿，去湿热不能伤正。扶正是要时时保护提高，脑垂体 - 肾上腺轴功能，即内分泌功能。用药需注意，方药有冬虫夏草、鹿茸、紫河车、淫羊藿、仙茅、巴戟天、黑附子、肉桂等。补气即提高机体免疫功能，常用药有黄芪、人参、冬虫夏草、山茱萸、山药、五味子、白术、杜仲、金樱子、芡实等，该病全程治疗中也要注重补肺、脾、肾、胃、三焦等脏腑功能。

针对肾小球疾病研究出了很多新药，如原南京军区的雷公藤皂苷片，是从当地一种草药中提取出来，对抗炎症介导损伤、免疫介导损伤，有很好效果。金水宝胶囊是人工冬虫夏草菌丝发酵干燥粉末亦有很好的辅助疗效，对保护肾功能提高机体免疫力，尤其是体液免疫功能有效。相信不久的将来对慢性肾小球肾炎的治疗，中医药方面会有新的突破。

四、隐匿型肾小球肾炎

该病属于中医肾劳及血尿范畴，多由于肺、脾、肾气虚，感染外邪所致。

《金匮要略·五藏风寒积聚病脉证并治第十一》曰："热在下焦者，则尿血，亦令淋秘不通。"热有实热、虚热、湿热之别。《素问·水热穴论》曰："勇而劳甚则肾汗出，肾汗出逢于风。"也就是说劳伤肾汗出，或受外邪侵入下焦血分而尿血。肺主卫护于外，肾为五脏之根，肺、肾又是母子关系，金能生水，而且三焦统领二脏相通。肺卫受邪不解必传于肾，肾经受邪热之伤，热客下焦则尿血。现代医学认为 IgA 肾病、隐匿型肾小球肾炎，以反复的肉眼血尿或镜下血尿、微量蛋白尿为特点，无典型症状，体征不明显。病程较长，时轻时重，反复发作，预后良好，亦可自愈，极少发展成肾功能不全。

（一）临床诊断

参照全国第二次肾脏病会议的标准：

（1）无症状蛋白尿，无痛血尿，多形性血尿，红细胞变异率在 60% 以上。

（2）无肾炎、肾病史。

（3）肾功能正常。

（4）尿分析微量蛋白尿，定量小于 0.5g/24h，无症状血尿。

（5）持续性血尿或镜下血尿，RBC 变异率 60% 以上，反复发作。

（二）临床鉴别

临床应与功能性蛋白尿（发生在高热、剧烈运动）、肾血管痉挛一过性微量蛋白尿相鉴别。急性肾小球肾炎蛋白尿和体位性蛋白尿相鉴别。

（三）辨证施治

因该病发病隐匿无明显临床症状，重点以血尿为主或以蛋白尿为主进行辨证施治。

1. 风热伤络型

主证：面色微赤，恶寒，发热，鼻塞，咳嗽，咽痛，咽干，咽赤，苔薄黄、舌质红、边尖红赤，脉浮数，肉眼血尿或镜下血尿，红细胞变异率60% 以上。

证候分析：邪犯肺卫，肺气不宣，故恶寒发热。咽喉为肺胃门户，故咽痛咽干，咽赤。舌质红、边尖红赤、苔薄黄，脉浮数，均是风热犯肺卫之症。肺下系肾，邪热不解，循经下行伤肾，热邪伤肾则肉眼血尿或镜下血尿。

治法：疏风散热，凉血解毒止血。

方药：疏风凉血方。小蓟根、山豆根、白茅根、生地黄、蝉衣、白僵蚕、金银花、连翘、防风、生石膏、甘草。发热加柴胡、黄芩；咽痛者加玄参、麦冬、桔梗；大便干结加生大黄；反复感冒合玉屏风散。

2. 阴虚血瘀型

主证：面色暗灰或萎黄，口唇干裂，疲劳乏力，五心烦热，口干，口苦，长期镜下血尿或隐血阳性，腰膝酸软，潮热盗汗，神疲肢困，咽干痛，大便干结，小便赤痛，舌质暗红、舌下脉络怒张、干燥少津或薄黄干苔，脉细数或沉弦。

治法：滋阴凉血，化瘀清热。

方药：女贞子、墨旱莲、生地黄、桃仁、土鳖虫、白花蛇舌草、马鞭草、石韦、滑石、小蓟根、白茅根、半枝莲、半边莲。

方药分析：此方重用活血化瘀，清利湿热而止血，效果很好，为常用方。阴虚火旺者加龟板、黄柏、知母；腰膝酸软加炒杜仲、怀牛膝；肾阴虚盗汗加锁阳、肉苁蓉；反复外感者加黄芪、防风、白术；便秘加生大黄；尿血不止加大黄炭、茜草根泄热凉血止血。

病例：丛某，男，36 岁，腰酸疲劳乏力。眼睑、下肢微肿年余。外院诊断为 IgA 肾病，中药治疗，时轻时重，2017 年 11 月 17 日初诊：BP

122/82mmHg，下肢水肿+，面暗无华，舌体略大质暗，舌下络脉怒张，白腻中黄苔，脉沉滑。尿分析 PRO 2+，BLD 3+，RBC 1～20/HP，变异率＞60%，UA 412μmol/L，肾功能正常。诊断：IgA 肾病。辨证：肺肾气阴两虚，下焦湿热。方药：淫羊藿 15g，黄芪 50g，益母草 40g，黄柏 10g，知母 10g，肉桂 15g，怀牛膝 15g，炒杜仲 15g，白花蛇舌草 30g，蛇莓 15g，马鞭草 20g，石韦 15g，土鳖虫 15g，生白术 15g，防风 15g，菟丝子 10g，制龟甲 15g，白茅根 40g，生地黄 15g，山茱萸 15g。15 服，水煎服。

12 月 1 日二诊：舌苔薄白，脉滑无力，复查尿 PRO 2+，BLD 2+，RBC 5～10/HP，病情好转，湿热略减，前方去黄柏、知母，加金樱子、芡实。14 服，水煎服。

12 月 15 日三诊：好转，继方前方加减。14 服，水煎服。

2018 年 1 月 5 日四诊：脉舌好转，PRO +，BLD +，病情好转。上方去益母草、马鞭草，加山药、巴戟天、大黄炭、炒藕节。14 服，水煎服。

1 月 21 日五诊：面色略黄，舌质嫩红，白苔，脉滑。尿常规 PRO 阴性，BLD 阴性，RBC 0～4/HP，病情显效。继用前方加减 15 服，水煎服。前后调治 2 月余，痊愈，随访至今无复发。

3. 阳虚血瘀，湿热留恋型

主证：面色萎黄，神倦乏力，纳呆腹胀，心悸气短，便溏，尿涩，舌体胖大、舌质暗淡、舌下脉络怒张、苔白中干，脉沉细。

治法：温阳益气，活血利湿。

方药：黄芪、白花蛇舌草、马鞭草、太子参、淫羊藿、仙茅、白茅根、茜草根、黄芩炭、刘寄奴。咽干痛加山豆根、西青果；便溏纳呆加香砂六君子汤；大便干结加大黄；心悸气短合生脉饮；尿浊加金樱子、芡实。久病必虚，累及脾肾，阴阳两伤兼有瘀血。

病例：冷某，女，34 岁。水肿，镜下血尿 2 年余。外院做肾活检，诊断为 IgA 肾病（系膜增生型），治无好转。2018 年 8 月 25 日初诊：面色㿠白无华，眼睑水肿+，下肢水肿+，舌体胖大淡嫩质紫暗，边尖齿痕，白腻中厚苔，脉沉滑无力。尿常规 PRO 3+，BLD 3+，颗粒管型 0～2/HP，肾功能正常，UA 496μmol/L，TC 5.96mmol/L，TG 2.12mmol/L。自带肾活检报告示：IgA 肾病（系膜增生型）。诊断：IgA 肾病。辨证：阳虚血瘀，湿热留恋。治法：温阳益气，清利湿热，活血化瘀。方药：淫羊藿 15g，仙茅 10g，肉桂 15g，黑附子 15g，白花蛇舌草 40g，蛇莓 15g，土鳖虫 15g，丹参 20g，川芎 15g，当归 20g，赤芍 20g，生地黄 15g，炒杜仲 15g，怀牛膝 15g，黄芪 40g，党参 15g，生白术 15g，茯苓 15g，益母草 40g，石韦 20g，水蛭粉 6g（冲服），生姜 20g。14 服，水煎取汁 600mL，分 4 次口服。

9 月 8 日二诊：服药尿量增加，自觉脚热，水肿减轻，舌胖大淡红，脉沉滑。病有转机，前方去黑附子，加菟丝子 15g，小茴香 15g。继用 14 服，水煎服。

9 月 22 日三诊：症状减轻，面色好转，尿常规 PRO 2+，BLD +，RBC 8～10/HP，UA 446μmol/L，TC 5.12mmol/L，TG 2.14mmol/L，病情好转。前方去当归、赤芍、川芎，加半枝莲 15g，半边莲 15g。30 服。同时加用雷公藤多甙片 20mg/ 次，日 3 次口服。

10 月 28 日四诊：好转，继用上方加减调治。

11 月 30 日五诊：水肿消退，面色好转，舌体胖大淡红、白苔，脉沉。尿常规 PRO ±，BLD +，RBC 0～4/HP，病情显效。用药：淫羊藿 15g，黄芪 40g，肉桂 15g，党参 15g，土鳖虫 15g，丹参 20g，白花蛇舌草 30g，石韦 15g，白术 15g，菟丝子 15g，炒杜仲 15g，怀牛膝 15g，小茴香 15g，甘草 10g。30 服，水煎服。继用雷公藤多甙 20mg/ 次，日 3 次口服，调治善后。

12 月 28 日复诊：症状消失，舌、脉正常，尿常规正常，患者经 130 余日调治，痊愈。

4. 脾肾气虚型

主证：面色萎黄无华，形神疲惫，倦怠懒言，腹胀纳呆，小便短少，大便稀溏，易于外感，镜下血尿，潜血长期不消。舌体胖大、齿痕、质淡嫩红、苔白湿滑，脉沉无力。

治法：益气健脾，摄精补肾。

方药：常用玉屏风散、无比山药丸、参芪地黄汤加减。兼湿热者加白花蛇舌草、金樱子、芡实；兼血瘀者加丹参、川芎、当归、生地黄、土鳖虫、益母草；肾阳虚者加淫羊藿、巴戟天、小茴香；尿频加益智仁、桑螵蛸、韭菜子、菟丝子，肾虚遗精者合用五子衍宗丸，鹿角霜等。久病阴阳两伤，下元不固，多用益气养阴化瘀法。方药：太子参、黄芪、当归、川芎、赤芍、生地黄、女贞子、墨旱莲、石韦、白花蛇舌草、益母草、白茅根、土鳖虫、白僵蚕等。以尿潜血、血尿为主者，多是脾肾气虚，阴虚火旺，下元不固。治以补益下元，气血双顾，清利湿热，化瘀止血。标本兼顾，攻补兼施，权衡而用之。

五、肾病综合征

该病属于中医水肿范畴，《内经》称为水，"风水""石水""涌水"，《金匮要略·水气病》篇称为"水气"，"分五水"：风水，皮水，正水，石水，黄汗和"五脏水"：心水，肝水，肺水，脾水，肾水之证。后世朱丹溪分阴水和阳水两大类。以高度浮肿、大量蛋白尿为特征的肾病。《素问·经脉别论》云："饮入于胃，游溢精气，上输于脾；脾气散精，上归于肺；通调水道，下输膀胱。水精四布，五经并行。"《灵枢·本输》篇说："肾合膀胱，膀胱者，津液之府也，少阳属肾，肾上连肺，故将两脏。三焦者，中渎之腑也，水道出焉，属膀胱。"故水液在体内的运行、敷布、代谢，与肺、肾、三焦、膀胱有密切关系。且脾主运化，属土，土能制水。水液的代谢与以上脏腑有直接关系。故张景岳说："凡水肿等证，乃肺、脾、肾相干之病也，盖水为至阴，其本在肾；水化为气，故其标在肺，水惟畏土，故其制在脾，今肺虚气不布精而化水，脾虚土不制水而反侮，肾虚水无所主而妄行。"揭示肺经受邪，失宣发肃降，通调之能，而气不化精而为水。母病传子，肾经受邪而伤损，三焦气化失宣，水道闭塞不畅，而水湿壅盛，必反侮脾土，土气更伤，运化失职，水湿壅积，加重水肿。故此病其本在肾，其标在肺，而以脾为中流砥柱，三焦为水气通道，膀胱为州都之府，津液藏焉，气化则能出矣。因脏腑的运行功能都靠命门阳气的推动，当外邪干扰阻碍命门阳气的鼓动，敷布，五脏受累，气化不行，而水气病成矣。或久病伤阳气，使真阳衰微，五阳不布，阴霾肆越，水肿加重矣。有关治法《内经》说："平治于权衡，去苑陈莝，微动四极……开鬼门，洁净府，精以时服，五阳已布，疏涤五脏。"《金匮要略》说："腰以下肿，当利小便；腰以上肿，当发汗乃愈。"后世归纳为宣肺行水、通阳化气、健脾利水、温阳行水、化浊开闭、攻逐泄浊、活血行水、补阳培土等方法。该病是多种因素引起的，以肾脏病变损害为主。临床以高度浮肿，大量蛋白尿大于3.5g/24h，低蛋白血症（小于30g/L），高脂血症为特征的肾病，所谓"三高一低"综合征证候群，病因有原发性肾病综合征和继发性肾病综合征。本文重点探讨原发性肾病综合征，现代医学认为依据其对糖皮质激素的敏感度，分激素敏感型和激素依赖型。依据其发病复发次数，又分单纯性肾病综合征，难治肾病综合征。

病位在肺、脾、肾、命门、三焦、膀胱，与气化功能失常有直接关系。肺主宣发肃降，通调水道，下输膀胱。脾主运化，运化水湿。肾主气化，主水液代谢。命门真阳为元气之始，三焦为元气之别使，主持诸气，温煦五脏六腑之阳气，故为五脏阳气之根。三焦者，决渎之官，通调水道，运化之腑，属膀胱，膀胱者"州都之官，津液藏焉，气化则能出矣"。下面就该病的病因病机结合现代医学的诊断标准，依据临床症状，辨证审因，分型论治。

（一）病因病机

（1）外邪袭肺，肺失宣发肃降之能，不能通调水道，下输膀胱。风遏水阻，溢于肌肤而成水肿，始于颜面而后遍及四肢全身。

（2）寒湿，湿浊，内浸，困脾，脾失健运之职，水湿不行，泛于肌肤而成水肿。如湿淤化热，湿热互解，三焦壅滞，气化不利，水道闭塞，小便不利而成水肿。

（3）劳倦饮食伤脾，脾气虚馁，中焦运化无权，水液不能蒸化，停滞不行，泛滥横溢成水肿。

（4）五劳所伤，真气内耗，命门火衰或久病伤阳，水为阴邪，易伤阳气，元阳衰败，气化不行，水液停滞而成水肿。

现代医学研究与免疫介导、炎症介导损伤有关，肾小球基底膜变性，通透性增强，大量蛋白质流失。轻者选择性蛋白尿，重者非选择性蛋白尿。各种原因使组织通透性增高，组织液渗透到组织间而成水肿。由于大量蛋白质从尿中流失，及机体合成产生蛋白质功能下降，形成低蛋白血症。到一定程度使组织胶体渗透压下降，水液渗透到组织间，加重了水肿。由于血浆醛固酮增高和抗利尿素增高，使水钠潴留加剧水肿。高脂血症的机理不是十分清楚，一般认为机体合成低密度脂蛋白增加，脂肪原增加。血中胆固醇，甘油三酯的增高与血浆白蛋白的下降呈负相关。

（二）临床诊断

四大主证：大量蛋白尿，大于 3.5g/24h。高度水肿，起始于眼睑继而全身，阴囊肿、足心肿，亦有合并腹水和胸水。高脂血症，胆固醇，甘油三酯增高。低蛋白血症，尤其是白蛋白低、总蛋白低。全身乏力，皮肤苍白，骨骼肌消瘦，食欲不振，恶心呕恶。病后期指甲有两条白色平行线称为甲横脊。

并发症：久病易发生营养不良，高凝血症，血栓及微血栓，低血容量性低血压，甚至休克。电解质失衡，低钙骨质疏松，高钾低钠等。易发感染，上呼吸道感染，肺炎，腹膜炎，肠道感染，皮肤感染。

（三）辨证施治

1. 风水相搏型

主证：水肿始于眼睑，水肿迅速，继而遍及全身，无胸腹水，肢节酸痛，恶寒发热或有咽痛，咽赤，咳嗽，尿少，舌质红，苔薄白，脉浮数。尿常规 PRO 2+ ～ 4+，尿蛋白定量 > 3g/24h，血脂增高，肾功能正常。

治法：宣肺行水，兼以清热。

方药：麻黄、生姜、石膏、苍术、鱼腥草、赤小豆、白花蛇舌草、浮萍、甘草。恶寒重加桂枝、防风；兼热者加金银花、连翘；咽痛者加玄参、山豆根、西青果；咳喘加桑白皮、杏仁；水肿重合五皮饮，宣肺利水；肢痛重加羌活、葛根，疏风除湿止痛；血尿者加白茅根、半枝莲、半边莲。

病例：郑某，男，17岁。因高度水肿在外院诊为"原发性肾病综合征"，用激素、利尿剂等治疗9天无效。1990年6月28日来我院住院，初诊：高度水肿，头颈几乎如斗，脐突阴肿如水球，下肢指凹性水肿3+，皮薄处渗出水滴。无尿，双目难睁，皮肤湿冷，四肢凉，息促，神萎，面色青灰，舌体小、质淡、水滑、苔中心干、脉沉细数。BP 98/82mmHg，T 36.8℃。尿常规 PRO 4+，BLD +，RBC 4 ～ 6/HP，大量透明管型，细胞管型 0 ～ 3/

HP，UREA 8.2mmol/L，CR 133μmol/L，TC 7.8mmol/L，TG 4.1mmol/L。诊断：原发性肾病综合征，氮质血症。辨证：阳郁水停，气化不行。治法：通阳化气行水。方药：麻黄 20g，黑附子 20g，桂枝 20g，生姜 50g，苍术 20g，生石膏 25g，细辛 6g，蝼蛄 15g，商陆 15g，甘草 10g，大枣 15g。7 服，水煎取汁 400mL，每次 100mL，4 小时 1 次，昼夜 6 次口服。同时用上方药熏蒸法，出汗为度。

7 月 8 日二诊：服药熏蒸第二天出大汗如雨淋，尿量增加，四肢皮肤转温。第五天水肿消退大半，第 10 天水肿大消，神清面白，疲劳乏力，脉沉缓，咽痛口苦。前方去附子、生姜、麻黄，加生白术、黄芪、防风、白花蛇舌草。7 服，水煎服。

7 月 20 日三诊：水肿全消，面白少泽，舌质淡嫩白苔，脉滑无力。复查尿常规 PRO ±，WBC 0 ～ 2/HP，TC 4.76mmol/L，TG 2.12mmol/L，肾功能正常，临床缓解出院。用 7 月 8 日方去蝼蛄、商陆、细辛，加党参、炒杜仲、怀牛膝、菟丝子，14 服调整。

2. 阳阻水停，气化不宣型

主证：颜面高度浮肿，目窠如水泡，通身水肿，皮色光亮，畏风怕冷，颜面头部高度水肿，阴囊肿，足心肿平，甚至皮肤往外渗水珠，严重少尿，便溏，舌质淡嫩白滑，脉沉细。

治法：通阳化气，疏通三焦行水。

方药：黑附子、细辛、麻黄、桂枝、椒目、冬瓜皮、茯苓皮、生姜。用黑附子温元阳，补命门真火；细辛宣阳气通三焦；麻黄配生姜发越水气最佳，配桂枝加强温通元阳行水之力；椒目行脏腑经络之水；茯苓皮、冬瓜皮行腠理水气。合奏温阳化气行水，表里分消之功，临证用之，屡用屡效。现代有报道发汗、解表、行水药有清除抗体抗原复合物的作用，并能脱敏，拮抗变态反应。若肿甚可合用五皮饮；便溏加白术、肉桂；纳呆加砂仁；心悸气短加红参、黄芪；阳虚重，皮肤湿冷，四肢不温加淫羊藿、仙茅，重用黑附子。水为阴邪，易伤阳气。故在临床中，本着急者治其标的原则，必须首先利水消肿，防其生变伤正；若阳气虚极，血浆蛋白低者可加紫河车、鹿茸（冲服）。

病例：马某，男，12 岁。患"肾病综合征"4 年，反复发作，曾 7 次住院，泼尼松治疗缓解，停药后又复发。1995 年 5 月 28 日第八次住我院。查 T 37.4℃，P 92 次 / 分，BP 90/60mmHg，高度水肿，腹部膨隆，腹水征 +，脐突，阴囊肿，足心肿，少尿，呕吐，烦躁，面色晦滞，双目鼍黑，舌体大紫暗，白腻苔，脉沉弦。尿常规 PRO 4+，BLD +，RBC 6 ～ 8/HP，WBC 8 ～ 10/HP，尿蛋白定量 4.1g/24h，CR47μmol/L，UREA9.7mmol/L，CO$_2$CP16.6 mmol/L，TC 12.7mmol/L，TP 41g/L，ALB 18g/L，GLO 23g/L。诊断：原发性肾病综合征，氮质血症。激素依赖型。辨证：阳虚，水停，血瘀。治法：温阳利水，活血化瘀。方药：麻黄 15g，黑附子 10g，桂枝 15g，细辛 5g，生姜 20g，益母草 30g，川椒目 10g，土鳖虫 15g，甘草 10g，大枣 10g。水煎取汁 300mL，分 3 次口服。同时用该方熏蒸药浴发汗。配合复方丹参注射液静点，输白蛋白等支持疗法，3 周水肿全消。6 周复查尿蛋白阴性，尿蛋白定量 0.25g/24h，CR 72μmol/L，UREA 3.6mmol/L，TC 4.8mmol/L。继服肾病 I 号药善后调理，随访 2 年无复发。

曾总结撰写《通阳益气活血利湿为主治疗小儿难治性肾病的体会》一文，刊于《实用中西医结合杂志》1998 年第 11 卷，第 5 期 433 ～ 434 页。

3. 脾虚水停型

主证：面色萎黄，神疲乏力，肢重水肿，按之凹陷不起，小便短少，舌体胖大淡嫩、苔白腻，脉沉缓。

治法：崇土治水，疏利三焦。

方药：茯苓、猪苓、泽泻、桂枝、苍术、大腹皮、生姜皮、车前草、椒目、樟柳根、五加皮。兼咳喘者加杏仁、葶苈子，泻肺行水定喘；兼气虚者加黄芪、党参、干姜；食少纳呆加木香、砂仁；伤食加焦神曲、厚朴、陈皮，理气宽中消食；兼血尿加石韦、萹蓄；尿蛋白不降加金樱子、芡实、黄芪、冬虫夏草。

病例：连某，女，38 岁。水肿 2 月余，外院诊为慢性肾小球肾炎（肾病型），氮质血症。治疗无明显效果来诊。2016 年 8 月 12 日初诊：颜面水肿 +，下肢水肿 3+，体胖，面白，气短，肢凉，皮肤潮湿，尿少，便溏，舌体胖大齿痕、舌质淡嫩、苔白腻湿滑，脉沉滑。BP 112/78mmHg，尿常规 PRO 3+、BLD 2+，颗粒管型 0 ～ 1/HP，UREA 9.2mmol/L，CR 214μmol/L，UA 512μmol/L，血脂略高。诊断：原发性肾病综合征。辨证：脾肾阳虚，水湿泛滥。治法：温阳益气，化气行水。方药：淫羊藿 15g，仙茅 15g，黄芪 40g，肉桂 15g，生白术 15g，茯苓 15g，猪苓 15g，泽泻 15g，黑丑 15g，白丑 15g，商陆 15g，干姜 15g，草果仁 15g，白花蛇舌草 30g，蛇莓 15g，土鳖虫 15g，生姜 30g。水煎服。

9 月 27 日二诊：服药尿量渐增，经 40 多天调治，水肿全退。面白神清，舌体大淡嫩、白苔，脉沉滑无力。复查尿，PRO +，BLD ±，RBC 0 ～ 2/HP，UREA 7.9mmol/L，CR 112μmol/L，UA 412μmol/L，病情明显好转。前方去黑丑、白丑、商陆，加炒杜仲、怀牛膝、菟丝子、党参，继用 30 服，水煎服。

2017 年 1 月 24 日三诊：经 3 月余加减调治，精神佳，面色㿠白光泽，舌体正常、舌质淡红、苔白，脉缓滑。复查尿常规阴性，肾功能正常，血常规正常，血脂正常，痊愈，随访 2 次无复发。

4. 湿热蕴结型

主证：面白少泽，水肿，遍身水肿，皮色光亮，胸膈痞满，口苦心烦，小便赤涩，大便干结，舌质红，苔黄腻，脉沉数。

治法：清利湿热，逐水行水。

方药：鱼腥草、半枝莲、玉米须、黄芪、车前草、商陆、生姜皮、茯苓皮、大腹皮、椒目。口苦心烦、纳呆呕恶者加黄连、半夏、竹茹、生姜；腰膝酸软加杜仲、牛膝；咽痛加山豆根、玄参、桔梗；血尿重加小蓟根、白茅根、石韦、大黄炭；小便赤涩加滑石、生甘草、瞿麦；兼有外感加防风、紫苏、黄芩、柴胡。此证多是水邪淤而化热，或外感湿热之邪，湿热留恋，即伤脾胃，又碍气化，清利湿热不要伤阴，更不能伤中气，脾气，取驱邪扶正为要。

5. 气阴两伤，湿热留恋型

主证：面色萎黄，神疲倦怠，水肿不甚或不肿，尿蛋白不消，潜血轻微，腰膝酸软，气短懒言，舌质淡红而干或光红干少津，脉滑数无力或细数。

治法：益气养阴，清利湿热。

方药：太子参、黄芪、熟地黄、山茱萸、当归、川芎、丹参、石韦、白花蛇舌草、益母草、土鳖虫。腰膝酸软加炒杜仲、怀牛膝；骨质疏松或关节疼痛加生姜、补骨脂，尿蛋白不降加金樱子、芡实、石莲子，兼有血瘀者加丹参、川芎、赤芍、益母草，反复感冒免疫力差加冬虫夏草或用百令胶囊，金水宝等代替。

6.血瘀水湿互结型

主证：肌肤干涩，面色萎黄晦暗，口唇发绀，水肿不甚或微肿，小便短少，大便涩滞，四肢困重，疲劳乏力，口干不欲饮，舌质暗红、水滑湿苔、舌下脉络怒张，脉沉涩或细数。

治法：活血化瘀，利水除湿。

方药：益母草、泽兰、丹参、川芎、土鳖虫、桃仁、水蛭粉、当归、赤芍、怀牛膝。兼热毒重者加鱼腥草、金银花、连翘、地丁；气虚加黄芪、党参、肉桂；阳虚加淫羊藿、仙茅，甚者加黑附子；瘀热浊毒壅滞者加大黄炭、黑丑、白丑，逐瘀泻浊；纳呆腹胀，食欲不振加木香、砂仁、苍术、厚朴。总之轻者活血，理血，调血；重者逐血，破血。瘀血不去新血不生，血不利则为水，久病入络必兼血瘀。水湿停滞，阻塞络脉形成血瘀。现代医学研究证实：肾病综合征，病程始终都存在不同程度的微循环障碍，血液流变、血流动力异常，故血瘀是全部病程的一个环节，瘀水互阻，耗伤正气。临床研究证实，活血化瘀药物，能提高肾脏血液灌注量，改善肾脏血液循环，清除抗原抗体复合物，提高肾小球滤过滤，有利于损伤的肾组织修复作用，活血化瘀，改善血液高凝状态。改善微循环是治疗肾病综合征的重要方法。

病例：张某，男16岁。患肾病9年，曾用泼尼松龙、中药等多地多次住院治疗，病情反复至今18次，停激素就反复。2018年10月13日初诊：查下肢水肿++，颜面胸腹水肿+，面色无华，激素颜貌，舌体暗红而干无苔，脉沉滑有力。BP 106/74mmHg，尿常规PBC 2+，BLD+，RBC 6～8/HP，TC 6.4mmol/L，TG 2.78mmol/L，肾功能正常。诊断：原发性肾病综合征（激素依赖型）。辨证：阴虚血瘀水停型。治法：滋阴活血，泄浊利水。方药：益母草60g，泽兰20g，黄芪40g，生地黄15g，醋龟甲15g，赤芍15g，当归15g，川芎15g，桃仁15g，红花10g，土鳖虫10g，生水蛭10g，山茱萸10g，炒杜仲15g，怀牛膝15g，石韦15g，半枝莲15g，半边莲15g，白花蛇舌草30g，丹皮10g，黄柏10g，知母10g。28服，水煎取汁600mL，分4次口服。逐减停用泼尼松龙，递减，隔3天减1片。回家服药第三天尿量增多，水肿见消。

11 月 13 日二诊：水肿全消，面色好转，舌质仍暗红少苔而干，脉滑无力。复查 PRO +，病情好转，继用前方去半枝莲、半边莲、丹皮，黄芪调为 30g，加丹参 15g，28 服继用。

12 月 18 日三诊：诸症全消，面色好转，舌质嫩红，脉滑。复查尿常规阴性，TC 4.12mmol/L，TG 1.72mmol/L，病情临床痊愈，继用前方加减调理，随访。

7. 脾阳不运，水湿内停型

主证：面色㿠白，神倦肢体困重，少气懒言，纳呆腹胀，水肿如泥或兼胸水，腹水，腰以下肿甚，少尿便溏，舌体胖大、淡嫩齿痕、苔水滑，脉沉濡或沉迟。

治法：温脾阳，化水湿。

方药：党参、干姜、白术、茯苓、黑附子、草果仁、砂仁、木香、大腹皮、桂枝。水湿壅盛，舌苔厚腻加黑丑、白丑、醋制商陆；血浆蛋白过低加紫河车粉（冲服），或合用千金鲤鱼汤；少尿加冬瓜皮、蝼蛄粉（冲服）；血瘀加用苏木、水蛭粉；反复感冒形神疲惫虚极者加用冬虫夏草粉（冲服）。脾主运化水湿，靠阳气的鼓动，推动。脾主中气，脾阳衰败，运化无权，水湿内停。本证重在培土温阳化气，补中气，壮脾阳，去水湿利下窍为要。

病例：季某，男，39 岁。浮肿，少尿 2 月余，在外院查 PRO 3+，尿蛋白定量 3.7g/24h，RBC 4 ～ 8/HP，19 岁时曾患肾病综合征，治愈，至今未复发。这次因感冒又出现水肿，经治无明显效果。2018 年 5 月 19 日初诊：BP 124/82mmHg，面色㿠白无华，眼睑水肿 +，下肢指凹性水肿 ++，舌体胖大淡嫩，白苔湿滑，脉沉紧无力。PRO 3+，尿蛋白定量 3.4g/24h，RBC 8 ～ 10/HP，TC 5.98mmol/L，TG 2.7mmol/L，TP 57g/L，ALB 20g/L，GLO 22g/L。诊断：原发性肾病综合征。辨证：脾肾气虚，阳虚水停。治法：温阳益气，崇土利水。方药：党参 15g，生白术 20g，黄芪 50g，黄连 5g，姜半夏 15g，茯苓 15g，猪苓 15g，泽泻 15g，防风 15g，肉桂 15g，怀牛膝 15g，炒杜仲 15g，补骨脂 15g，肉豆蔻 9g，淫羊藿 20g，仙茅 15g，巴戟天 15g，小茴香 15g，菟丝子 15g，砂仁粉 8g（冲服），山茱萸 15g，白花蛇舌草 30g，金樱子 15g，芡实 15g，生姜 20g，大枣 15g。水煎取汁 600mL，分 3 次口服。

6 月 23 日二诊：服药 3 周水肿全消，胃纳好转，腰酸疲劳乏力而少泽，舌大苔白，脉沉缓无力。前方去黄连、姜半夏，加附子、干姜煅用，30 服，水煎服。

9 月 8 日三诊：诸症好转，面白少泽，舌质淡红、苔白，脉沉滑无力。尿常规阴性，胆固醇 4.92mmol/L，甘油三酯 2.12mmol/L，TP 75g/L，ALB 48g/L，GLO 27g/L，血常规正常，痊愈，随访 2 次无复发。

8. 肾阳虚衰，水气不化型

主证：面浮苍白，水肿腰以下为甚，按之如泥窠而不起，四末清冷，畏寒喜暖，阴下冷湿水肿如球，脚肿，足心平，胸水，腹水，脐突，甚则皮肤出水珠，舌体胖大齿痕、色淡、苔白滑、水湿，脉沉细、濡弱。

治法：温阳化气，补肾培元。

方药：淫羊藿、仙茅、黑附子、肉桂、干姜、茯苓、白术、冬瓜皮、陈葫芦。虚寒重者加川椒、葫芦巴、巴戟天、小茴香；喘促自汗不得卧，加人参、五味子、生牡蛎、沉香粉等，纳气平喘；尿少、尿闭加黑丑、白丑、蝼蛄粉、芫花醋制用，逐水开下窍；唇紫脉涩，兼血瘀者加桃仁、红花、苏木、桂心粉、红参、三七粉；原阳衰弱加鹿茸粉、沉香粉、仙茅、巴戟天。此证命门火衰，原阳不足，气不化津而为水，原阳衰弱不温四末，故四肢清冷不温，脐突，水肿，足心平，均水肿之重症，非血肉有情之品，不能担此重任。

病例：刘某，男，23 岁。2017 年 4 月 29 日初诊：因水肿少尿 40 余天，在外院诊断为"肾病综合征"。不同意使用激素，浮肿加重来诊。BP126/96mmHg，面色㿠白虚浮，颜面眼睑水肿 +，四肢肿 ++，少尿，便溏，身冷无汗，舌体胖大，舌苔白，中心厚腻，脉沉滑。尿常规 PRO 3+，BLD +，RBC 6～8/HP，WBC 2～4/HP，TC 6.94mmol/L，TG 2.78mmol/L，UA 416μmol/L，肾功能正常。诊断：原发性肾病综合征。辨证：阳虚湿热。方药：麻黄 15g，黑附子 15g，细辛 6g，苍术 20g，干姜 15g，桂枝 15g，黄芪 40g，生姜 40g，益母草 40g，泽兰 15g，白花蛇舌草 40g，蛇莓 15g，土鳖虫 15g，白僵蚕 15g，菟丝子 15g，川芎 15g，丹参 20g，草果仁

15g，茯苓 15g，猪苓 15g，生姜 20g。10 服，水煎服，同时用药渣加水烧热水泡脚，出汗为度。

5 月 12 日二诊：颜面水肿略消，但下肢水肿未消，畏风怕冷。上方去麻黄，加淫羊藿、仙茅、玉米须 14 服，水煎服。同时加服"千金鲫鱼汤"，忌盐，用药渣烧水泡脚。

5 月 27 日三诊：水肿全消，面色好转，舌体大质淡红、苔薄白中腻，脉沉滑。复查尿常规 PRO 2+，BLD +，RBC 0 ～ 2/HP，血脂正常。方药：黄芪 50g，益母草 50g，泽兰 15g，白花蛇舌草 40g，蛇莓 15g，土鳖虫 15g，白僵蚕 15g，生白术 20g，茯苓 15g，猪苓 15g，泽泻 15g，炒杜仲 15g，怀牛膝 15g，菟丝子 15g，半枝莲 20g，丹参 20g，川芎 15g，生姜 20g。14 服，水煎服。

6 月 27 日复诊：水肿全消，复查尿 PRO ±，临床缓解，继用前方加减，调理 6 月后随访无复发。

总之原发性肾病综合征，病情复杂，阳虚是其本，应时时补命门真火，培元气，通气化，黎阳高照阴霾自散。水湿，血瘀，水毒是其变证。实邪，祛邪既是扶正，急则治其标，对水湿水气的治疗早有古训，"开鬼门，洁净府""去苑陈莝，微动四极"肺气宣化，上窍开，下窍利，治节行，通调水道，下输膀胱。发汗不但能行水，而且能利尿，开下窍，气化通畅，小便自利。而且现代研究证实，发汗药都有不同程度的抗过敏作用，而且有清除体内抗原抗体复合物的作用。补脾气，强中气，不但能除水湿，而且能提高血浆蛋白。《灵枢·决气》说："中焦受气取汁，变化而赤，是谓血。"关键在"受气"上，受气即是能量转换，是脏腑功能活动的体现，是产生强大"少火"。只有中气壮，水谷精微得化，血浆蛋白才能上升。笔者曾治疗一肾病患者，血浆蛋白总升不上来，后改用黄芪建中汤加味调治，血浆蛋白渐渐升，水气得消。命门真火为五脏之根，称其为真气，元阳，而且通三焦主持诸气。命门真火即垂体 - 肾上腺轴，时时提高垂体 - 肾上腺功能，始终不能忽视。保护好垂体 - 肾上腺轴功能对提高治愈率，缩短疗程，防止并发症，至关重要。活血化瘀的重要性不再重复。以上是多年的心得总结，为开新思路，新方法，抛砖引玉。

六、过敏性紫癜性肾小球肾炎

过敏性紫癜属于中医紫斑病范畴，亦称"肌衄""葡萄疫"。其因多是外邪伤于血络，迫血妄行，溢于肌肤形成皮肤出血点，重者连成片、成瘀斑，亦有合并鼻衄、齿衄，多伴有关节肿痛，肠道黏膜出血，腹部绞痛，甚至便血，严重者合并肠穿孔，肠坏死等。肺主皮毛与肾相连，邪气传肾，伤及肾的脉络。尿血或镜下血尿，蛋白尿，水肿，严重者肾功能受损，高血压，贫血等，为紫癜性肾炎。

此病多发生在青少年，老年少见。轻型者可以自愈，随着皮肤出血点斑的消退，邪气减轻，对肾的损伤亦缓解。现在有报道，过敏性紫癜有肾损伤近三分之一。但多数随着出血点的消退，肺经症状缓解而缓解，称顿挫型。少数继续伤肾，形成急性肾小球肾炎样变化，叫紫癜性肾小球肾炎。类似肾病综合征样改变，叫紫癜性肾炎肾病型。极少数发生脑膜或蛛网膜下腔出血。现代医学认为，过敏性紫癜肾炎是免疫介导，炎症介导损伤。致病抗原侵入机体形成抗原抗体复合物随着血液循环进入到肾内，沉积肾小球，炎性浸润损伤。有肾炎症状，以血尿、蛋白尿为主，少见高血压和肾功能损伤，称紫癜性肾炎。

（一）病因病机

病因：感受外邪或毒气，首先犯肺，热伤血络，迫血外溢形成皮肤紫癜。蕴结日久，循经下移，伤及下焦肾经，而成血尿，或镜下血尿。现代医学认为细菌、病毒侵入体内作为抗原，引发机体形成抗原抗体复合物，而损伤肾小球。药物过敏、食物过敏和其他过敏因子引发机体变态反应而伤肾小球，同时，风热病毒，热邪毒气，伤于血络导致肾弥漫性损伤，主要是肾小球系膜损伤。

发病机理：外感风热，湿热，热毒，蚊虫叮咬，毒气内传，伤于血络，血外溢成出血点、斑。离经之血为瘀血伤肾。现代医学认为是过敏"变态反应"免疫介导损伤肾，IgA 起主要作用。急性期血清 IgA 增高，肾小球内 IgA 弥漫性沉积。IgA 循环免疫复合物激活补体引起炎症反应，亦称免疫介导损伤。肾小球内发现：大量血小板、纤维蛋白原、沉积微血管内形成血栓，导致细胞膜损害和肾内炎性浸润增殖。笔者曾对 74 例过敏性紫癜进行分析发现有 24 例合并紫癜性肾炎。经血液流变学检查，全有不同程度的血液高凝状态。经甲皱微循环检测均有微循环瘀积改变，揭示过敏性紫癜肾炎全程都有血液高凝状态和微循环不同程度瘀积状态，形成血瘀证。

临床症状及分型多发生在青少年儿童，在 6～13 岁发病居多，14～20 岁次之。发病诱因绝大部分为外感。

临床表现：(1) 对称性，出血性皮疹，下肢较多，但四肢皮肤均可出现。色淡红轻，鲜红重，若紫色更重。(2) 关节肿痛，部分有关节肿胀疼痛，活动受限，呈游走性关节炎。(3) 腹痛，呈绞痛，个别病例以腹痛为首发症状。严重者消化道出血，呕血与黑便。少数病患甚至会出现肠坏死，肠穿孔的病症。(4) 其他浅表淋巴结肿大，咳嗽，少数并发高血压脑病，脑出血，抽搐、惊厥，甚至昏迷。

肾脏症状多见于皮疹后 3～8 周。肉眼或镜下无痛血尿，继而蛋白尿，也有大量蛋白尿。极少数病例血尿出现在皮疹前数天或数星期。极少数合并肾功能损伤及尿毒症，亦有合并脑出血。

(二) 辨证施治

1. 风热伤络型

主证：面色微赤，发热或不发热，咽痛，咳嗽，继而全身、四肢或双下肢对称性出血性皮疹，略隆起，无明显压痛及痒感。舌质红、白苔，脉浮数。腋窝，腘窝等浅表淋巴结肿大。此证有过敏性紫癜症状，加无痛血尿或镜下血尿，尿蛋白多数 +～2+，少数 3+～4+，24 小时尿蛋白定量小于 2g，管型少见。高血压，肾功能不全也少见。

治法：疏风清热，凉血解毒。

方药：防风、浮萍、蝉衣、水牛角、丹皮、生地黄、金银花、连翘、紫草、赤芍、白茅根。发热者加柴胡、黄芩；咽痛加玄参、桔梗、山豆根；腹痛加白芍、制大黄；关节肿痛加桑枝、威灵仙、黄柏、苍术；气虚加黄芪、太子参；阴虚加女贞子、墨旱莲；大便干结加制大黄；齿龈出血加地榆炭；鼻衄加栀子，重用生地黄。

2. 血热妄行，热毒伤络型

主证：面萎黄无华，口唇干裂，出血性皮疹较多，较大甚至融合成斑，个别有脓样渗出物或伴有鼻衄，齿衄，色紫黑。舌质红绛而干，脉滑数。肉眼血尿或镜下血尿，PRO 1+ ～ 4+，BLD 1+ ～ 4+，可见 RBC 管型，颗粒管型，透明管型，血常规，WBC 增高，有核左移，肾功能正常。

治法：凉血解毒，化瘀消斑。

方药：水牛角丝、生地黄、丹皮、紫草、连翘、金银花、赤芍、桃仁、红花、大黄炭、黄芩炭、炒蒲黄、败酱草、小蓟根。同时用复方丹参注射液静点，改善肾内血液循环，增加肾内血流量，清除抗原抗体复合物，微血栓。

分析：毒热伤于血络，蕴积成毒，迫血妄行，紫癜较重，色紫黑，反复发作，肉眼血尿。离经之血谓之瘀血。近代研究证实：复方丹参注射液具有抑制血小板聚集，抗凝，改善微循环，清除抗原抗体复合物的作用。可提高肾血流量和肾有效灌注量，有利于损伤的肾组织修复，保护健存的肾单位，提高内生肌酐清除率。故笔者在清热凉血，解毒消斑，活血化瘀的中药外，加用大剂量的复方丹参注射液静点。这在临床中取得了突破性的疗效。笔者曾撰写《复方丹参注射液为主治疗紫癜肾炎24例观察》一文发表在《黑龙江中医药》1990年第1期17—18页。

3. 湿热夹瘀，络脉瘀阻型

主证：面色萎黄，痞满恶心，口黏无味，午后低热，皮疹反复出现，大便不爽，小便如陈茶色或赤涩，舌质鲜红、舌苔黄腻，脉滑数。肉眼血尿，或镜下血尿，红细胞变异率＞40%，尿蛋白1+ ～ 3+，很少见管型尿。

治法：清利湿热，凉血解毒，活血化瘀。

方药：蛇莓、白花蛇舌草、半枝莲、白茅根、土鳖虫、黄芩炭、生地黄、赤芍、当归益母草。兼气虚加黄芪、太子参；湿重加苍术、土茯苓、车前子；热重加黄柏、苦参；血瘀重加桃仁、红花、鸡血藤、忍冬藤；痒感加防风、白鲜皮、浮萍；脘痞纳呆，呕恶加半夏、黄连、藿香；腹胀加枳壳、厚朴、陈皮、木香。

分析：此证是湿热胶结，湿郁化热，热蕴成毒，伤于血络，迫血离经而成皮肤紫癜反复不消，尿血或镜下血尿，湿热瘀互相影响，是皮疹反复出现，血尿或镜下血尿，缠绵不愈。病久也能伤阴，伤气，伤阳之变证。

病例：李某，女，13岁。四肢皮肤出血点散在，腹痛，便血20余日。紫癜迭出不愈，又增尿血水肿。1995年8月31日初诊：面色㿠白神萎，目眶暗黑，舌质鲜红、苔黄腻、舌下络脉怒张，脉沉滑数。BP 102/72mmHg，尿蛋白4+，肉眼血尿，镜下RBC满视野，WBC 3～5/HP，WBC管型1～3个，细颗粒管型1～4/LP。肾功能正常。血黏度增高，甲皱微循环中度改变。诊断：紫癜性肾小球肾炎。辨证：湿热挟瘀，热毒伤肾。治法：清热凉血，活血解毒。方药：白茅根50g，小蓟根30g，炒蒲黄10g，滑石15g，栀子10g，黄芪30g，益母草30g，白花蛇舌草30g，生地黄20g，黄芩炭15g，金银花20g，连翘15g，半枝莲15g，土鳖虫15g，白僵蚕15g。7服，水煎取汁450mL，分3次口服。

1995年9月8日二诊：肉眼血尿消失，浮肿减轻，面色好转，舌红、苔黄，脉滑数。热毒减轻，气虚显，前方去金银花、连翘，加女贞子、墨旱莲、太子参7服，水煎服。

1995年9月16日三诊：出血性皮疹基本消失，面黄神清，舌质红、苔黄，脉滑。尿常规：PRO 2+，BLD 2+，RBC 8～10/HP。前方去炒蒲黄、滑石、栀子、黄芩炭加防风、生白术、菟丝子，14服，水煎服。

1995年10月4日四诊：面黄神清，舌质淡红少苔，脉滑乏力。尿PRO ±，潜血阴性，RBC 0～2/HP，病情基本痊愈，改用：熟地黄15g，山茱萸15g，山药15g，丹皮10g，茯苓10g，泽泻10g，黄芪30g，太子参10g，女贞子15g，墨旱莲30g，防风10g，生白术15g，白花蛇舌草20g，甘草5g，20服善后调理，痊愈，随访2次无复发。

4.气阴两虚，瘀毒伤络型

主证：皮肤紫癜反复出现，色暗紫，上下肢，伸侧面较多。面色萎黄，神倦乏力，或有腹痛，舌质鲜红而少津，舌下脉络怒张，脉弦数无力。尿PRO 1+～3+，肉眼血尿或镜下血尿，少见管型，肾功能正常。

治法：益气养阴，凉血解毒，活血化瘀。

方药：生地黄、女贞子、墨旱莲、大黄炭、当归、川芎、生白芍、桃仁、丹参、槐花炭、蒲黄炭、太子参、天冬、玄参、小蓟根。口干烦热，胃热重加生石膏、知母；兼有荨麻疹加防风、黄芩、蝉衣；皮疹多次反复出现加粉龙骨、海螵蛸，亦可参照其他型用药。

5. 阴虚火旺型

主证：出血点、斑，反复出现色红，面黄颧赤如妆，头晕，腰酸，五心烦热，盗汗潮热，舌红、苔少，脉细数，BLD 2+ ～ 4+、少见管型尿。

治法：滋阴降火，凉血化瘀。

方药：可仿知柏地黄汤，大补阴煎之法加减应用。

出血点多或反复出者，可加仙鹤草、乌梅炭、黄芩炭；血尿重者加血余炭、白茅根、小蓟根、地榆炭，滋阴降火，收涩止血；大便燥结者可加大黄、玄参；尿蛋白重者加金樱子、芡实、白僵蚕、土鳖虫，亦可加用复方丹参注射液静点。

6. 气虚脾不统血型

主证：面色㿠白无华，形神疲惫，出血点、斑，反复出现、不多、色淡红，疲劳乏力，心悸气短，劳累加重，头晕纳呆，舌淡胖嫩，苔白湿滑。

治法：补气健脾，摄血消斑。

方药：黄芪、当归、白芍、党参、熟地黄、生白术、茯苓、槐花、地榆炭、阿胶、艾叶炭、龙骨粉、海螵蛸。尿血重加仙鹤草，气虚重加黄芪、党参。

总之，过敏性紫癜肾炎，是免疫介导损伤，要抓住过敏环节，活血化瘀，凉血解毒，补肾，血尿，蛋白尿诸多环节，辨证论治。

七、慢性肾功能衰竭

慢性肾功能衰竭属于中医关格，肾劳，肾风，溺毒等病范畴。《灵枢·脉度》称："阴阳俱盛，不得相荣，故曰关格。"后世张仲景、《寿世保元》也尊此论。《证治汇补》称"肾劳……肾气劳伤……日久不愈而衰竭"，溺毒；肾本身失去分清泌浊的功能，湿浊毒邪不能排出，潴留而使清气不升，浊气不降，而诸证蜂起。因果互相影响，虚实并见，错综复杂，属寒热交错之难症。慢性肾功能衰竭是各种肾脏疾病的中后期，代谢失衡、排泄紊乱、废物毒物潴留。以血肌酐、尿素增高，电解质紊乱，高钾低钠，高磷低钙，水电平衡紊乱，酸碱平衡紊乱，代谢性酸中毒，高血压，贫血为主证的综合证候群。《素问·通评虚实论》曰："邪气盛则实，精气夺则虚。"驱邪即是扶正，扶正也是为了驱邪，故《伤寒论》有"少阴三急下之论"，对慢性肾衰竭的治疗要时时注重驱邪，因邪之留恋最伤正气和精气，使正气益虚。笔者曾治疗一患者：糖尿病肾病，慢性肾衰竭，CR 512μmol/L，UREA 29mmol/L，先后调治 400 多天，总共用大黄 20 多千克，最终痊愈。现此病人，可正常生活和工作。

（一）病因病机

各种慢性肾脏疾病，日久导致脏腑虚损，元气损伤，三焦气化失常，湿浊、水湿、浊邪壅滞。瘀阻脉络，血行涩滞，气虚不能推动血液运行，导致血瘀。久病入络，必兼血瘀。故病人唇萎舌青，湿浊、水湿、浊邪、血瘀互为因果，恶性循环，加重脏腑损伤，尤伤脾、肾、命门、三焦、膀胱。气化不行，水湿滞留，形成尿闭。浊邪无出路更甚。致阴阳俱伤，脏腑更衰，虚实互见，寒热交错，浊邪血瘀胶结。互为滋助，病情加重。或因消渴病中后期伤及肾阴，肾阳，气化不行，肾内瘀血与痰浊胶结，损伤肾经而肾衰竭。或因多年高血压病，阴阳俱伤，气血凝结，瘀阻肾经，浊邪内闭，淤腐成毒，耗伤肾阴肾阳，致肾衰竭。或因水肿脾虚运化失衡，痰浊，水湿停留，久致伤及肾精成溺毒之证。或因先天禀赋不足，肾阴肾阳亏损，中年气盛不觉，晚年气衰而发病。或因外邪侵袭，误服毒物伤肾，虫兽咬伤、毒气内传伤肾；误服药物中毒伤肾。饮食劳伤，情志因素，失治，误治等原因，会加速加重病情进展。正气虚损，浊气壅滞，阴阳逆乱，清气不升，浊气不降，关格重症。

（二）辨证施治

本病是正虚邪实。正虚重在脾，肾，命门，三焦气化失常；邪实是湿浊，湿邪，湿热，浊毒，血瘀。早期虚证以肺、脾、肾、三焦气化失常为主，补虚兼驱邪。后期，邪气更盛，脾、肾、气化更亏，加剧浊邪壅盛，邪正对比，邪实更突出，占主要矛盾。此病重在驱邪为主兼以扶正。应辩清邪之部位，性质，程度，所在脏腑，抓主要矛盾，标本缓急，驱邪兼以扶正为主。

笔者在下面几点入手：①保命门阳气，元气，通三焦气化，排除浊邪，湿毒，水湿。②补益脾，肾之气，固本培元。③逐水，泻浊，排毒，所谓急则治其标，驱邪扶正。④活血化瘀，通络开窍。注意补虚不留邪，逐邪不伤正。因病，因人，因时而异。

1. 脾肾气虚型

主证：面色暗黄，晦暗无华，目窠水肿如卧蚕，倦怠乏力，气短懒言，纳呆腹胀，腰膝酸困，易患外感，大便溏薄，滞下，小便清长，夜尿频多，舌体胖大、质淡嫩、齿痕、苔白湿滑，脉缓无力。血肌酐轻度升高小于400mmol/L，尿素氮小于20mmol/L，尿分析，尿蛋白24小时小于3g，少量潜血，无贫血。

药方：党参、黄芪、益母草、泽兰、白术、茯苓、陈皮、木香、大黄炭、砂仁、仙茅、淫羊藿、巴戟天。配合中药滴注灌肠。方药：大黄30g，大黄炭40g，生牡蛎30g，熟地黄20g，草果仁20g，熟附片15g，公丁香10g，水煎1000mL，分两次滴注灌肠。水肿甚加猪苓、肉桂、泽泻；阳虚明显加附子、桂枝，温阳化气；易于外感加玉屏风散；兼有湿热者加白花蛇舌草、蛇莓；尿蛋白不降加土鳖虫、白僵蚕；便溏者加肉豆蔻、补骨脂；腰酸膝软加炒杜仲、怀牛膝、补骨脂；夜尿清长频多加益智仁、桑螵蛸、韭菜子；腹部冷痛者加小茴香、公丁香、川椒。

病例：徐某，女，47岁。下肢水肿，少尿，畏风怕冷，已2月余。外院诊断为慢性肾小球肾炎，氮质血症。治疗2月余无好转来我院。2018年9月28日初诊：面色㿠白虚浮，目眶肿+，下肢水肿++，少尿便溏，畏风怕冷，腰酸膝软，舌体胖大淡嫩齿痕，白苔湿滑，脉沉细数。BP162/118mmHg，尿分析PRO 2+，BL 2++，镜下RBC 10～12/HP，WBC 3～6/HP，颗粒管型0～3/LP。血常规：轻度贫血，UREA 12.4mmol/L，CR 178μmol/L，UA 492μmol/L，TC 5.16mmol/L，TG 2.16mmol/L。诊断：慢性肾小球肾炎，氮质血症。辨证：肾阴阳两虚，脾肾气虚。治法：温肾补脾，化气除湿。方药：淫羊藿15g，仙茅10g，肉桂15g，黄芪30g，党参15g，白术15g，茯苓15g，当归15g，川芎15g，赤芍20g，熟地黄15g，炒杜仲15g，怀牛膝15g，白花蛇舌草30g，马鞭草15g，山茱萸15g，菟丝子15g，生姜20g。水煎取汁450mL，分3次口服。

10月28日二诊：上方加减调治30天，水肿全消，面白舌淡嫩齿痕，少苔湿滑，脉沉。复查尿PRO 2+，BLD +，RBC 1～5/HP，WBC 0～2/HP，UREA 8.6mmol/L，CR 112μmol/L，UA 412μmol/L。好转，上方去赤芍、熟地黄，加益母草、泽兰、干姜，28服，水煎服。

11月23日三诊：上方加减调治月余，病情明显好转，面白，舌淡，脉沉。BP 112/86mmHg，尿常规阴性，血常规正常，UREA 7.8mmol/L，CR 103μmol/L，尿酸正常，血脂正常。随访无复发。

2. 脾肾阳虚型

主证：面色㿠白，晦滞，眼睑水肿，形寒肢冷，腹水，腹胀，下肢水肿如泥，按之凹陷不起，夜尿频多，大便干结或稀溏，腰膝酸冷，舌体胖大、齿痕、苔湿滑，脉沉细迟或沉缓，血肌酐小于400mmol/L，尿素小于25mmol/L，尿蛋白定量24小时小于3g，潜血阳性，可见各类管型。

治法：温补脾肾，利水降氮。

方药：白术、茯苓、人参、草果仁、干姜、肉桂、附子、大黄炭、生大黄、巴戟天、小茴香、川椒目。腰酸加炒杜仲、怀牛膝；下肢肿加益母草、泽兰、黄芪、玉米须；胃脘冷痛合小建中汤；肾阳虚甚合右归丸、金匮肾气丸、真武汤，温阳化气；湿浊重者加黑丑、白丑、木香、砂仁；舌苔厚腻加苍术、厚朴；便溏生大黄改用大黄炭，攻补兼施，驱除湿浊。

病例：夏某，女，36岁。患肾炎5年，近日恶心呕吐，胃胀，水肿，疲劳乏力。外院诊断：慢性肾小球肾炎，肾功能不全。2016年8月12日初诊：BP 122/80mmHg，全身水肿，面色㿠白，胃胀恶心，少尿，头晕。舌体胖大、有齿痕、质淡暗红、舌下脉络怒张、苔白中心厚腻、边尖湿滑，脉沉滑无力。尿分析：PRO 2+，BLD 2+，可见颗粒管型，CR 298μmol/L，UREA 19.2mmol/L，UA 43.2μmol/L。中医诊断：肾劳（阳虚浊毒瘀滞型）。西医诊断：慢性肾小球肾炎，肾功能不全，氮质血症。治法：温阳泄浊，活血利湿。方药：益母草60g，泽兰20g，黄芪40g，白花蛇舌草30g，蛇莓15g，当归15g，川芎15g，生地黄15g，丹参20g，土鳖虫15g，白僵蚕20g，炒杜仲15g，党参20g，生白术15g，大黄炭20g，醋大黄20g，草果仁15g，砂仁15g，怀牛膝15g，黑附子15g，肉桂15g，干姜15g，黄连5g，焦神曲15g，甘草8g。水煎，分3次口服。7服。

8月19日二诊：服药胃口好转，尿量增加。去生地黄、黄连、焦神曲，加生晒参、熟地黄、陈皮。7服。

8月26日三诊：无恶心呕吐，水肿大消，二便正常，继用前方加减治疗。34服，水煎服。

10月5日四诊：症状改善，水肿消退。复验尿PRO＋，RBC 0～4/HP，CR 131μmol/L，UREA 8.2mmol/L，UA 396μmol/L，面色好转，无浮肿，呕吐，舌胖大，白苔中厚，脉沉滑无力。方药：淫羊藿20g，黄芪50g，益母草50g，泽兰20g，生晒参15g，黑附子15g，当归20g，大黄炭30g，炙大黄15g，草果仁15g，丹参20g，川芎20g，土鳖虫15g，白僵蚕15g，炒杜仲15g，怀牛膝15g，白花蛇舌草40g，菟丝子15g，金樱子15g，芡实20g，小茴香15g，砂仁粉8g（冲服）。水煎服取汁500mL，分3次口服，30服。继用此方病情逐渐好转。

3. 气阴两虚型

主证：面色少华，眼睑水肿，气短乏力，腰膝酸软，皮肤干燥，口干舌燥，手足心热或手足不温，大便失调，小便清长，夜尿频多，舌质淡齿痕，苔干少津，脉沉细数。血肌酐小于300μmol/L，尿素小于20mmol/L，尿蛋白定量24小时小于3g。

治法：益气养阴，泻浊排毒。

方药：人参、黄芪、熟地黄、茯苓、白花蛇舌草、益母草、泽兰、山药、女贞子、墨旱莲、山茱萸、丹参、金樱子、芡实。血肌酐，尿素氮高加制大黄、草果仁，配用滴注灌肠液每日500～1000mL；血浆白蛋白低者可加紫河车粉冲服；纳呆腹胀便溏可选香砂六君子汤服用；阴虚火旺烦热、盗汗、小便黄赤者可选知柏地黄丸加减；心慌，气短可选择生脉饮。

病例：齐某，女，60岁。患糖尿病多年，近半年尿蛋白阳性。2018年9月4日初诊：形瘦，面萎黄少泽，舌体略大、暗红、苔白干，脉滑数无力。BP 142/90mmHg，血糖：FBG 9.2mmol/L，PBG 16.3mmol/L，HbA1c 7.2%，血脂略高，尿PRO＋＋，尿糖＋，UREA 9.2mmol/L，CR 162μmol/L，UA 516μmol/L。诊断：糖尿病肾病，肾功能不全，氮质血症。辨证：肺肾气阴两虚，浊瘀互结。治法：益气养阴，化瘀泄浊。方药：黄芪40g，益母草70g，泽兰15g，丹参20g，葛根30g，石斛15g，制黄精

20g，制大黄 30g，大黄炭 25g，草果仁 15g，土鳖虫 15g，白僵蚕 15g，玄参 25g，怀牛膝 15g，炒杜仲 15g，熟地黄 15g，北沙参 15g，生牡蛎 25g，苦瓜籽 20g。30 服，水煎服。

10 月 16 日二诊：自觉好转，面黄少泽，右眼视物不清，有视网膜改变。舌质老、干少苔，脉滑无力。复查 FBG 6.8mmol/L，PBG 10.6mmol/L，尿 PRO +，尿糖阴性，UREA 7.1mmol/L，CR 124μmol/L，UA 492μmol/L，病情好转，去土鳖虫、白僵蚕加茺蔚子、决明子。30 服，水煎服。

12 月 8 日三诊：面黄，舌质红干，少津少苔，右眼视力好转，脉滑无力。复查 FBG 6.2mmol/L，PBG 9.8mmol/L，HbA1c 6.4%，血脂略高，尿常规正常，UA 464μmol/L，肾功能正常，病情显效。方药：黄芪 40g，黄精 15g，石斛 20g，葛根 30g，丹参 20g，益母草 60g，泽兰 15g，制大黄 30g，北沙参 20g，生地黄 20g，苦瓜籽 20g，茺蔚子 15g，决明子 10g，炒杜仲 15g，玄参 20g，生山药 20g，山茱萸 15g，太子参 15g，天花粉 20g，诃子肉 15g。30 服，水煎服。

4. 肝肾阴虚型

主证：面色黧黑，皮肤干涩，头晕头痛，口干舌燥，血压偏高，大便干结，小便黄赤，舌质淡红、无苔光红或花剥苔，脉细数。血肌酐小于 400mmol/L，尿素氮小于 30mmol/L，24 小时尿蛋白定量小于 3g。

治法：滋补肝肾，潜阳降浊。

方药：熟地黄、山茱萸、山药、丹皮、茯苓、泽泻、女贞子、炒杜仲、怀牛膝、大黄、水蛭粉（冲服）、益母草、黄柏、知母、黄芪。

遗精盗汗加生龙骨、生牡蛎。头晕头痛，心烦易怒，血压高可配用天麻钩藤饮，镇肝熄风汤。肝肾阴虚常伴高血压，控制高血压，维护水、电解质平衡，控制高血钾，对保护肾功能，预防并发症很重要，尤其要防止脑出血的发生，多选用扩张脑血管，改善血流药品。

5. 阴阳两虚型

主证：面色㿠白，眼睑水肿如卧蚕，极度疲惫，畏寒肢冷，五心烦热，腰膝酸软，大便稀溏或干结，小便黄赤短少。血肌酐小于 400mmol/L，素氮小于 28mmol/L，尿蛋白 24 小时定量小于 3g，舌质淡红，舌体胖大有齿痕，湿滑苔，脉沉弱。

治法：阴阳双补。

方药：附子、肉桂、淫羊藿、仙茅、冬虫夏草（冲服）、山茱萸、山药、熟地黄、茯苓、泽泻、炒杜仲、怀牛膝。

兼有血瘀加当归、丹参、苏木、水蛭粉。血肌酐不降可加用中药滴注灌肠。伴有浊闭清窍，导致心阳，心神不明或中风失语者，选用地黄饮子加减。阴中求阳，水火互济，补肾益精，宁神开窍，辟秽醒神。用药不易峻猛，慎用苦寒防伤中败胃，即或需要，也要反佐。

病例：陈某，女，53岁。高血压病16年，4年前患脑出血，有后遗症，右上、下肢硬瘫。两年前尿蛋白阳性，肾功能不全。2017年12月3日初诊：右上、下肢硬瘫，言语不清，口流涎，吞咽尚可，BP 172/108mmol/L，眼睑肿，下肢水肿+，舌体大、暗紫、白苔中干，脉沉弦硬。尿分析PRO 2+，BLD阴性，UA 518μmol/L，UREA 10.7mmol/L，CR 214μmol/L。诊断：高血压肾病，肾功能不全，脑出血后遗症。辨证：下虚上盛，浊毒内阻。方药：益母草70g，泽兰20g，黄芪50g，制大黄20g，大黄炭30g，土鳖虫15g，白僵蚕15g，怀牛膝15g，炒杜仲15g，赤芍20g，当归20g，川芎15g，丹参20g，党参15g，炮附子15g，干姜15g，草果仁15g，葛根30g，生龙骨25g，生牡蛎25g，生白芍20g，茯苓15g，猪苓15g。水煎服。

12月10日二诊：尿量增加，水肿消退，BP 150/90mmol/L，有好转，前方去茯苓、猪苓，加水蛭粉6g（冲服）。

12月17日三诊：水肿消退，BP 142/92mmHg，脉舌同前。继用前方加减14服。

2018年1月21日四诊：BP 142/92mmHg，尿常规阴性，UA 426μmol/L，UREA 7.3mmol/L，CR 113μmol/L病情显效，继用前方加减30服水煎服，随诊。

6. 脾阳虚衰，浊邪阻滞，中焦不运型

主证：面色晦暗如灰尘，眼睑水肿，神疲体倦，乏力困怠，腹胀纳呆，恶心干呕，大便不畅，口中黏腻无味，舌体胖大淡嫩、舌苔垢腻、厚腻中黄，脉沉滑无力，血肌酐小于300mmol/L，血尿素氮小于25mmol/L。

治法：温补脾阳，攻下泻浊。

方药：党参、干姜、炮附子、制大黄、草果仁、木香、厚朴、云苓、

苍术、陈皮、竹茹、黄连、姜半夏、生姜、大枣。

脘腹胀痛，绞痛，浊邪中阻者加黑丑、白丑、木香、槟榔。三焦壅滞，气化不宣者合藿朴夏苓汤，宣通三焦，芳香化浊，表里双解，邪有出路。下肢肿胀者加益母草、泽兰、黄芪。

7. 湿浊中阻，浊邪犯胃型

主证：面色暗黄无华，泛恶呕吐，腹胀纳呆，脘腹闷胀不舒，口苦烦心，大便黏腻不爽或腹泻，小便浑浊，舌体胖大、边尖齿痕、舌质红、苔白腻中心干或微黄，脉滑数或濡数。

治法：和中止呕，苦降辛开，泻浊化湿。

方药：茯苓、陈皮、半夏、黄连、竹茹、枳实、砂仁、木香、草果仁、白花蛇舌草、槐花、大黄炭、甘草。呕甚，苔黄，便结者加生大黄通腑泄浊。尿频腰痛淋漓不畅或涩痛者可加石韦、滑石、半枝莲，清利湿热，泄浊通淋。若湿重于热，脘腹痞闷，腰酸身重，面色淡黄，脘腹胀满纳呆口腻，泛恶欲呕者，参用三仁汤，宣畅气机，芳香化浊。痰浊阻滞，尚未化热者可用小半夏加茯苓汤，降逆化浊，涤痰止呕，轻可去实。若痰热郁闭心包者，可参用菖蒲郁金汤加白附子、白僵蚕豁痰开窍，醒神息风。除湿，有芳香化湿、苦寒燥湿、淡渗利湿。湿为阴邪，易伤阳气，闭塞三焦之道，甚至苦寒伤中。

病例：宫某，男，65岁。因水肿、蛋白尿、高血压、高脂血症、高尿酸血症。住外院1年余。经"肾活检"疑似"膜性肾病"。经泼尼松，免疫抑制剂，降脂等对症治疗。13个月无效而来我院住院治疗。2018年5月23日初诊："激素颜貌"满月脸，水牛背，浅表毛细管扩张。BP 154/110mmHg（药后）。下肢水肿+。舌质暗红，舌下络脉怒张，白腻中黄厚苔，脉沉滑数。尿PRO 2+，BLD +，RBC 10～12/HP，UA 584μmol/L，TC 7.13mmol/L，TG 4.1mmol/L，UREA 9.7mmol/L，CR 167.2μmol/L。诊断：慢性肾小球肾炎（肾病型），氮质血症，药源性类柯兴氏综合征。辨证：元阳虚弱，三焦气化不行，水血互阻。方药：淫羊藿20g，仙茅10g，益母草60g，泽兰20g，肉桂15g，黄芪40g，茯苓15g，猪苓15g，苍术20g，泽泻15g，干姜15g，草果仁15g，黑附子10g，白花蛇舌草30g，蛇莓15g，土鳖虫15g，生水蛭12g，生姜30g。水煎服。

2018 年 6 月 1 日二诊：水肿消退大半，腹胀，舌苔厚腻，脉沉滑。秽浊中阻，前方加大黄炭 30g，黑丑 15g，白丑 15g，去仙茅、生水蛭。14 服，水煎取汁 600mL，分 3 次口服。服药 2 周水肿、腹胀全消。

2018 年 6 月 13 日三诊：诸症好转，复查尿常规 PRO 2+，BLD +，UA 462μmol/L，TC 6.14mmol/L，TG 2.86mmol/L，UREA 7.9mmol/L，CR 121μmol/L。30 服。继用 6 月 1 日方加减，30 天调治显效。

7 月 18 日四诊：无浮肿，面部血络消失，舌体大、苔厚中腻滑，脉沉滑。继用前方加减调治，同时加服"千金鲫鱼汤"，玉米须、生姜水等食疗。

9 月 7 日五诊：BP140/90mmHg，尿检 PRO +，BLD +，UA 402μmol/L，CR 108μmol/L，UREA 8.2mmol/L，TC 6.1mmol/L，TG 2.14mmol/L。面色略黄，舌体胖大淡红、白厚苔，脉沉滑。病情显效，继用前方加减 30 服，出院调养。出院百日随访，病情继续好转，无反复。

8. 阳虚血瘀型

主证：面色青白晦暗，有血丝，口唇青紫，肌肤甲错，四肢末梢发暗、发凉。血肌酐小于 300mmol/L，血尿素氮小于 20mmol/L，尿蛋白 24 小时定量小于 3g。舌体大暗紫、舌下脉络怒张、湿滑或水滑苔。脉沉细数或细涩，血压偏高，小便涩滞，大便不爽。久病入络必兼血瘀，湿浊，邪毒，瘀阻脉络，气血不通而成血瘀证。

治法：温阳益气，活血化瘀。

方药：轻者用益母草、泽兰、桃仁、红花、当归、川芎、赤芍、生地黄、葛根、丹参、制大黄、黄芪、桂枝。重者用土鳖虫、桃仁、大黄、仙茅、肉桂、当归、川芎、益母草、黄芪、淫羊藿、炮附子、水蛭粉、蝼蛄粉（冲服）。

分析：活血化瘀，对改善肾血液循环，提高肾血流量，肾灌注量，改善肾小球微循环，清除肾小球内微血栓和沉淀物、抗原抗体复合物，降低尿素，降肌酐，保护肾功能有良好作用。《伤寒论》有抵挡汤仿其意，重者亦可加用虻虫研粉服。活血化瘀是近来治疗慢性肾功能衰竭的新方法，其主要机理是提高肾血流量和灌注量，改善微循环，清除抗原抗体复合物，改善间质浸润，恢复肾小球变性和纤维化，保护健存的肾单位，从而延缓肾衰竭和恢复肾功能，保护健存的肾单位。

病例：吕某，男，57岁，肾炎病史7年，高血压，长期服用降压药。2017年12月19日初诊：BP 172/108mmHg，面色发暗黑，眼睑水肿＋，下肢水肿＋＋，舌体胖大紫暗齿痕、舌下络脉怒张、白腻厚苔、舌边光滑湿，脉沉弦硬。尿常规：PRO 2+，BLD +，CR 194μmol/L，UREA 14.8mmol/L，UA 516μmol/L。诊断：慢性肾小球肾炎（高血压型），肾功能不全氮质血症。辨证：命门火衰，水气不化，下虚上盛，水停血瘀。治法：温阳化气，活血利水。方药：益母草90g，泽兰20g，淫羊藿20g，仙茅10g，黄芪40g，白花蛇舌草40g，蛇莓15g，土鳖虫15g，白僵蚕15g，茯苓20g，猪苓15g，肉桂15g，葛根30g，丹参20g，川芎15g，赤芍20g，煅磁石30g，生石蟹30g，炒杜仲15g，怀牛膝15g、生龙骨25g、生牡蛎25g、生姜30g，水煎取汁600mL分4次，5小时1次温服，忌盐，药渣加水烫脚，取汗为度。15服。

2018年1月7日二诊：水肿消退，BP 150/94mmHg，舌脉大致同前，继用前方加减14天。

1月24日三诊：BP 142/84mmHg，水肿消退，面色好转，舌体大，湿嫩薄白苔，脉沉滑。前方去煅磁石、生石蟹、生龙骨、生牡蛎、白花蛇舌草、蛇莓、赤芍，加党参、黑附子、干姜、白术、黑丑、白丑、砂仁、草果仁10服，增加温阳化气行水之功。

2月4日四诊：尿量大增，无水肿，头清，BP 138/88mmHg，舌体大淡嫩湿滑，脉沉滑，继用1月24日方去仙茅，加巴戟天、小茴香补肾阳，温下焦14服，用法同前。

5月2日五诊：无水肿，BP 128/88mmHg，舌质淡嫩体大，脉沉滑。尿常规阴性，CR 102μmol/L，UREA 8.2mmol/L，UA 406μmol/L，临床痊愈，继用前方前法间断调理，定期随诊复查。

9. 脾肾衰败，浊瘀交阻，关格不通型

主证：面色㿠白虚浮，眼睑水肿，四肢清冷，神淡无欲，脘腹痞满，水谷不下，食即欲吐，二便失调，小便短少，甚则神昏欲寐，舌体胖大淡嫩、舌苔湿滑或水滑苔，脉沉细无力，久病阴阳两伤，脾肾衰败，气化不行，水湿瘀阻，蕴而成毒，恶性循环，慢性肾衰竭种终末期之危证。

治法：回阳救逆，宣通三焦气化，泻浊开闭。

方药：黑附子、肉桂、黑丑、白丑、砂仁、草果仁、干姜、蝼蛄粉、生晒参、冬虫夏草粉（冲服）。

或参用于各种透析，抢救治疗，近来除血液透析以外也用腹膜透析，直肠透析，采用中药透析液进行直肠滴注透析亦可配用。

总之，慢性肾功能衰竭是本虚标实，早期本虚为主，以扶正驱邪，扶正，重在命门、肾、脾、三焦。也就是现在的脑垂体－肾上腺轴的功能和免疫功能，对保护提高脑垂体－肾上腺轴功能，和免疫功能，对提高慢性肾衰竭的疗效至关重要。故笔者将其治疗慢性肾衰竭的重要方法采用补命门阳气和元气，疏通加强三焦气化功能，对排除水湿、水肿、水毒、浊邪、瘀毒，收到很好效果。对保护脾肾功能，恢复体质增强免疫力，防止外感和感染，提高透析效果，延缓透析时间，都收到良好效果。水为阴邪，遇阳始散，所以补命门真阳，补肾阳，温脾阳，宣肺阳，强卫阳是重要方法。对慢性肾衰竭的治疗，临床研究重要的方向是提高肾的排毒排尿功能，保护维持水电解质平衡、离子平衡、酸碱平衡功能，防止低蛋白血症，改善肾血液循环和微循环，清除肾小球内的微血栓。

笔者多年临证，反复思谋。总以《内经》《难经》为理论基础，参考历代贤达的经验，结合病人实际和个人经验。思谋其病因，病理病机。筛选有效方药，取得一定成果。

慢性肾衰竭是各种肾脏疾病的中后期，常见的有慢性肾小球肾炎，糖尿病肾病，尿酸性肾病，多囊肾并发肾衰，高血压病并发慢性肾衰竭，中毒和药物致肾损害，肾功能不全，系统性红斑狼疮肾损害，肾脏肿瘤，肾结核，肾积水等，都能发展到肾功能不全。对这些病症临床首先抓住原发病，其次治疗肾衰，保护肾功能，都收到较好的疗效。从中医的理论体系入手，研究探讨其病因病机，决定其治法治则，选好方法药物，久久为功。治疗这慢性病一要有正确的方法和药物，二是要有恒心、信心和耐心，坚持到底，久久为功，才能达到预期效果。

八、上尿路感染

泌尿系统感染，包括上尿路感染和下尿路感染，属于"淋证"范畴，以小便频数，尿痛，欲出未尽，滴沥刺痛，小腹拘急，痛引腰背，尿道不利为特点。古人有五淋之说，即气淋、血淋、膏淋、劳淋、石淋。其病因，《金匮要略》说："热在下焦。"《诸病源候论》说："肾虚膀胱热。"综合分析，不外内因、外因两大类。内因有肾虚，多因房劳过度，房事不节，频繁手淫，生育过多，产后失于补养，或半产，漏下，损伤肾阴、肾阳，膀胱不利而发。肝郁化火，情志所伤，木失条达，郁热循经下注，膀胱热所致。劳倦伤脾，中气不足，正气先虚，邪必凑之。也有久病体弱，高年肾亏，下元虚惫，阴阳俱损，气化不固而发。外因多是感染秽浊之气，冒风淋雨，居处卑湿，寒湿内侵，膀胱虚冷而发病。

（一）病因病机

现代医学认为是由于各种致病菌，微生物，病毒，原虫等侵入泌尿系统发生炎症所致的病症。感染途径有血行感染、逆行感染和接触感染。临床以发烧，腰痛，尿频，尿急，尿痛为特征的病症。属于中医淋证，癃闭，腰痛，尿血等病范畴。

西医分上尿路感染和下尿路感染。上尿路感染是指肾盂以上部分，亦称肾盂肾炎，再细分为急性肾盂肾炎和慢性肾盂肾炎。急性肾盂肾炎以发烧、腰痛、尿血为特点。慢性肾盂肾炎以腰痛、蛋白尿、血尿、管型尿、病程长、易发展到肾衰竭为特点。下尿路感染是指肾盂以下部分，即膀胱、尿道。以尿频、尿急、尿血、尿路刺痛、淋漓不尽为特点。

病因虽是致病菌，微生物，原虫，病毒等逆行感染或血行感染。但《素问遗篇·刺法论》说："正气存内，邪不可干；邪之所凑，其气必虚。"是在身体机能低下，尤其是肾虚、下元虚冷，病邪才能乘虚侵入，人自身有一定的防护能力，抵抗细菌，病毒侵入，在受凉寒冷，劳累，精神刺激等因素刺激下，机体抵抗力下降，易于发病。

（二）辨证施治

上尿路感染主证：以发热或不发热，腰痛，尿赤涩，蛋白尿，血尿，脓尿，管型尿为主。属于中医腰痛，尿血，肾劳范畴。西医分急性肾盂肾炎和慢性肾盂肾炎。病因有血行感染，来源于菌血症、败血症和其他疾病引起，如肾结石、肾结核、淋巴感染、邻近器官发炎蔓延、外伤、器械检查等。逆行感染，下尿路感染不能控制蔓延到上尿路。

1. 急性肾盂肾炎

主证：发烧，高热，恶寒战栗，也有低烧，恶心欲呕，口苦咽痛，腰痛，呈钝痛，胀痛，肾区叩击痛，向腰放射性疼痛，按之加重。舌质红、苔黄腻或白干，脉弦数或滑数。血检：WBC 增高，呈急性核左移，血沉增快。尿检：血尿或镜下血尿、蛋白尿、脓尿、管型尿。

治法：疏风散热，清热解毒。

方药：柴胡、黄芩、制大黄、败酱草、枳实、姜半夏、金银花、赤芍、连翘、甘草。高烧可加生石膏、白僵蚕、大青叶；热毒重者可蒲公英、地丁，加重大黄用量；尿血重者可加白茅根、小蓟根、栀子、生地黄；有肾结石的加石韦、金钱草、滑石；腰痛重者加怀牛膝、炒杜仲、熟地黄、山茱萸。由于抗生素的广泛应用于临床，该病急性期治疗并不困难。

2. 慢性肾盂肾炎

临床症状表现不一致，易发生高血压，等渗尿，低比重尿，贫血，肾功能不全。尿稀释浓缩功能下降是慢性肾盂肾炎发展到肾功能不全，灵敏首要指标。临床分四型。

1）肝肾阴虚，湿热型

主证：面色萎黄无华，或黧黑晦暗，疲劳乏力，神倦腰酸腰痛，五心烦热，小便频数，夜尿频多，大便干结，口苦咽干，舌质鲜红，苔黄干或黄腻，脉弦数无力。尿 PRO 1+ ～ 2+，BLD 2+ ～ 4+，可见各种管型，低比重尿。

治法：滋补肝肾，清利湿热。

方药：生地黄、山茱萸、山药、丹皮、知母、黄柏、白花蛇舌草、石韦、炙龟板、槐花、地榆炭。腰酸膝软加怀牛膝、炒杜仲，心悸心烦加太子参、麦冬、五味子；高血压加天麻、生杜仲、葛根、丹参；蛋白尿不降加菟丝子、芡实、金樱子；贫血加当归、川芎；下肢水肿加益母草、泽兰、黄芪；血尿重加大黄炭、蒲黄炭；兼外感加柴胡、连翘。

病例：赵某，女，47岁。有肾盂肾炎病史两年多。经常腰痛，尿血，时轻时重，尿频，尿不尽，近日加重。2014年9月27日初诊：面暗无华，眼睑水肿，舌体胖大，质暗，光红而干，无苔少津，脉细数。尿常规 PRO 2+，BLD 3+，镜下 RBC 满视野，细胞管型 0～2/LP，血常规：轻度贫血，肾功能正常。诊断：慢性肾盂肾炎。辨证：肝肾阴虚，下焦湿热型。方药：黄芪35g，太子参15g，熟地黄15g，山茱萸15g，山药15g，丹皮10g，黄柏10g，石韦20g，白花蛇舌草30g，半枝莲15g，炒杜仲15g，怀牛膝15g。14服，水煎服。

10月13日二诊：水肿消退，面晦暗，舌大淡红，脉细数。前方加石莲子、菟丝子、桑螵蛸各10g，30服，水煎服。

12月17日三诊：上方加减调理服药50余服，诸症减轻，复查尿常规：PRO阴性，BLD±，临床痊愈。使用前方加减30服，调理善后。

2）气阴两虚，湿热型

主证：面色萎黄，神疲乏力，腰膝酸软，头晕目眩，口苦咽干，尿蛋白反复，血尿持续不消，舌质鲜红，苔黄腻，干苔，脉数，无力或弦。

治法：益气滋阴，清利湿热。

方药：女贞子、石莲子、墨旱莲、白花蛇舌草、生侧柏叶、北沙参、地骨皮、黄芪、益母草、白茅根、石韦。午后低烧加银柴胡；高血压加夏枯草、生白芍、怀牛膝；大便干结加生大黄；血瘀加丹参、葛根、赤芍、土鳖虫；脾虚加党参、生白术、生薏苡仁；腰酸膝软加炒杜仲、怀牛膝、狗脊、生姜。

3）脾虚湿困型

主证：面㿠白虚浮，形倦神疲，纳呆腹胀，便溏，肢肿沉困无力，腰酸腰痛，不能久立，活动加重腰酸痛。小便短少，频数，大便稀溏，舌体胖大、质淡嫩白腻苔，脉沉缓或沉滑无力。尿PRO 2+～4+，镜下血尿，BLD 2+～4+，可见管型尿，为颗粒管型、细胞管型。

治法：益气健脾，清利湿热。

方药：党参、生白术、黄芪、黄连、姜半夏、陈皮、茯苓、泽泻、防风、玉米须、生薏苡仁、菟丝子、芡实。腰膝酸软加炒杜仲、怀牛膝；偏脾阳虚加干姜、肉桂；血尿重加仙鹤草、茜草根、血余炭；高血压加天麻、生龙骨、生牡蛎；血瘀者加丹参、川芎、刘寄奴；贫血加当归、川芎、黄精。

病例：赵某，女，37岁。2016年12月27日初诊：腰酸痛，疲劳乏力，少尿，便溏，水肿，蛋白尿20余日来诊，有泌尿系感染病史。查体：颜面目眶水肿+，下肢水肿++，面色㿠白虚浮无华，舌体胖大、湿嫩齿痕、白苔厚腻、脉沉缓尺细。BP 128/90mmHg，尿常规 PRO 2+，BLD +，镜下 RBC 8～10/HP，颗粒管型，0～1/LP。肾功能正常，血脂略高，UA464μmol/L。诊断：慢性肾盂肾炎。辨证：脾虚湿困型。方药：淫羊藿15g，黄芪40g，党参15g，生白术20g，益母草50g，泽兰15g，白花蛇舌草30g，蛇莓15g，土鳖虫15g，白僵蚕15g，茯苓15g，猪苓10g，肉桂15g，桂枝15g，菟丝子15g，草果仁15g，炒杜仲15g，怀牛膝15g，商陆15g，砂仁粉6g（冲服），薏苡仁20g，丹参20g，生姜30g。水煎取汁500mL，分3次温服，14服。服药第3天尿量增加，最多达3100mL/24h，症状减轻。

2017年1月19日二诊：浮肿消退，面色好转，腰酸，腰痛减轻，大便正常，尿频，尿不净，舌质淡红、白苔，脉缓滑。继用上方加减调治，30服，水煎服。

2月20日三诊：诸症消失，面色略白，舌质淡红、苔白，脉缓滑。复查尿常规阴性，UA 368μmol/L，痊愈。金匮肾气丸30丸，1丸/次，日3次口服善后。半年随访无复发并怀孕2个月，一年后随访顺产女婴二胎，无复发。

4）肾虚血瘀型

主证：面色黧黑晦暗，唇暗紫，皮肤干涩，形神疲惫，少气懒言，口渴不欲饮，蛋白尿不消，潜血阳性，镜下血尿，偶发脓尿，舌质暗红、舌边有瘀斑或瘀血线、舌下脉络怒张、白干苔或水滑苔，脉沉弦或弦细数。

治法：活血化瘀，补肾涩精。

方药：当归、川芎、赤芍、生地黄、益母草、鱼腥草、丹参、槐花、水蛭粉（冲服）、土鳖虫、蜈蚣、怀牛膝。此方对慢性肾盂肾炎，尿蛋白不降有良好效果。久病入络，必兼血瘀，无论肾内微循环障碍或肾外微循环障碍都用祛瘀通络法，可使经气畅通血流正常，有利于损伤的肾组织修复，保护好健存的肾单位。慢性肾盂肾炎的中药辨证施治，对缩短病程，提高临床疗效，保护肾功能，防止并发症和肾衰竭都收到良好的效果。

九、下尿路感染

现在有多发，年轻化趋势。女性多见，且复发率高，严重危害身心健康。

（一）病因病机

主要是感染细菌，微生物，支原体，性病等。诱因是着凉、劳累、休息不好、精神因素等。女性生理期护理不好，性生活不洁、劳累着凉等。男性性生活不洁、过频，以及手淫等原因，损伤下元，肾阴、肾阳俱虚，阴虚生内热，阳虚生外寒，不能抵御外感，邪气乘虚而入。症状：尿频，尿急，尿痛，尿不净，少数伴有发烧，预后尚可。有少数因上行感染引发肾盂肾炎，按肾盂肾炎治疗。也有少数诱发尿失禁，蔓延邻近组织器官引发感染。如男性的前列腺炎、精囊炎，女性盆腔炎及妇科慢性炎症，均因下尿路感染蔓延而形成。

（二）辨证施治

古人多按"五淋"辨证，笔者结合近代流行病学、发病特点，总结如下辨证施治。

1.湿热下注型

主证：面色萎黄不泽，形神疲惫，少腹拘急，绞痛，尿急，尿频，尿痛，尿少，尿赤涩刺痛，欲便不净，或伴有低烧，口苦咽干，舌质红、苔黄腻，脉滑数。镜下血尿，脓尿。大量白细胞，少有脓球。

治法：清利湿热，泻火通淋。

方药：萹蓄、瞿麦、车前子、大黄、滑石、栀子、生甘草、灯心草、竹叶。兼发烧者加黄芩、柴胡；热毒重加金银花、连翘、败酱草；腹痛重加白芍；尿赤涩者加大滑石量，再加阿胶、赤芍，利下窍；腰痛加牛膝、炒杜仲。

2. 肝郁火型

主证：面色萎黄不泽，心烦易怒，两胁串痛，情绪急躁，遇气则发，舌质红、苔薄黄、脉弦数。尿检：镜下血尿，少有肉眼血尿，白细胞少见。

治法：疏肝泻火，理气通淋。

方药：柴胡、黄芩、北沙参、麦冬、生地黄、木通、栀子、当归、赤芍、生甘草、茯苓。火盛加知母、黄柏；尿血重者加白茅根、地榆炭、大黄炭；口苦，心烦，胸胁胀满闷者加月季花、玫瑰花、百合；尿频加益智仁，尿道刺痛，烧灼感，里急后重加滑石、阿胶、白芍利下窍。

证候分析：此证女性多见，肝气不舒，七情郁结，五志过极，郁而化火，循经下注反复发作故称气淋。务以疏肝清热，柔肝缓急，清心泻火为要，以小柴胡汤和五淋散合方加减。

3.气阴两虚，下焦湿热型

主证：面色萎黄，神疲乏力，尿频尿急尿痛，反复发作，午后夜间较重，心烦口渴，手足心热，舌质鲜红而干或边尖红赤、苔薄黄干，脉弦数或细数。

治法：益气养阴，清利湿热。

方药：石莲子、太子参、地骨皮、银柴胡、赤茯苓、黄芪、麦冬、车前子、白花蛇舌草、白茅根、血余炭。阴虚火旺加生地黄、黄柏、知母；腰酸痛者加炒杜仲、山药、生白术；尿有大量脓球加马齿苋、红藤、地丁；气虚重者加重黄芪、党参；血虚者加当归、熟地黄；乳糜尿加草薢、石菖蒲、益智仁、芡实。

病例：白某，女，57岁。尿频、尿急、尿痛，尿路烧灼疼痛感，反复发作10余年，今又发作3天。2018年10月21日初诊：面萎黄，唇焦干，舌质红、边尖红赤、光剥少苔、少津，脉弦细数。尿常规PRO阴性，BLD 2+，镜下RBC 8～10/HP，WBC 6～8个/HP，血常规正常。诊断：顽固性尿路感染，劳淋。辨证：气阴两虚，湿热互结。方药：石莲子15g，北沙参15g，太子参10g，地骨皮20g，银柴胡10g，茯苓15g，黄芪30g，赤芍

20g，萹蓄 30g，瞿麦 15g，车前子 15g，白花蛇舌草 30g，泽泻 15g，滑石 30g，石韦 15g，阿胶粉 15g（冲服），生甘草 30g。7 服，水煎服。

10 月 29 日二诊：服药 2 天尿路刺激征明显减轻。第 5 天完全消失。面黄少泽，舌质红干，脉滑。尿常规：PRO 阴性，BLD +，镜下 RBC 4～6 个 /HP，病情好转，继用前方去北沙参、银柴胡，加山茱萸、熟地黄，10 服，水煎服。

11 月 12 日三诊：面黄少津，舌质嫩红、中心薄白苔，脉滑。复查尿常规阴性。此方用清心莲子饮和八正散合方加减益气滋阴，通阳化气，清热利湿。加石韦清湿热治下焦血淋。标本兼顾而效。

4. 水热互结，气化不宣型

主证：面㿠白，或萎黄不泽，神倦疲惫，肢体困重，小腹胀坠徇急疼痛，尿频，尿急，尿道涩痛或烧灼感，尿检里有少许红白细胞或无，少见脓球，无管型，舌体胖大、淡红齿痕、少津、苔少而干，脉数无力或沉滑无力。

治法：清热利水，通阳化气。

方药：滑石、阿胶、泽泻、茯苓、猪苓、白芍、地骨皮、蛇莓、石莲子、生甘草。尿频，短少，加益智仁、山药；气虚偏寒者加小茴香、韭菜子、补骨脂；阴虚偏热者加生地黄、醋龟甲、桑螵蛸；腰痛甚者加杜仲、牛膝、生姜；夜间尿频者重加北沙参、五味子、山茱萸。此证由于热在下焦，水热互结，气化不宣，故小腹徇急胀坠痛。水热互结渗入膀胱，故尿频，尿急，尿痛，尿道灼热痛痒感。此证多见老人，下元亏损，肾气不固，气化不宣，水热互结。

病例：徐某，女，53 岁。2014 年 11 月 11 日初诊：尿频，尿急，尿痛，尿不尽，加重 7 天来诊。面黄无华神倦，少腹拘急，胀坠尿意感，舌体胖大、质嫩红而干、苔中心薄黄而干、少津，脉沉滑数无力。尿常规 PRO 阴性，BLD 3+，RBC 8～10/HP，WBC 15～20 个 /HP，肾功能正常。诊断：泌尿系感染。辨证：肺肾气阴两虚，水热互结气化不宣。方药：石莲子 15g，太子参 10g，北沙参 20g，地骨皮 20g，茯苓 15g，黄芪 35g，麦冬 15g，车前子 15g，猪苓 10g，泽泻 15g，滑石 20g，石韦 20g，阿胶 10g，生甘草 15g，竹叶 15g。7 服，水煎服。

11月21日二诊：服药3天病情明显缓解，现排尿基本正常，有时腰酸，面黄少泽，舌嫩红而干，脉沉滑无力。前方加炒杜仲、熟地黄、山茱萸，7服，水煎服。

12月2日三诊：诸症缓解，复查尿常规阴性。前方去石韦、滑石、泽泻，加小茴香、益智仁7服善后。

该方用《伤寒论》猪苓汤与清心莲子汤合方加减而成，对体虚易发生尿急者有速效。

5. 湿热血瘀互结型

主证：面黄神倦，心烦，口渴咽干，肉眼血尿，小便赤涩，大便干结，舌质红，苔黄腻干，脉数或滑数。此证由湿热与血瘀互结下注膀胱，热伤血络，故称血淋。

治法：清热利湿，凉血通淋。

方药：大蓟、小蓟、连翘、石韦、黄芩、栀子、炒藕节、炒蒲黄、滑石、生地黄、玉米须、白茅根。热重者加炒大黄、赤芍；兼阴虚者加北沙参、麦冬；气虚者加黄芪、知母、山药；口干心烦血虚加当归、黄精，重用生地黄；腰痛加炒杜仲、怀牛膝；病情反复加生龙骨、生牡蛎、海螵蛸、地榆炭。

6. 阴阳两虚型

主证：面㿠白虚浮，眼睑水肿，畏风怕冷，腰以下为甚，四末清冷，腰凉，小腹凉，喜温，喜暖，遇寒则发，舌体胖大、质淡嫩齿痕湿滑，脉沉细或沉濡数。

治法：温补命门，固摄下元。

方药：小茴香、韭菜子、巴戟天、淫羊藿、仙茅、茯苓、白术、肉桂、猪苓、泽泻。命门火衰重者加鹿茸；尿频加益智仁、桑螵蛸、五味子；阳虚重加黑附子、补骨脂；脾虚纳呆腹胀加公丁香、砂仁、沉香、木香；大便溏者加肉豆蔻、补骨脂；尿痛甚者加滑石、阿胶；气虚加人参、黄芪。此证女性多见，元阳衰弱，下焦亏损，固摄无权，膀胱无制。

病例：薛某，女，44岁。反复尿路感染7～8年。几乎每月发病，2018年8月1日初诊：面色㿠白，形瘦，手脚凉，月经延后量少，腰骶部、脐下凉感。尿频，尿急，尿不尽，少腹拘急下坠，总有尿感，舌体大质淡红、苔白，脉沉弦尺细。尿常规：PRO ±、RBC 8 ~ 10/HP、WBC 满视野，偶见脓球。诊断：复发性尿路感染。辨证：命门火衰，下元虚惫，膀胱虚冷。方药：小茴香 15g，韭菜子 15g，补骨脂 15g，益智仁 10g，乌药 15g，巴戟天 15g，淫羊藿 15g，黄芪 30g，肉桂 20g，生白术 15g，茯苓 15g，猪苓 15g，泽泻 15g，白花蛇舌草 20g，车前子 15g，生甘草 10g，生姜 20g。10 服，水煎服。取汁 450mL，分 3 次口服，用药渣泡脚、热敷腰骶部出汗为度。

8 月 24 日二诊：此方此法调治 23 天，手脚温，腰不凉，小便正常，尿常规阴性，面白少泽，舌体胖大，脉沉无力。前方去车前子、生甘草、泽泻，加仙茅、炒杜仲、党参、山茱萸。14 服，水煎服。

此证乃命门火衰，下元不固，膀胱虚冷，正气亏极，邪气来犯。易反复感染。需温阳化气，补命门，强根基，方可正气来复，邪气自退而愈。

7. 脾肾气虚，湿浊下注型

主证：面黄神倦，疲劳乏力，四肢沉重，小便浑浊如米泔水，或有滑腻之物，尿道热涩疼痛，大便黏腻溏薄，舌质红、苔黄腻，脉滑数或濡数。

治法：健脾利湿，化浊止淋。

方药：萆薢、石菖蒲、益智仁、乌梅肉、车前草、玉米须、韭菜子、土茯苓、芡实、生甘草、石莲子、巴戟天、龙骨、鹿角霜、滑石。偏肾虚者补肾固摄，泌清别浊，用方药：生山药、党参、生龙骨、生牡蛎、芡实、山茱萸、鹿角霜、海蛤粉、桑螵蛸。兼湿热者加白花蛇舌草、苦参、黄柏、清利湿热解毒；下元虚惫，精微不固者加巴戟天、熟地黄、锁阳、肉苁蓉；腹胀纳呆，中土不运，加生白术、苍术、草果仁、砂仁；腰膝酸软加生姜、狗脊、怀牛膝；脘腹冷痛加干姜、肉桂；尿频重加益智仁、菟丝子、五味子。此证：古籍称膏淋，五淋之一，病位在脾肾，清浊不分，精微不化，气化不行，下焦不固，混浊下注膀胱而成，偏脾者湿热较重。

其他疾病发生的泌尿系感染，称继发性尿路感染，如泌尿系统结石并发尿路感染，可参照泌尿系统结石治疗。肾结核、膀胱结核则参照肾结核、膀胱结核治疗。尤其是膀胱结核，病程长，病情缠绵，反复发作。由于现代诊断水平的提高，不难鉴别。急、慢性前列腺炎，并发尿路感染及其他膀胱自身病变发生的尿路感染，可参照本辨证治疗。

十、多囊肾

多囊肾是肾脏长有一个或多个囊体。囊体小时，对肾的生理功能无影响，其发病多为遗传因素。若囊体过大或有并发症，如发炎、出血、坏死等，会损伤正常肾组织，能导致肾功能下降，发生血尿、高尿酸血症、肾性高血压、肾结石、慢性肾衰竭尿毒症。目前该病多数采用介入治疗或手术治疗，由于影像学检查及应用现在发病率越来越高，亦是肾脏常见病之一。

（一）病因病机

该病多属中医尿血、癥瘕积聚，肾劳等病范畴。很多患者找中医寻求治疗。如何防止囊肿继续生长，且不损伤肾组织，不出血，不发炎，不坏死，不发生高尿酸血症和肾性高血压、结石等并发症，同时能保护肾功能，这从中医"治未病"的观点来看，在临床中很有实际意义的。

中医认为肾主水液代谢，与肺、三焦、膀胱相联相通，经肾气、肾阳的气化推动下共同完成。泌清别浊，维持机体水电生理平衡，保持脏腑气化正常。该病的发生、发展首先是肾气虚、肾阳虚，继而三焦气化失常，引发脾气虚，运化失常。肺气虚，宣发通调水道功能失常，导致水湿瘀滞停留，日久成浊毒，阻碍血气运行，营卫不利，形成水湿。湿浊，浊毒瘀滞，耗伤正气，尤其是肺，脾，肾之气、中气、元气、五脏之气，造成气虚、湿停、浊聚、血瘀、津停、痰结。进一步损伤肾阴肾阳。肾阴肾阳受损，气化、排泄、功能障碍。湿浊，血瘀加快了囊肿的生长。易发生发炎、出血、坏死、结石、高血尿酸等。损伤肾功能，最终导致肾衰竭－尿毒症。

（二）辨证施治

在临床早期预防性治疗，是防治该病的主要方法。笔者主要从消癥散结，解毒化腐，扶正固本，强肾气，化湿浊，通三焦，利水道，补中气，强脾气，增加代谢，排泄功能入手。需进行早期治疗，防止病情进展恶化，防止肾衰竭等方面入手。常用下列方药，供参考。

1. 益肾化浊汤

此方温补肾气，通三焦气化，行水除湿，消癥积，散囊肿。久服能缩小囊肿，防止并发症，降血尿酸，保护肾功能。此方有良好效果。

方药：淫羊藿 20g，黄芪 35g，益母草 40g，怀牛膝 15g，炒杜仲 25g，桂枝 15g，茯苓 20g，猪苓 10g，生白术 20g，三棱 15g，莪术 15g，白英 20g，山慈姑 15g，马鞭草 15g，皂角刺 15g，甲珠粉 6g（冲服），王不留行 15g，甘草 8g，生姜 15g，大枣 15g。水煎取汁 450mL，分 3 次服用，每 150mL 加甲珠粉 2g，口服。腰酸痛者加补骨脂、生姜、狗脊补肾强筋骨壮腰脊；胃胀便溏者加党参、干姜、草果仁、木香补脾胃行气除满。

病例：王某，女，26 岁。2006 年 10 月 24 日初诊：有家族史，查体 T 36.7℃，BP 90/60mmHg，面色黄暗少泽，向心性肥胖。舌体胖大、质淡嫩、齿痕、暗白滑水湿苔，脉沉滑。彩超示双肾多发性囊肿，大的约 5cm×3cm。尿分析：BLD＋，RBC 4～6/HP，血常规正常，UA 456μmol/L，肾功能正常。辨证：肾阳虚气虚，湿浊瘀积。方药：淫羊藿 15g，仙茅 9g，桂枝 15g，草果仁 15g，猪苓 15g，茯苓 15g，白英 15g，山慈姑 15g，益母草 40g，干姜 15g，桃仁 15g，黄芪 40g，泽泻 15g，王不留行 15g，三棱 15g，莪术 15g，甲珠粉 6g。水煎服，限盐及油腻生冷，前后加减调服 74 天。

2007 年 1 月 10 日复诊：体温，血压正常，体重减 18kg。面色好转，舌体略大、质淡嫩、白苔，脉滑。彩超示双肾囊肿明显缩小。尿分析正常。继用此方加减调理 4 周，停药。病情好转。此后每年都用此方法调理 4～8 周。现患者双肾囊肿无长大，尿分析正常，体重维持在 72～75kg 之间。

2. 消癥泄浊汤

此方主要用于多囊肾，囊肿较大或囊肿内有多个钙化斑。病程较长，尿分析，经常 BLD 1+～3+。伴有腰酸腰痛，疲劳乏力，面色晦黄，或有轻度水肿，下肢沉重困倦。小便赤涩或混浊少尿、尿频，脉沉滑有力，大便溏、黏腻。

方药：鹿角粉 15g，海藻 15g，昆布 15g，黑丑 15g，白丑 15g，草果仁 15g，白花蛇舌草 30g，马鞭草 15g，山慈姑 10g，龙葵 15g，干姜 15g，肉桂 15g，三棱 15g，莪术 15g，皂角刺 15g，甲珠粉 8g（冲服）。水煎取汁 600mL，温服 3 次，每 150mL 加甲珠粉 2g。湿浊困阻下焦，腰酸腰沉重，膝软者加炒杜仲、怀牛膝、补骨脂；下肢水肿者加益母草、泽兰、茯苓，活血利水；尿蛋白阳性，并发肾损伤者加土鳖虫、黄芪、淫羊藿、菟丝子、金樱子、芡实；脾虚湿重，中气不足者加党参、生白术、茯苓、陈皮、木香、草果仁、黄芪，补脾胃强中气；肾虚加山茱萸、熟地黄、山药，补肾；兼阳虚者加附子、干姜、肉桂，补阳化气祛湿泄浊。总之此方适用患多囊肾时间较长、囊肿较大、身体虚弱、浊毒瘀积、囊肿有坏死、出血倾向、尿经常有潜血和红细胞者。

3. 温肾降氮汤

此方主要用于多囊肾晚期、肾功能受损、氮质血症期、多囊肾后期，阴阳俱损、气滞血瘀、代谢失常、浊毒闭阻和浊毒瘀积发展到肾劳，溺毒阶段。

方药：淫羊藿 20g，泽兰 15g，益母草 60g，肉桂 15g，仙茅 15g，炒杜仲 15g，怀牛膝 15g，补骨脂 15g，醋大黄 20g，大黄炭 30g，草果仁 15g，生水蛭 10g，土鳖虫 10g，干姜 15g，黄芪 35g，生姜 20g。水煎取汁 600mL，每次 150mL，每日 3～4 次温服。严格控制饮食，用肾衰竭食谱。用淫羊藿、仙茅、黄芪、肉桂温肾阳补肾气，强气化，通三焦之气，以化水湿祛毒邪。阳虚重者加黑附子补肾阳强命门元阳，加干姜补脾阳，配伍肉桂温脾肾之阳、除湿浊、强肾气。益母草、泽兰活血利水抗凝；怀牛膝、炒杜仲、补骨脂补肾阳壮腰脊以治腰痛、膝软无力；用醋大黄、大黄炭、草果仁泄浊毒瘀毒，降尿素氮，保护肾功能，治溺毒。若浊毒瘀阻中焦，舌苔厚腻或垢浊者加黑丑、白丑（吴茱萸炒，去吴茱萸）。砂仁加强泄浊逐毒运化排泄功能。生水蛭、土鳖虫逐死血，化干血，为逐瘀生新之峻药。《金匮要略·血痹虚劳》第十八条，大黄䗪虫丸证，用做君药，治虚劳里急，内有干血痨，肌肤甲错，缓中补虚。水蛭、土鳖虫对慢性肾衰竭为必用之药，亦可久服，无任何副作用。此药能抗凝、抗血栓、抗微血栓及肾内血液循环障碍及微血栓形成。若兼有肝肾阴虚者加熟地黄、山茱萸、山药；阴虚火旺者可加盐黄柏、知母、炙龟甲、炙鳖甲滋阴潜阳散结。尿潜血阳性、红细胞较多者，可加白花蛇舌草、马鞭草，凉血止血，对控制囊肿坏死和出血有一定效果。若肾囊肿较大，可用炮甲珠粉（冲服）、鹿角粉、王不留行、皂角刺、三棱、莪术，散结消癥，解毒化腐，清利湿热。

病例：孙某，男，57岁，发现双肾多发性囊肿11年。平时觉腰酸无力，近一年发现尿PRO 1+～2+，BLD+，下肢有时水肿。曾住院、门诊治疗年余，无明显缓解。2018年3月15日来我院求诊，初诊：T 36.8℃，BP 148/98mmHg，面色晦暗土色，下肢水肿+，神疲萎困，舌体胖大淡嫩、湿滑苔，脉沉滑无力。尿分析PRO 2+，BLD +，管型0～2/HP，血常规轻度贫血。肾彩超示：双肾多发性囊肿，最大6cm×2.3cm 左肾体积略大，右肾轻度萎缩。肾功：UREA 17.8mmol/L，CR 327μmol/L，UA 516μmol/L，二氧化碳结合力27mmol/L。西医诊断：多囊肾，肾功能不全，氮质血证。中医诊断：肾劳（阴阳俱损，浊毒瘀滞）。治法：温阳泄浊。方药：淫羊藿15g，仙茅15g，肉桂15g，黑附子10g，干姜15g，益母草70g，泽兰15g，黄芪35g，人参15g，炒杜仲15g，怀牛膝15g，醋大黄30g，大黄炭30g，草果仁15g，生水蛭12g，土鳖虫15g，当归20g，生姜30g。水煎取汁800mL，每日3次，每次200mL，温服。忌盐、豆制品。用药渣加水烧热泡脚，腰以下出汗为度，服药3天，尿量渐增加至3100mL/d，水肿逐渐消退，精神好转。

4月18日二诊：无水肿，面色暗黄，舌体胖大、暗紫、湿滑少苔。尿分析同前。CR 274.2μmol/L，UREA 14.2mmol/L，UA 460μmol/L。病情好转，继用前方加减治疗30天。5月21日三诊：面色好转。脉舌好转。血常规正常、尿常规：PRO 1+，尿蛋白定量1092mg/24h，潜血阴性，UREA 9.6mmol/L，CR 217μmol/L，UA 412μmol/L。病情显效，回家休养，生活自理，并能从事轻微劳作，继续服用前方。随访病情稳定。

2018年12月13日复查：精神萎靡不振，面色萎黄如土色，无浮肿，BP 140/88mmHg，无贫血，彩超复查双肾囊肿比初诊略有缩小，肾皮质变薄，皮质髓质界线模糊不十分清楚。UREA 10.6mmol/L，CR 198μmol/L，UA 402μmol/L，诊断同前，病情尚稳定。继用前法治疗，定期复查，控制饮食。

该病例为下元虚损，命门火衰，阳气衰微，浊毒瘀积，肾劳重症。经用附子、肉桂、淫羊藿、仙茅补命门元阳，肾阳。黄芪、人参补气；当归补血生血；炒杜仲、怀牛膝补肝肾壮腰脊；益母草、泽兰活血利水抗凝；重用醋大黄、大黄炭、草果仁泻浊；水蛭、土鳖虫逐死血，化干血治疗。

攻补兼施，标本兼固，驱邪即扶正。故重用生、熟大黄、水蛭、土鳖虫攻除实邪、浊毒，正气才能恢复。经270余天的调治，病人的整体状态及化验肾功、尿分析、彩超均显著好转。

此虽是个案，但也印证了中医的整体观在治疗中的优势。调补命门真阳，补脾、肾，强气化，促进了五脏六腑之气化功能，提高了排泄功能，改善了机体大环境，对局部囊肿的小环境也起到改善缓解的作用。攻除死血、浊毒干血也就是保护提高了肾功能，控制和缓解了肾衰竭，体现了中医药的整体观、系统性、科学性。全身大环境的改善好转，阴阳气血平衡，正气得到恢复，邪气也就得到了抑制和排除，这也是目前中医防治肿瘤取得成功的关键之处。中医是宏观的，人与天地一体，共生共存；是在动态中研究人的生理功能、病理变化、治疗方法，有效药物，几千年来积累了丰富实践经验。我们应努力学习，继承发扬祖先留给我们的宝贵经验，解决现在面对的疾病。中医是宏观的整体的，是在大环境动态中研究疾病。

对于多囊肾的治疗，笔者经验是应从中医整体观入手，改善全身大环境，控制囊肿不继续生长、不发炎、不出血、不坏死、不损伤正常肾组织，保护维持肾功能正常、不发生肾衰竭就是有效方法。

附 小便频数与尿失禁

小便频数指小便次数增多，一日十多次，甚几十次，无痛感和不适感。尿分析正常。现代医学称神经性尿频。尿失禁是排尿不能自控，淋漓不尽，甚至完全不能自控。遗尿是睡中排尿，醒后方知。这些病位均在膀胱，但与三焦，命门，肾，肺有直接关系。《素问·灵兰秘典论》说："膀胱者，州都之官，津液藏焉，气化则能出矣。"这个"气化"指三焦、命门、肺、肾，气化调控。《灵枢·本输》说："肾合膀胱，膀胱者津液之腑也，肾上连肺，故将两脏，三焦者，中渎之腑也，水道出焉，属膀胱。"《难经·三十八难》说："三焦也，原气之别使，主持诸气。"由此看出，小便频数、尿失禁、遗尿、与气化失常和下元不固有关。

（一）病因病机

此病多因下元虚惫，气化不固或膀胱虚冷，水泉不止，高年体弱或久病体虚，下元不固，膀胱失约束之职，体虚气化不藏。或因外伤，劳累，着凉，惊恐，忧思过度损伤命门，肾，肺，三焦气化功能而发病。

（二）辨证施治

1. 膀胱虚冷，气化不固型

主证：面白神倦，畏风怕冷，手足不温，小便频数，不能自禁，小腹胀坠，舌质淡嫩、苔白滑，脉细弱。

治法：温阳化气，止遗固脬。

方药：肉桂、白术、茯苓、泽泻、猪苓、益智仁、巴戟天、韭菜子、小茴香。阳虚甚加淫羊藿、仙茅、桑螵蛸，气虚加黄芪、党参，气陷加升麻、柴胡，腰酸肢冷加山药、补骨脂、干姜，高年体虚，下元虚惫加鹿茸、沉香粉、肉苁蓉、菟丝子、五味子。

病例：李某，女，49岁。2016年11月2日初诊：尿频，尿急，尿不尽，时而遗尿。面青白少泽，腰冷少腹凉，手脚凉，畏风怕冷，口唇淡紫，舌体胖大、齿痕、舌质淡红、白苔湿滑，脉沉尺细。尿常规 PRO 阴性，BLD ±，镜下 RBC 0～2/HP，WBC 0～4/HP，肾功能正常。诊断：神经性尿频。辨证：元阳亏损，膀胱虚冷。治法：温阳化气，固摄暖脬。方药：小茴香15g，韭菜子15g，肉桂15g，茯苓15g，猪苓15g，生白术15g，泽泻15g，益智仁10g，淫羊藿20g，巴戟天10g，补骨脂15g，仙茅10g，黑附子10g，山茱萸10g，生山药15g，五倍子10g，生姜30g。14服，水煎服。

11月20日二诊：服药第2天排尿好转，第10天尿频减轻，遗尿止，面色㿠白少泽，舌体胖大、淡嫩，脉沉。前方去仙茅、黑附子、五倍子，加党参，14服，水煎服。

12月15日三诊：随访排尿正常，有时仍尿频。用11月20日方，2～3剂即好。

此证乃下元亏损，阳虚，膀胱虚冷，带脉不固，奇经损伤。《内经》说："水泉不止者，膀胱虚冷也"补元阳强气化，温脬止遗而收效。

2. 阴阳两虚，下窍不利型

主证：面色晦暗，形神疲惫，排尿无力，尿频，尿不尽，尿急，滴沥不尽，甚者尿失禁，舌体胖大、暗紫有齿痕、花剥少苔，脉沉细或浮大不任按。

治法：调补下元，化气通窍。

偏阳虚方药：鹿茸粉（冲服）、韭菜子、巴戟天、黑附子、锁阳、肉苁蓉、菟丝子、益智仁、淫羊藿、仙茅、蝼蛄粉、桑螵蛸。

偏阴虚药方：败龟板、桑螵蛸、黄柏、知母、肉桂、怀牛膝、北沙参、肉苁蓉、菟丝子、益智仁、沙苑子、韭菜子、蝼蛄粉。若出现气化失常，气血痰癥结成块，成死血，闭阻窍道，需加三棱、莪术、炮甲珠粉。亦可合用丁香、麝香、吴茱萸研粉调成软膏外敷神阙穴、涌泉穴。血瘀重者，或少腹急结，胀坠痛者可加土鳖虫、桃仁、制大黄攻逐下焦蓄血瘀结。瘀必生热酿毒，则加白花蛇舌草、马鞭草。此证重在培元固本，通阳开窍，缩尿，本虚标实，攻补兼施，祛邪才能扶正。

第二节　糖尿病及并发症

一、糖尿病

糖尿病属于中医消渴病范畴。始见于《内经》："二阳结谓之消，五脏皆柔弱者，善病消瘅。"《内经》称"消渴""消瘅"。后代医家亦有上、中、下"三消"之论。上消多饮，中消多食，下消多溺，尿如脂膏。病因多由胃经燥热，日久伤津，肺胃气阴两虚，中焦燥热，消烁津液，形成津伤口渴，气阴两伤之证。亦有因劳伤过度，饥饱失调，忧思伤脾，中气虚馁，气化失常所致。《灵枢·本藏》云："脾脆，善病消瘅。"刘河间也说："今消渴者，脾胃极虚，盖宜温补，若服寒药，耗损脾胃，本气虚乏，难治也。"也有七情郁结化火，肝郁气滞血瘀，肝气横逆，克伐脾胃，中焦枢机不利，导致气滞，血瘀，痰湿，互结，代谢失常。也有房事不节，早婚，早育，手淫伤阴，日久阴损及阳，出现阴阳两虚之证。肺、脾、肾气虚，中气亏损，导致气化失常。运化失调，脏腑虚损是主因。

现代医学认为是由于胰岛素分泌绝对不足或相对不足，胰岛素功能失调，或其靶细胞病变引发糖代谢紊乱，蛋白质代谢紊乱，继发脂肪、电解质、维生素、水的代谢紊乱所致的多系统疾病。临床以血糖、尿糖增高，以及消谷善饥，口渴烦引，疲劳乏力，消瘦等一系列症状为特征。现代医学将糖尿病分为胰岛素依赖型糖尿病，又称 1 型糖尿病；非胰岛素依赖型糖尿病，又称 2 型糖尿病。糖尿病早期无明显临床症状，有些在体检中才被发现。但细究早期亦有疲劳乏力，倦怠，消谷善饥，易渴多饮，二便失调，男性性功能障碍，女性月经不调等证候，古人称此病为"消中""风消""膈消""肾消"等。

笔者认为该病主要病理是"三焦气虚，元气不足。脾虚中气虚，气化失常"，以至气、血、津、液的运行代谢失调，如《素问·经脉别论》说："饮入于胃，游溢精气，上输于脾，脾气散精。上归于肺，通调水道，下输膀胱，水精四布，五精并行。"而且"脾与胃以膜相连，而能为其行津液""肾主气化，主水液代谢"。命门为元气之根，主持诸气，三焦为元气之别使，元气通道，与五脏之气相通相连。气的运行，津液的运行、输布，血的运行都靠命门元气的推动，如《灵枢·决气》云："上焦开发，宣五谷味，熏肤，充身，泽毛若雾露之溉，是谓气。腠理发泄，汗出溱溱，是谓津。谷入气满，淖泽注于骨，骨属屈伸，泄泽补溢脑髓，皮肤润泽，是谓液。""中焦受气取汁，变化而赤，是谓血"。上文清晰地阐明了机体的气化过程，机体的机能、功能、运作，是靠命门元气推动，这与现代"内分泌功能相类似"。糖尿病发展后期容易并发糖尿病脑病，并发糖尿病视网膜病变，并发心血管病变，并发糖尿病肾病，发展到肾衰竭尿毒症，还可导致糖尿病周围血管病。此五大并发症是糖尿病致残，致损，致死的关键，故治疗糖尿病及控制防止并发症的发生至关重要。下面就其病因，分型治疗，简述之。

（一）病因病机

1. 饮食因素
"膏粱厚味，足生大丁""阴之五宫生在五味，阴之五宫伤在五味""肥甘油腻，醇酒厚味"过度，蕴积中焦，酿成内热，蕴结化燥，形成壮火食气。壮火是元气之贼，耗伤中气，伤及运化之能。脾虚不运，痰湿潴留，中气虚馁，脾肺气虚。热久伤阴，导致气阴两伤。《灵枢·奇病》曰："其人酷食甘美而多肥，肥者生内热，甘者生中满，久而化燥，酿成消渴。"《丹溪心法》《医门法律》亦多有同样观点论述。

2. 精神因素

七情内伤，五志过极，精神创伤，郁而化火，火盛伤津耗气，伤元气、五脏之气。思则气结，忧思伤脾，脾气虚馁，运化失常，痰湿潴留，致气血津液运行失常。郁而生热，热邪又伤津耗气，形成恶性循环。因果互相影响资助，病益深矣。

3. 中气虚馁

脾主中气，主运化水谷精微，水湿。劳倦伤脾，饥饱劳役失常损伤中气。东垣老人论之甚详。《难经·四十二难》曰："脾重二斤三两，扁广三寸，长五寸，有散膏半斤，主裹血，温五脏。"其中散膏即胰腺。《医学衷中参西录》称为脾，脾之副脏。脾脾一体，即脾胰一体。由各种原因导致的脾虚，影响胰腺，使其功能低下、紊乱、分泌不足，而发生糖尿病，现在临床亦不少见。

4. 劳伤

恣情纵欲，耗散真元，肾精亏虚，阴虚生内热，燥热伤精耗气。久视、久卧、久立、久站、久行对人皆伤害，《内经》中称为"五劳七伤"。耗伤真原，五脏气化受损，中气不足，邪必滋生，代谢紊乱，运化失调。《内经》认为过度皆谓"劳"，劳伤真原，耗气涸精，邪火恣肆，气血、津液、运行失常、失职、失去其应有的功能，导致五脏六腑气化失常和代谢紊乱，这是糖尿病及五大并发症发生的主要原因。

总之，燥热内生，壮火伤气，七情郁结化火，五志过极生火，内伤生火，以及饥饱劳逸伤中气。房事不节，纵欲伤阴，思虑过度，所思不得，所愿不随；年龄增大，脏器衰微，五脏柔弱等，各种原因均可发生糖尿病。故在临床慎思明辨，分清阴阳，气血，五脏虚实。医生应辨证求因，审因论治，随证选方。

（二）辨证施治

1. 胃热津伤型

主证：面黄无华，口唇焦干，烦渴喜饮，口干舌燥，消谷善饥，舌质鲜红、苔干少津，大便干结，小便黄赤，血糖升高，脉滑数。

证候分析：中焦燥热，火盛津伤，饮水自救，故烦渴喜饮。口干舌燥。胃热津伤，壮火食气，阴虚生内热，热则消谷善饥，内热肆越，壮火炽盛，耗伤津液，不能敷布濡润，故皮肤干燥，大便燥结，小便黄赤。

治法：清热降火，滋阴降糖。

方药：克糖一号。组成：天花粉、诃子肉、寒水石、乌梅肉、黄连、红景天、天冬、生山药、苦瓜籽。

烦渴甚者加生石膏、知母；易饥者加玄参、北沙参、葛根；气虚者加太子参、北沙参；大便干结者加大黄；血糖不降者重用寒水石、玄参、葛根用量可至50g。

病例：林某，男，47岁。血糖高2年，常服二甲双胍。近几日口干口苦，易饥心慌，血糖不降。2018年9月25日初诊：BP 132/90mmHg，面黄少津，唇红焦干，舌质红，苔白中干少津，脉滑数。FBG 9.2mmol/L，PBG 17.8mmol/L。诊断：2型糖尿病。辨证：中焦燥热，肺胃津伤。治法：滋阴清热，润燥生津。方药：北沙参20g，玄参30g，生石膏30g，寒水石15g，苦瓜籽20g，天花粉30g，红景天15g，生山药25g，黄连9g，乌梅肉15g，诃子肉15g，葛根30g，制黄精15g。水煎服取汁500mL，分3次口服，30服。

10月23日二诊：口干，燥渴消失，疲劳乏力，舌质光红，脉滑数，气阴两虚明显。前方去生石膏，加黄芪40g，知母15g，绞股蓝15g，决明子15g。14服，水煎服。

11月6日三诊：症状明显缓解，FBG 6.8mmol/L，PBG 10.2mmol/L，面黄，舌质光红、干少津、无苔，脉滑数乏力。前方加丹参20g，石斛15g。14服，水煎服。

11月27日四诊：诸症消失，面黄，舌质光红且干、少津少苔，脉滑。FBG 5.9mmol/L，PBG 9.2mmol/L，病情缓解。前方加减改成散剂，每日

40g 早晚口服，继用 3 个月后复查，血糖正常，病情缓解。

2.气阴两虚型

主证：面色萎黄，疲劳乏力，心慌气短，口干，烦渴，易饥懒食，体重下降，血糖升高，舌质嫩红、少苔而干，脉数无力。

证候分析：气虚则疲劳乏力，阴虚则心慌气短，津伤则烦渴，液伤易饥懒食，耗伤气血则面色萎黄，体重下降，舌质淡嫩、红干、少苔而干，脉数无力，均是气阴两虚之证。

治法：益气滋阴，补脾降糖。

方药：克糖二号。组成：黄精、山药、黄芪、知母、天冬、诃子肉、玄参、五味子、红景天、石斛、太子参。气虚甚者加生晒参；血虚者加当归、白芍；阴虚者加山茱萸、熟地黄；纳呆腹胀者加生鸡内金、木香；夜盲者加鲜石斛、苍术；心慌气短者加葛根、丹参；血糖持续不降者加玄参、寒水石、天花粉。

病例：赵某，男，61 岁。血糖高 4 年，长期口服二甲双胍、拜糖平。近两日血糖升高，伴身倦乏力。2017 年 9 月 21 日初诊：BP 136/90mmHg，面色萎黄无华，舌质深红、白腻干苔，脉弦滑，左脉大。FBG 9.7mmol/L，PBG 17.2mmol/L，HbA1c 8.2%。诊断：2 型糖尿病。辨证：肺肾气阴两虚，中焦燥热。方药：黄芪40g，制黄精15g，玄参20g，苍术20g，生山药25g，五味子10g，葛根30g，丹参20g，太子参10g，北沙参20g，天冬15g，诃子肉15g，天花粉30g，黄连7g，乌梅15g，寒水石15g，绞股蓝15g，红景天15g，苦瓜籽20g。水煎取汁600mL，分 3 次口服，28 服。同时每日进行食疗：鲜山药250g，苦瓜100g。

2017 年 10 月 31 日二诊：口干，疲劳乏力减轻，二便正常。FBG 7.2～7.9mmol/L，PBG 12～14.4mmol/L，HbA1c 7.2%。病情好转，继用上方加减，30 服，水煎服，加食疗。

2017 年 12 月 1 日三诊：病情好转，复查 FBG 6.2mmol/L，PBG 10.7mmol/L，HbA1c 6.1%。面色黄，舌体胖大、淡红、少津少苔，脉滑无力。中焦燥热已缓，肺肾气阴两虚，方药：生晒参300g，生山药600g，苦瓜籽200g，生鸡内金200g，诃子肉100g，葛根200g，制黄精100g，石斛100g。干燥，消毒，研细粉100目筛。每日 40g，分 3 次早、中、晚调服。继用食疗善后，连用 6 个月。随访至今无复发。

3. 脾虚痰湿型

主证：面色无华，脘腹胀满不适，四肢困重，纳呆便溏，舌体胖大、舌质淡嫩、齿痕、舌苔湿滑而腻，脉缓无力或濡数。

证候分析：中气不足，运化无力，痰湿中阻，则脘腹胀满，四肢困重。命门火衰，脾阳不足，中焦运化失常，则纳呆便溏，湿盛则肿，故面色晦暗虚浮。舌质淡红，胖大湿滑都是脾虚中困之证。

治法：温中益气，运脾利湿。

方药：克糖三号。组成：淫羊藿、黄芪、党参、白术、云苓、绞股蓝、葛根、肉桂、诃子肉、红景天、山药、肉豆蔻。痰湿重者加姜半夏、草果仁；气滞者加木香、公丁香、青皮、陈皮；食滞者加焦神曲、生鸡内金；血糖不降者加生山药；尿浊者加芡实、金樱子、芡实、韭菜子、菟丝子、山茱萸、石菖蒲；尿糖高者加益智仁、山药、金樱子、生鸡内金。

病例：陈某，女，61 岁。患糖尿病 7 年。曾口服二甲双胍、拜糖平等药物。病情反复。近 30 天明显疲劳乏力，心慌气短，胃胀来诊。2017 年 12 月 22 日初诊：BP 136/88mmHg，形胖面暗无华，舌体胖大淡嫩，齿痕舌苔白腻湿滑，脉沉滑。FBG 9.2mmol/L，PBG 16.9mmol/L，尿常规阴性。诊断：2 型糖尿病。辨证：脾虚痰湿型。治法：补气运脾，利湿降糖。方药：党参 20g，苍术 15g，生白术 15g，黄芪 40g，黄连 10g，姜半夏 15g，陈皮 15g，茯苓 15g，防风 10g，草果仁 10g，丹参 20g，郁金 15g，三棱 15g，莪术 15g，生鸡内金 20g，天花粉 20g，山药 20g，知母 10g，玄参 15g，红景天 15，绞股蓝 15g，石斛 15g，黄精 15g，葛根 30g。水煎服取汁 600mL，日 3 次口服，20 服。

2018 年 1 月 12 日二诊：服药 21 天，胃胀消失，FBG 8.1mmol/L，PBG 13.2mmol/L。舌体胖大、舌苔略退，脉沉滑。前方去白术、郁金、知母、草果仁，加北沙参、太子参、麦冬、诃子肉、莲子肉、山药，14 服继服。

2018 年 2 月 4 日三诊：症状明显好转，FBG 6.1mmol/L，PBG 8.6mmol/L，面色好转，舌体胖大、薄白苔，脉沉滑。前方去黄连、天花粉、玄参，20 服继用。

3 月 9 日四诊：症状缓解，面色好转，舌体略大淡红、白薄苔，脉缓滑。复查 FBG 5.8mmol/L，PBG 9.2mmol/L。病情基本缓解，上方加减改成散剂，继用 6 个月，严格调控饮食，随访至今无复发。

4.肝郁血瘀型

主证：面色黧黑，烦躁易怒，夜寐不宁，血压偏高，眼干目眩，头晕耳鸣，身体消瘦，皮肤干涩，体重下降，尿如脂膏，舌质深红、舌下络脉怒张、少苔无苔、干燥少津，脉弦、细数。

证候分析：情志郁结，肝失条达，气滞血瘀，生热伤肝阴肝体，肝体不足，肝用有余则烦躁易怒，夜寐不宁，五志化火，暗耗肾阴，下焦疲惫，摄纳无权，尿如脂膏，有甜味，面色黧黑。肾阴不足，肝阴亦伤，故眼干目眩，头晕耳鸣，尿如脂膏，有甜味。血瘀脉阻，故舌下脉络怒张、舌质红瘦、少苔少津，脉弦细。是阴耗精亏，摄纳无权之征。

治法：滋阴，填精，固益下元。

方药：熟地黄、山茱萸、山药、北沙参、知母、葛根、丹参、桃仁、天冬、玄参、红景天、五味子、诃子肉、三棱、莪术、生鸡内金。血糖持续不降加寒水石、玄参，尿糖高加金樱子、益智仁；大便干结者加大黄；烦躁易怒加生白芍、月季花；血压高者加夏枯草、生石蟹、茺蔚子；视物不清者加石斛、黄精；尿频加益智仁、桑螵蛸；盗汗加龙骨、牡蛎；失眠加磁石、酸枣仁。

5.肾阳虚型

主证：面色㿠白虚浮，纳呆腹胀，便溏，畏风怕冷，腰膝酸软，夜尿频多，血糖高，舌体胖大、湿滑，脉沉细。

证候分析：命门火衰，元气不足，阳气衰微，故畏风怕冷，腰膝酸软，中土不运，则纳呆便溏，下焦不固，致夜尿频多，尿如脂膏甜味。

治法：温阳化气，补气固摄。

方药：淫羊藿、仙茅、生晒参、肉桂、炮附子、山茱萸、炒杜仲、山药、绞股蓝、红景天。夜尿频多加韭菜子、巴戟天；尿糖高者加金樱子、芡实、菟丝子；便溏加肉豆蔻、补骨脂；脚肿加益母草、泽兰；腹胀加公丁香、木香、生鸡内金。

病例：陈某，女，68 岁。患 2 型糖尿病 10 年，近期尿中泡沫明显增多。疲劳乏力。2017 年 10 月 26 日初诊：面晦暗无华，下肢微肿，舌体胖大淡嫩齿痕、白腻湿苔，脉沉滑。FBG 8.4mmol/L，PBG 17.2mmol/L，尿 PRO 2+，尿糖 2+，肾功能正常，UA 516μmol/L。诊断：2 型糖尿病并发肾病。辨证：阳虚不运，湿浊中阻，血瘀水停。方药：党参 20g，苍术 20g，黄芪 40g，淫羊藿 20g，肉桂 15g，陈皮 15g，茯苓 15g，泽泻 15g，防风 10g，葛根 30g，丹参 20g，生白芍 30g，玄参 20g，益母草 70g，泽兰 15g，土鳖虫 15g，白僵蚕 15g，红景天 15g，绞股蓝 20g，芡实 15g，金樱子 15g，草果仁 15g，黄精 20g，苦瓜籽 20g，诃子肉 15g。水煎取汁 600mL，分 4 次，早、中、晚、睡前 150mL 温服，14 服，同时加鲜山药 250g，苦瓜 100g 食疗。

11 月 14 日二诊：服药 20 天，水肿消，精神好转，但畏风怕冷，脚凉，舌大，脉沉，前方陈皮加淫羊藿 20g，仙茅 10g。水煎服，20 服。

12 月 3 日三诊：无水肿，面色好转，舌体胖大、苔白，脉沉滑。BP 132/86mmHg，FBG 6.1mmol/L，PBG 8.9mmol/L，HbA1c 5.9%，UA 442μmol/L，尿常规阴性，尿糖阴性，病情显效。继用前方加减 30 服，水煎服，定期随诊。

6. 阴阳两虚型

主证：面色㿠白、无华，虚浮或晦暗，神疲乏力，动则气喘，纳呆腹胀，腰膝酸软，畏风怕冷，不耐寒热，小便频数，如膏脂，淋漓不尽，大便稀溏，舌体胖大、齿痕舌质紫暗或淡嫩、舌下脉络怒张，脉沉弦或浮大无力。

证候分析：久病下元亏损，或高年体弱，命门火衰，元阳亏损，气化无权，故面色㿠白，或晦暗无华。中气不足则动则气短，中阳不运则纳呆腹胀、便溏。下窍不利则二便失调，大便稀溏，小便频数，淋漓不尽，舌体胖大、暗紫或淡嫩齿痕、舌下络脉怒张、水滑苔，均是下元亏损，气化无权，阴阳两虚之征。

治法：温补下元，通阳化气。

方药：鹿茸（冲服）、淫羊藿、仙茅、黄芪、巴戟天、石斛、生晒参、山药、肉桂、益智仁、苦瓜籽、芡实、白术、茯苓、金樱子、绞股蓝、红景天。尿频不尽，加韭菜子、桑螵蛸；水肿加黄芪、益母草、泽兰；腹胀纳呆加木香、砂仁；腰膝酸软，步履艰难加炒杜仲、怀牛膝、补骨脂；骨质疏松加生姜、狗脊；心血不足，心悸气短，胸闷加当归、三七粉。鹿茸粉补命门真阳，生精血，伍淫羊藿、仙茅，温阳补气，强气化功能，且淫羊藿、仙茅有增强脑垂体功能；黄芪、生晒参、肉桂、石斛、山药有益气降糖作用；肉桂、巴戟天、淫羊藿补肾气，增加气化、运化之功；白术、茯苓补脾；绞股蓝、红景天益气降糖；金樱子、芡实、固摄下元降尿糖。

病例：戚某，女，68岁。患糖尿病13年，近2年尿PRO 2+～3+，血压偏高不稳。多方求治，病情反复。2018年1月3日初诊：颜面水肿+，下肢水肿++，面色㿠白青灰，神倦气短，舌体胖大、齿痕、舌质淡紫、舌下络脉怒张、白湿苔，脉沉滑无力，尺沉细。BP 164/78mmHg，FBG 9.2mmol/L，PBG 10.6mmol/L，HbA1c 8.2%，尿分析：PRO 2+，偶见透明管型，肾功能正常，血常规正常。诊断：2型糖尿病并发肾病。辨证：肾阴阳两虚，气化不行，血水互结。方药：益母草50g，泽兰15g，黄芪35g，淫羊藿15g，仙茅9g，山药20g，玄参20g，熟地黄15g，山茱萸15g，葛根30g，丹参20g，土鳖虫10g，金樱子15g，芡实20g，肉桂15g，茯苓15g，猪苓10g，生白术15g，党参15g，陈葫芦20g，生姜15g。14服，水煎服。

1月17日二诊：服药后尿量增加，血压下降，现水肿基本消退，BP 142/80mmHg，面㿠白，舌大湿滑，脉沉滑。前方去茯苓、猪苓、白术，加太子参15g，麦冬15g，五味子10g，30服水煎服。

2月25日三诊：水肿全消，BP 138/82mmHg，面白，舌淡、苔白，脉沉缓。病情好转，继用前方加减24服，水煎服。

3月23日四诊：面㿠白无华，无水肿，舌体大淡嫩、白湿苔，脉沉滑无力。BP 138/74mmHg，复查FBG 6.2mmol/L，PBG 8.9mmol/L，尿分析正常，临床缓解，继用前方前法调理善后。半年后随访，病情无大反复，间断用此方药。

分型是便于整理，临证中是交错互见。对糖尿病我们要抓住"气化"这个要枢，以脾、肾、命门、胃及三焦各自的证候分析病因病机。分清气血，寒热，虚实，阴阳。《素问·通评虚实论》说："邪气盛则实，精气夺则虚。"邪气指致病因素，精气指脏腑功能。糖尿病是虚实互见，本虚标实，错综复杂。临证要分清标本缓急，祛邪即是扶正，扶正的目的是祛邪。抓住保护提高脏腑功能，三焦气化，脾的运化，命门真阳的蒸化，肾气的通化，达到驱邪扶正之目的。

二、并发脑病

糖尿病脑病，在糖尿病中后期多见，尤其是2型糖尿病。糖尿病本身是代谢失常，多脏器受损，长期也会发生脑代谢障碍。使脑组织供氧，供能不足，脑循环障碍，脑细胞能量交换障碍，微血栓形成，脑细胞、脑血管、脑组织发生病变。糖尿病脑病是糖尿病致伤，致残，致死的重要因素。《内经》曰"脑为髓海""诸髓皆属于脑""肾主骨生髓通于脑"，可理解为"肾脑同源"。《灵枢·决气》说"液脱则骨属屈伸不利。色夭，脑髓消，胫酸，耳数鸣"，揭示了由津液耗伤，尤其是"液"的损亏耗伤，脑失滋养，使脑髓耗伤，发生糖尿病脑病。阐明了糖尿病脑病的发生发展过程。

临床表现：面色无华，神呆，眩晕，头晕目眩，步态蹒跚或偏瘫，口角流涎，失语，记忆力下降，脑功能明显下降，二便失调。舌体胖大齿痕、苔白腻或湿滑，血压明显升高，脉弦或沉弦数等表现。经头颅CT诊查，脑白质脱髓鞘改变，多发性腔隙性脑梗死等。

治法：填精补脑，益元固本。

方药：熟地黄、山茱萸、石斛、麦冬、五味子、石菖蒲、肉苁蓉、肉桂、炮附子、巴戟天、当归、红景天、葛根、丹参。精伤者加鹿茸粉；气虚者加黄芪、淫羊藿；眩晕重加龙骨、牡蛎、锻磁石；小便频数甚则失禁，加益智仁、韭菜子、桑螵蛸；智力障碍加远志、茯神、生晒参，甚则加沉香；水肿加益母草、泽兰；偏瘫重，参考"中风病"治疗。

此方重在阴中求阳，引火归原，填精健脑，临证所用收益颇多，对缓解症状改善病情，代病延年有一定效果，同时可以治疗原发病。

病例：林某，男，76岁。糖尿病多年，近半年小便失禁，近2日大便亦失禁。2018年10月31日初诊：形胖，面白，神呆，流涎，语言謇涩，饮食正常，步履蹒跚，舌体胖大满口齿痕、舌质紫暗、湿滑苔、脉大、左甚、两尺浮大。头CT示：白质脑病，神经脱髓鞘。诊断：糖尿病脑病，二便失禁。辨证：阴阳两虚，开阖失控。治法：填精补脑，固摄下元。方药：熟地黄15g，山茱萸15g，石斛15g，五味子15g，石菖蒲15g，远志

10g，茯神 15g，赤石脂 15g，生牡蛎 20g，黑附子 15g，肉桂 15g，巴戟天 15g，益智仁 10g，韭菜子 15g，桑螵蛸 10g，生姜 30g，生龙骨 20g，禹余粮 15g。7 服水煎取汁 500mL，分 3 次口服。服药 4 天，大便自知能控制，小便失禁减轻，继用前方调理治疗。

11 月 11 日二诊：大便能自控，质稀，3 ～ 4 次 / 日，小便急不能自控，尿后淋漓不尽。舌体胖大湿滑，脉缓大。前方去熟地黄、山茱萸、石斛，加生晒参、煅磁石，10 服水煎服。

11 月 24 日三诊：二便自控，小便频数、急感，尿不净。流涎止，步态好转。前方加减调治 30 服，水煎服。此法此方调治，随诊。

高年久病，阴阳两虚，二便失控，仿河间地黄饮子加减，引火归原，阴中求阳。加减调理收效较好。

三、并发视网膜病变

眼受五脏六腑精华之气而能视，眼明耳聪。而且黑眼球属肝，瞳仁属肾，中医认为，视力与肝血、肾精有关。当糖尿病发展过程中肝血不足、肾精亏虚，不能上注滋润眼睛，发生视力下降甚至目盲视物昏花不清。而且糖尿病病变首先损伤血管内皮细胞，尤其是小动脉。视网膜本身是微血管组成，当糖尿病发展到一定程度，使视网膜微血管病损、变性、纤维化。眼底出血，形成瘢痕，导致视力下降、模糊，甚至失明，加重了视网膜病变，这也是糖尿病主要并发症。

治法：填精明目，化瘀消斑。

方药：石斛、熟地黄、茺蔚子、夜明砂、葛根、石决明、丹参、三七粉、红景天。肾精亏耗加龟板胶、山茱萸、黄精；血瘀加桃仁、红花、当归；夜盲加苍术、菟丝子、女贞；血虚加当归、川芎、墨旱莲、何首乌。

四、并发冠心病

心主血脉，血养心，为阳中之阳。心脏每次搏出的血液近三分之一供给心脏自身需求。糖尿病日久损伤宗气，心阳亦损。或痰浊瘀阻心经脉络，或气虚，元气不足不能鼓动推动心气，形成心气不足。心气不足无以推动血液运行，故心血不足。或痰浊闭阻心脉，阻碍血液运行，导致心脉瘀阻。严重者引发心肌坏死，形成冠心病。此病也是糖尿病重要的并发症。现在对冠心病、心肌梗死有很多治疗方法和手段，我们可以参照冠心病、心绞痛、心功能不全、心肌梗死等进行治疗。

如何防范糖尿病发展到冠心病、心肌梗死。首先要重视气，气为功能，为动力，为生命活动重要关键因素。在整个病程治疗中，要注重补气、养气，尤其要补元气、宗气，助气，生发之气，不要伤气。同时要注重血，生血、活血、养血、理血。"血主濡之"。心血顺畅，血流充足，心脉滋养。

个人验方：生晒参、汉三七，等量研粉，每日12g，早晚两次服用。人参对血糖是双向调节，血糖高能降血糖，血糖低能生血糖，又大补元气，止渴生津，对糖尿病无论虚实皆可用之。三七既能活血化瘀，又能生新、疗伤、止血。三七止血而不留瘀血，化瘀生血，活血而不伤新血。服汉三七粉，对保护微血管内皮细胞，改善微循环，预防心脑血管病有效，但需久服。如果二者合用，效果倍增。既有益于糖尿病的治疗，亦能预防冠心病的发生。同时要注重痰湿的生成和排泄，"痰湿"既是病理产物，又是致病因素。痰湿过重，阻塞脉络，影响气血运行和敷布，故易发生心肌缺血。怎样才能预防痰湿，可以参照有关章节进行治疗。

五、并发肾损伤

也称糖尿病肾病，以蛋白尿，兼有高血压，脉压增大为特点。晚期低血色素性贫血，低蛋白血症，肾功能损伤为主要特征。亦有进行性肾功能不全，血肌酐、尿素增高为特点。部分并发高血压病、贫血、低蛋白血症。亦有并发血尿酸高、血脂高，形成高血糖、高血脂、高血尿酸、高血黏度、高血压，所谓"五高"，是目前对人类危害最大，致死最多的病症。

肾与命门相通相连，是先天之本，五脏之根，主水液代谢，主气化，与三焦相表里，后世又将二者一起论述。真阴，真阳亦称肾阴，肾阳。糖尿病也有下消在肾之论。经曰：三焦属肾，肾上连肺，故将二脏。肺，肾，三焦气化失常，代谢紊乱，湿浊，瘀血，损伤肾脏，使肾气耗伤，瘀血内停。久之伤阳，致浊毒内闭，痰湿瘀阻，蛋白下流。水湿的排泄，机体运动代谢所生成的废物和终末产物都是由命门、肾、三焦、膀胱负责排除和清除。

糖尿病本身是糖代谢紊乱、蛋白质代谢紊乱、脂肪代谢紊乱病证，这些日久损伤肾小球、肾小管，肾间质变性，使肾小球节段性硬化、肾功能受损。代谢废物在体内蓄积，严重的发展成尿毒症。笔者多年经验总结，悟到保护肾功能，以排除"毒素"为主的重要性。自拟温肾降氮汤。组成：黑附子、制大黄、人参、黑丑、白丑、草果仁、益母草、泽兰、土鳖虫、丹参、砂仁、水蛭粉（冲服）。阳虚加淫羊藿、干姜、肉桂；气虚加黄芪、仙茅、巴戟天；脾虚湿重加白术、茯苓、猪苓、苍术；血瘀加重丹参、川芎用量；腰膝酸软加杜仲、牛膝；血糖偏高不稳者加黄精、山药、金樱子、芡实；尿蛋白不降加白僵蚕、蝼蛄；便溏者将方中制大黄改用大黄炭。同时治疗原发病，控制血糖，久久为功，目前看来糖尿病肾病，中医中药是首选，控制好血糖，改善全身状况也很重要，合理饮食是重要环节，参照有关章节进行治疗。

病例：程某，女，61岁。患糖尿病7年，曾用胰岛素等方法治疗，病情反复发作。近期发现尿蛋白，时轻时重，伴腹胀，疲劳乏力来诊。2016年9月9日初诊：查BP 152/106mmol/kg，面微肿，眈白无华，下肢微肿，舌体胖大、齿痕、舌下络脉怒张、白腻干苔，脉沉滑乏力。FBG 9.2mmol/L，PBG 13.6mmol/L，HbA1c 7.2%，尿PRO 2+，肾功能正常，血脂高。诊断：2型糖尿病肾病。辨证：肺肾气阴两虚，胃热血瘀。方药：黄芪40g，益母草40g，泽兰20g，山药20g，知母10g，玄参20g，丹参20g，制黄精20g，石斛20g，葛根20g，苍术20g，土鳖虫15g，白僵蚕15g，天花粉20g，黄连5g，乌梅肉15g，诃子肉15g，三棱10g，莪术10g，党参15g，北沙参15g，金樱子15g，芡实20g。7服，水煎21袋，日3次口服。

9月18日二诊：胃胀缓解，口干减轻，但疲劳乏力，前方去三棱、莪术，加白术15g，茯苓15g，草果仁15g，木香10g，砂仁粉10g（冲服）。7服，水煎28袋，日4次口服。

9月25日三诊：水肿消失，胃纳好转，但餐前血糖不降。前方去砂仁、木香，加五味子10g，天冬15g，麦冬15g，寒水石15g，生石膏20g。7服，水煎 28 袋，日 4 次口服。

10 月 2 日四诊：血糖略降，自觉腰酸乏力，上方去知母、黄精、石斛，加生地黄 15g，山茱萸 15g。7 服，水煎 28 袋，日 4 次口服。

10 月 12 日五诊：好转，复查尿蛋白阴性，前方加减 7 服，日 4 次口服。

10 月 19 日六诊：好转，前方加减 7 服，日 4 次口服。

10 月 26 日七诊：同上。

11 月 20 日八诊：患者自觉症状缓解，复查肾功能正常，尿常规阴性，面色仍㿠白少泽，舌体略大淡嫩、光滑少苔，脉缓滑。辨证：中气不足。脾虚运化乏力，代谢、排泄仍差。本着老年治脾，脾胰同治，六腑以通为补。调整下方常用善后：黄芪 40g，知母 10g，玄参 20g，茯苓 20g，苍术 20g，山药 20g，五味子 10g，葛根 30g，丹参 20g，制黄精 15g，石斛 15g，三棱 10g，莪术 10g，生鸡内金 20g，厚朴 15g，枳壳 15g，党参 15g，麦冬 15g，绞股蓝 25g，红景天 15g，焦神曲 15g。水煎服，取汁 450mL 分 3 次服。随访 2 年，无复发。

六、并发周围血管病

糖尿病首先损伤的是血管内皮细胞，发生在四肢末端小血管、微血管产生微血栓，形成微血管性血栓闭塞性脉管炎，使局部血液循环不畅，局部组织缺血性坏死等病变。首发症状是病损区组织发凉，麻木，疼痛，感觉障碍，进而发黑甚至坏死。此病不可忽视，也是致残因素。

自拟方药：通脉化瘀汤。组成：忍冬藤、鸡血藤、地龙、当归、丹参、玄参、乳没。发凉者加桂枝、细辛、乌梢蛇；疼痛麻木者加葛根、白芍、防风，重用当归 50g，玄参、忍冬藤加重用量；加黄芪、土鳖虫、蜈蚣、全蝎、乳香、没药、桃仁、红花、鸡血藤加强活血化瘀，解毒通经之力；发黑者重用当归、忍冬藤、丹参、加黄芪、益母草；若溃烂久不收口者重用生白术、白芷、防风、人参，补气托毒生肌，加用局部外用药，或参照有关章节治疗。

病例：郭某，男，53 岁。患 2 型糖尿病 9 年。服拜糖平，维持血糖尚可。近 8 个月，手指脚趾末端发凉，疼痛，夜间加重。近 3 个月左下肢疼痛来诊。2018 年 8 月 26 日初诊：肢端发凉至肘、膝，面色㿠白无华，口唇淡紫，舌体略大、质淡紫、舌下络脉怒张、白苔、中心厚，脉沉弦。BP 132/90mmHg，FBG 7.9mmol/L，PBG 12.8mmol/L，尿分析：尿 PRO ±，肾功能正常。视力：左眼 0.8，右眼 0.4，眼底视网膜动脉、静脉变细、迂曲，压迹加深，右眼底有出血痕迹。诊断：糖尿病合并周围血管病。辨证：寒凝血瘀，经脉痹阻。治法：通阳活血，解毒通脉。方药：当归 30g，桂枝 15g，白芍 30g，细辛 6g，鸡血藤 20g，忍冬藤 90g，玄参 30g，黑附子 10g，淫羊藿 20g，太子参 15g，葛根 30g，黄精 15g，石斛 15g，丹参 20g，苍术 20g，乳香 12g，没药 12g。14 服，水煎取汁 600mL，分 3 次口服。

9 月 14 日二诊：服药疼痛明显减轻，指趾转温，下肢轻度水肿，面黄舌暗，脉沉细。前方去黑附子、淫羊藿、苍术、乳香、没药、太子参，加益母草、泽兰、黄芪、土鳖虫、红景天。14 服，水煎服。

9 月 23 日三诊：末端肢凉痛消失，手脚温，下肢水肿消失，眼视力亦好转。面黄，舌质淡红、白苔，脉沉滑无力。病情好转，血糖下降不明显。9 月 10 日方去泽兰，加山药、天花粉，14 服，水煎服。

10 月 14 日四诊：四肢正常，面色黄少泽，舌质嫩红、白苔，脉沉滑无力。FBG 6.8mmol/L，PBG 9.8mmol/L，病情好转。方药：当归 30g，桂枝 15g，鸡血藤 30g，忍冬藤 70g，玄参 30g，葛根 30g，丹参 20g，黄精 15g，石斛 15g，红景天 15g，绞股蓝 20g，苦瓜籽 25g，茺蔚子 15g，三七粉 8g（冲服）。调理善后 20 服，随访无复发。

七、糖尿病及并发症的食疗

治疗糖尿病食疗也很重要，很关键，下面介绍几个食疗验方。

1. 山药莲子粥

组成：鲜山药 100g，小米 100g，燕麦 40g，莲子肉 30g，绿豆 30g。

功效：鲜山药色白入肺经，味甘入脾经，液浓入肾，肺脾肾三脏皆补，并能生津增液。小米、燕麦、莲子肉补脾肾并增加纤维素和维生素；绿豆解毒利尿，可为主食。

2. 葛根银耳粥

组成：葛根粉 40g，银耳 20g，粳米 80g，红枣 30g。

制法：放砂锅内加水 750mL，慢火成粥，做主食用。

功效：葛根入阳明经，生津止渴解肌。现代医学认为葛根能改善微循环而活血。银耳、粳米、红枣补脾益气润肺化燥。

3. 黄精绞股蓝茶

组成：炙黄精 15g，绞股蓝 15g，红景天 8g，枸杞子 8g。

制法：先用温水 500mL 泡 30 分钟，放火上煮开 10 分钟，或用沸水直接浸泡 20 分钟，代茶饮，可持续加沸水饮用。

功效：黄精滋补肺，脾，胃。绞股蓝补脾化湿；红景天补脾清肺排痰；枸杞子补肝肾，益精血，明目，对糖尿病偏于气阴两虚者尤为适宜。

4. 苦瓜炒鸡蛋

组成：苦瓜 250g，黄瓜 200g，豆芽 100g，鸡蛋 2 个。

制法：改刀备用。加植物油 15g 左右，先煎鸡蛋微黄，再放苦瓜，黄瓜，豆芽炒熟，再加煎好的鸡蛋，不用醋、酱油，少许盐，姜、葱、蒜均可以用。

功效：苦瓜带籽含有苦瓜素能降糖，降糖化血红蛋白；黄瓜润脾胃生津止渴；豆芽解毒，增加维生素；鸡蛋增加动物蛋白。做菜肴用，既治病防病又美味可口。

5. 芹菜汁

组成：洗净摘好的芹菜 200～300g。

制法：用打浆机，榨汁，每次 150mL 左右。

功效：适用于糖尿病，血压偏高，经常便秘者。

6. 玉米须炖乌鸡汤

组成：鲜玉米须 100g，黄芪 40g，肉桂 15g，乌骨鸡 100g，鲜姜 30g，食盐 5g。

制法：玉米须纱布包好，其余加水 500mL，慢火煲汤，鸡肉离骨为度，去掉玉米须、黄芪、肉桂，喝汤食鸡肉，为菜肴。

功效：适用于糖尿病身体虚弱，疲劳乏力，或有水肿者，黄芪、肉桂补气培元；玉米须利水除湿降浊；鲜姜养胃气除水气。上佳菜肴。

7. 鲜姜鲫鱼赤小豆汤

组成：鲜鲫鱼 350g，去内脏、带鳞籽，鲜姜带皮 50g 切薄片，赤小豆 50g，调料随意，不用酱油和醋。

制法：加水 1000mL，慢火煲汤，以鱼肉脱骨，掉鳞为度，喝汤吃鱼。

功效：适用于糖尿病脾肾两虚，低蛋白血症，渗透性水肿，蛋白尿者。

8. 鹿鞭淫羊藿红炖

组成：鲜鹿鞭 200g，如没有可用貂鞭，可用黄狗肾代替，淫羊藿 30g，肉苁蓉 15g。

制法：慢火红炖。分次服用。

功效：培元固本，大补命门真气。适用于久病，阴阳两伤，下元不固，遗精，尿浊或尿失禁，身体疲惫，步履艰难，动则心跳气短，喘促自汗等证。

9. 瓜皮豆豉饮

组成：西瓜翠 15g，冬瓜皮 15g，绿豆豉 10g，天花粉 15g，荷叶梗 10g，乌梅肉 10g。

制法：加水 750mL，煮开去渣饮用汁，适度常喝，代茶代饮料用。

功效：适用于糖尿病，烦渴，口干喜饮，或饮水即肿之证。此方醒脾化湿，升清生津，降浊利尿，可视症状，长期服用，病好为止。

10. 乌龟莲子汤

组成：石莲子 30g，芡实 30g，玉米须 100g，莲须 20g，乌龟一只。

制法：乌龟依法治好，玉米须、莲须纱布袋装，其他放在一起，加鲜姜、葱白、食盐少许、黄酒少许，加水 1000mL，文火煲汤。乌龟离骨；莲子开花为好，去掉玉米须包，分次使用。

功效：滋阴降火，生津止渴，补肾利水。适用于糖尿病合并高血压病，肝肾阴虚火旺，烦渴消瘦，尿如脂膏等症。

第三节 男科疾病

一、急性前列腺炎

前列腺炎属于中医少腹痛，淋证，腰痛，尿浊，滴白等病范畴。其主证是少腹胀痛，胀坠感，尿意感，绞痛，向会阴部放射，有时尿道烧灼，刺痛感，尿急，尿频，尿无力，尿等待，尿道口有黏液流出，不能自控，有时尿道口红赤，痒感。《内经》说："下焦不利为癃，为遗溺。"

（一）病因病机

（1）下元虚惫，命门火衰。抗病能力低下而发病，或因性生活不洁，过频手淫，受寒兼凉，使下焦元阳受损，气化不宣，血遇寒则凝，寒凝血瘀而成。

（2）感染秽浊之气，伤及下元。秽毒与气血凝结，聚集不散，郁久生热。或因感染湿热之邪，与气血胶结不散，瘀积下焦而成。

（3）酗酒过度，嗜食膏粱厚味，养成内热，湿热下注而发。

（4）居处卑湿，久卧湿地。寒湿客于下焦，伤于冲、任、带脉，寒凝血瘀，阳气不布，阴寒凝聚，成块成死血而发。

（5）情志郁结，五志过极。肝气不舒，郁而生热，循经下注而发。肝之经脉循少腹，络阴器。或精神高度紧张，精神创伤，郁火伤阴，阴虚火旺，热扰下焦而发。

（6）房劳多度。性生活过频，伤及下元而发。总之下元虚惫，阳气不足，感染秽浊不洁，湿热下注、郁火、寒凝、气郁等为发病之因。

前列腺位于膀胱下面，直肠前面，尿道在其下三分之一处通过，其开口于尿道的上端。受脑垂体－性腺轴调控和支配，归属命门系统。《难经·三十六难》《难经·三十九难》均说到，"命门者，精神之所舍也，男子以藏精，女子以系胞，其气与肾通"。

日久不愈损伤阴阳，正气益虚，邪气益盛，久而久之淤阻成块，阻塞下窍而病益深矣，正如经曰："肾者，作强之官，技巧出焉。"日久损伤肾经，形成阳痿、早泄、滑精、遗精、性功能障碍等变证。前列腺腺体发炎影响精液，精子质量差和精子成活率低形成弱精证，甚至导致男性不育症。病久下元不固形成尿频、尿失禁、尿无力等排尿障碍，久之淤结成块，阻塞尿道，导致癃闭之变证。该病对男性危害极大，影响极深。要想健康长寿，不可不防，不可不治，亦不可等闲视之。

（二）辨证施治

下焦湿热血瘀型

主证：少腹拘急，胀坠疼痛，甚至放射至会阴处；腰酸，腰痛，活动加重；尿频，尿道刺痛，烧灼感，尿不净；形神疲惫，面暗少泽，舌质鲜红、舌苔白腻中干或黄腻干，脉滑数。前列腺液常规：大量 WBC，脓球，卵磷脂小体 1+ ～ 2+。

治法：清利湿热，活血化瘀，解毒泻浊。

方药：益母草、黄柏、知母、牛膝、肉桂、白花蛇舌草、马鞭草、王不留行、苦参、土茯苓。若小腹痛甚加五灵脂、蒲黄、元胡、川楝子；痛牵扯睾丸加吴茱萸、橘核、荔枝核、桃仁；少腹疼痛喜温喜按者加葫芦巴、小茴香；胀坠痛拒按者加桃仁、土鳖虫、制大黄；腰痛加炒杜仲、怀牛膝、补骨脂；尿道烧灼、刺痛感者加石韦、滑石；浓尿者加重楼、马齿苋、金银花、地丁；尿浊如米泔水加绵草薢、石菖蒲、地肤子、蛇床子，加大土茯苓用量；发热加黄芩、柴胡；急性前列腺重在驱邪，湿热、毒热、血瘀，斟酌侧重为之，邪去正安，防止生变。

病例：丁某，男，31 岁。2018 年 9 月 1 日初诊：面黄少泽，小腹坠痛，疼痛放射至会阴部，尿频，尿痛，烧灼感，尿不净，总有尿意感，舌质淡红、白腻中黄苔，脉滑数。前列腺液：外观微黄，有小块。WBC 满视野，有脓球，卵磷质小体 2+。诊断：急性前列腺炎。辨证：下焦湿热血瘀互结。

方药：益母草 60g，黄柏 15g，知母 15g，肉桂 15g，怀牛膝 15g，白花蛇舌草 50g，马鞭草 15g，土鳖虫 15g，蒲黄 15g，五灵脂 15g，王不留行 15g，石韦 20g，滑石 20g，苦参 15g，赤芍 20g，生甘草 15g。14 服，水煎服。

9 月 15 日二诊：尿急、尿频、尿不净好转，仍少腹痛，腰痛，面黄，舌质红、苔薄黄，脉滑。前方去滑石、赤芍加炒杜仲、补骨脂。14 服，水煎服。

10 月 13 日三诊：诸症好转，仍有腰酸，偶有小腹不适感，复查前列腺液，外观正常，WBC 2～4/HP，卵磷质小体 4+。面黄，舌质红，脉滑。病情显效，改用下方善后：淫羊藿 15g，益母草 30g，黄柏 10g，肉桂 15g，五灵脂 15g，蒲黄 15g，葫芦巴 15g，小茴香 15g，元胡 15g，川楝子 15g，白花蛇舌草 40g，炒杜仲 15g，怀牛膝 15g，补骨脂 15g。14 服，水煎服。随访无复发。

二、慢性前列腺炎

无典型急性发病史，病情复杂，缠绵迁延，有些由急性前列腺炎迁延不愈转变而来，亦有起病就是慢性的。从病原学看，因感染发病称感染性；因非感染发病称无菌性前列腺炎。病位在下焦，与肾、命门、冲脉、任脉、督脉、带脉、肝脾诸脏功能病变有关。

（一）病因病机

（1）命门火衰，因虚治病。多有房事过度或手淫耗伤真阴，真阳。寒凉，潮湿，湿热，因虚而侵入发病。

（2）性生活不洁，感染秽气而发病。

（3）肝经湿热循经下注，湿热血瘀互结。

（4）因脾运失健，湿浊内停，湿瘀成毒而发病。

（5）寒湿客于下焦，元阳不化，寒湿血瘀，凝聚不散，瘀阻下焦。

总之，该病因虚致病，血瘀，湿热，秽浊污染是其病因。虚实错杂，本虚标实之证。

（二）辨证施治

1. 阳虚湿热型

主证：面色无华，神倦疲惫，小腹拘急疼痛，坠胀放射至会阴部，喜温喜暖，小便频数、短涩不畅、有时刺痛烧灼感，舌体胖大淡嫩、白腻苔、中心干，脉滑数无力或沉弦。

治法：温阳补肾，清利湿热。

方药：淫羊藿、益母草、黄柏、怀牛膝、白花蛇舌草、马鞭草、王不留行、苦参、土茯苓、炒杜仲、补骨脂。兼阴虚火旺加知母、生地黄；兼血瘀少腹痛，拒按加重，加丹参、五灵脂、蒲黄、元胡、土鳖虫；少腹痛喜温喜暖加葫芦巴、小茴香、乌药、肉桂；尿道刺痛加滑石、石韦，甚至琥珀粉冲服；尿道口分泌多，红赤者加重苦参、土茯苓用量，再加败酱草、马齿苋；尿频，尿无力，尿不净加益智仁、桑螵蛸、海螵蛸；梦遗，滑精者加金樱子、覆盆子、沙苑子、锁阳；腰痛重者加炒杜仲、川续断、菟丝子；肾虚加熟地黄、山茱萸、山药。总之该病本虚是命门火衰，无阳则阴无以化，无阳则气无以行，无阳则血无以运，无阳则气化不行。下窍开阖失度。引发血瘀，气阻，寒凝，下窍不利。再则前列腺本身是个性腺器官，血液循环少。加之阳虚寒凝，更加重前列腺内血运障碍，致使前列腺始终处于充血和血瘀状态。再加其他因素干扰加重血循环障碍，温阳活血化瘀是本，驱邪是标。

病例：汝某，男，26 岁。2017 年 2 月 7 日初诊：患前列腺炎年余。近 30 天尿频，尿急，尿不净加重，伴腰酸痛，小腹冷坠痛。面㿠白无华，舌体胖大、舌质淡嫩、白腻苔，脉沉弦无力。前列腺液常规：WBC 12 ～ 16/HP，RBC 0 ～ 4/HP，卵磷质小体 2+。尿常规正常。诊断：慢性前列腺炎。辨证：肾阳虚湿热血瘀型。方药：淫羊藿 15g，益母草 40g，黄柏 10g，肉桂 10g，山茱萸 15g，巴戟天 15g，苦参 15g，白花蛇舌草 40g，马鞭草 15g，五灵脂 15g，蒲黄 15g，元胡 15g，葫芦巴 15g，土鳖虫 15g，韭菜子 15g，锁阳 15g，补骨脂 15g，炒杜仲 15g，怀牛膝 15g。20 服，水煎服。

2 月 27 日二诊：尿频，尿急，腰痛等减轻，前方加减 20 服，水煎服。

3 月 21 日三诊：面㿠白无华，舌体略大、淡红、白苔，脉沉滑。前列腺液常规；外观约 2mL，淡灰色，WBC 0～2/HP，卵磷质小体 4+，基本痊愈。肾虚明显。方药：淫羊藿 15g，益母草 40g，山茱萸 15g，白花蛇舌草 30g，怀牛膝 15g，炒杜仲 15g，补骨脂 15g，金樱子 15g，芡实 20g，菟丝子 15g。14 服，水煎服，随访一次无复发。

2. 阳虚湿浊型

主证：小便浑浊如米泔，尿时清时浊。有时尿道口有黏液流出不能自禁，面白神疲，舌体胖大、淡嫩、苔白腻湿滑，脉濡数或沉迟无力。

治法：温补命门，化湿别浊。

方药：淫羊藿、肉桂、萆薢、石菖蒲、白花蛇舌草、马鞭草、茯苓、升麻。气虚加黄芪、肉桂；尿频或淋漓不断加益智仁、五倍子；兼血瘀者加丹参、琥珀粉；尿中白细胞，脓球多者加败酱草、马齿苋、红藤；腰酸膝软加生姜、炒杜仲、怀牛膝；肾虚加山茱萸、山药、熟地黄、肉苁蓉；尿道口及阴囊起小丘疹发痒者加蛇床子、地肤子、土茯苓，或用川椒、白矾煎汤外洗用。此证多由日久劳倦，中气不运，清气不升，导致三焦气化失约，水湿潴留下注，或因三焦气化失常，命门火衰，元气虚弱，清浊不分，湿浊下注，气化失约。

病例：解某，男 27 岁。2018 年 1 月 27 日初诊：尿频，尿浊，尿不净，滑精，腰痛。有手淫史。面色青灰，口唇发紫，舌体胖大、紫暗、边尖湿滑、白腻湿滑苔，脉沉弦无力。前列腺液常规：WBC 8～12/HP，RBC 0～2/HP，卵磷质小体 2+。诊断：慢性前列腺炎，性功能障碍。辨证：阳虚湿浊，精关滑脱。方药：淫羊藿 20g，巴戟天 15g，小茴香 15g，韭菜子 15g，益母草 40g，黄柏 10g，肉桂 20g，白花蛇舌草 40g，萆薢 15g，石菖蒲 15g，益智仁 10g，乌梅 15g，土茯苓 20g，苦参 15g，桑螵蛸 10g，海螵蛸 15g，补骨脂 15g，炒杜仲 15g，怀牛膝 15g，金樱子 15g，覆盆子 10g，五味子 10g，沙苑子 10g，生龙骨 20g，鹿角霜 15g。24 服，水煎服。

2 月 24 日二诊：尿频，尿浊好转，滑精 1 次，面色青灰，舌质淡嫩、白滑苔，脉沉滑。前方去苦参加芡实，14 服，水煎服。

3 月 10 日三诊：症状明显缓解，面白唇淡，舌体大、暗白苔，脉沉。复查前列腺液：WBC 0～4/HP，卵磷质小体 3+，病情好转，继用前方加减 18 服，水煎服。

4 月 8 日四诊：面白隐隐淡红，白苔，脉沉。复查前列腺液正常。有时仍腰酸滑精，嘱其杜绝手淫，改用下方：淫羊藿 100g，巴戟天 180g，小茴香 60g，肉桂 40g，补骨脂 50g，韭菜子 100g，蛇床子 100g，金樱子 100g，覆盆子 60g，菟丝子 60g，五味子 50g，沙苑子 50g，枸杞子 80g，葫芦巴 40g，鹿角霜 100g，锁阳 100g，山茱萸 100g。消毒，干燥，粉碎 100 目筛，每日 30g，日 2 次口服，调理善后。7 月随访滑精止，正常痊愈。

3. 阴阳两虚，下元不固型

主证：面色青灰无华，口唇发紫，形倦疲惫，少腹痛，尿频，尿无力，尿浊，尿失禁，梦遗滑精，阳事不举，腰痛如折，腹满便溏，舌体胖大湿滑，脉沉细。前列腺液白细胞病并不太多，少见脓球，卵磷脂质小体明显下降。

治法：温补下元，益精固涩。

方药：淫羊藿、仙茅、巴戟天、补骨脂、韭菜子、蛇床子、金樱子、覆盆子、菟丝子、白花蛇舌草、鹿角霜、桑螵蛸、海螵蛸。阳虚重者加黑附子、鹿茸粉冲服；频繁滑精，遗精者加莲须、生龙骨、生牡蛎、锁阳、山茱萸；盗汗加败龟板、五味子、熟地黄；尿道刺痛加石韦、滑石；腰痛者加炒杜仲、怀牛膝、生姜；少腹冷痛加葫芦巴、小茴香；兼血瘀加五灵脂、蒲黄、苏木、土鳖虫、丹参；尿频无力加益智仁、桑螵蛸；尿量多加金樱子、芡实；纳呆腹胀加党参、白术、砂仁；便溏加诃子肉、肉豆蔻。

4. 阴虚血瘀型

主证：面色暗无华或黑而晦暗，形神疲惫，五心烦热，少腹痛坠胀向会阴部放射，按之痛甚。口干舌燥，便干，尿赤，有时尿道刺痛，梦遗，滑精，舌质红干少津少苔，舌下络脉怒张，舌边有瘀血线或瘀斑，脉细数或沉涩。

治法：滋阴活血化瘀。

方药：黄柏、知母、龟甲、熟地黄、牛膝、白花蛇舌草、马鞭草、土鳖虫、桃仁、制大黄、五灵脂、蒲黄、益母草。腰痛者加炒杜仲、生山药；尿涩痛加石韦、滑石、赤芍；梦遗加莲须、生龙骨、生牡蛎；兼湿热重者加苦参、土茯苓；心烦口苦咽干加天冬、西青果。

病例：张某，男，39岁。患前列腺炎年余，多方治疗始终未愈。小腹胀坠隐痛，尿频，尿急，尿痛加重。2016年2月13日初诊：面暗无华，舌体略大暗红，白腻中黄苔，咽赤，脉沉滑无力。前列腺液常规：WBC 0～12/HP，卵磷脂小体2+，可见脓球。彩超：前列腺增生肥大。诊断：慢性前列腺炎急性发作。辨证：下焦湿热血瘀互结。方药：益母草60g，黄柏15g，知母15g，肉桂15g，怀牛膝15g，五灵脂15g，蒲黄15g，元胡15g，川楝子15g，土鳖虫15g，丹参20g，王不留行15g，白花蛇舌草40g，马鞭草15g，苦参15g，甲珠粉7g（冲服），土茯苓30g，石韦20g，滑石20g，生甘草10g。14服，水煎服。

3月2日二诊：尿痛消失，小腹胀痛、尿急减轻，舌质红、薄黄苔，脉沉滑。湿热减轻，前方去石韦、滑石、土茯苓、川楝子、元胡加淫羊藿、葫芦巴、巴戟天，20服水煎服。

4月3日三诊：症状消失，有时腰酸，尿道口偶有白色分泌物，舌质淡红、白苔，脉沉滑无力。复查前列腺液，灰白色，WBC 0～2/HP，卵磷脂小体4+。湿热血瘀缓解，肾气虚。方药：淫羊藿15g，益母草40g，巴戟天15g，小茴香15g，炒杜仲15g，怀牛膝15g，补骨脂15g，白花蛇舌草30g，马鞭草15g，土鳖虫15g，甲珠粉6g（冲服），韭菜子10g，苦参15g，桑螵蛸10g，海螵蛸15g。30服，水煎服。前后调治120余天，痊愈，半年随访无复发。

5. 癥结窍阻型

主证：面色黧黑或晦暗，腰酸膝软，疲惫身重，小便淋漓不畅，或点滴而出，或余沥不尽，排尿无力，尿急，急频而少，少腹胀急，总有尿意感。大便干结，舌体胖大紫暗湿滑、舌下脉络怒张，脉洪大，尺脉不任按或沉涩无力。

治法：温补命门真阳，化瘀消癥开窍。

方药：鹿茸、海马、淫羊藿、仙茅、韭菜子、巴戟天、王不留行、蝼蛄粉、益智仁、三棱、莪术。畏寒肢冷阳虚重加炮附子、肉桂；瘀结成块加甲珠粉；兼湿热者加白花蛇舌草、马鞭草；咽痛心烦加北沙参、天冬、麦冬、诃子肉；腰膝酸软、步履艰难加生姜、狗脊、川续断、牛膝；阴虚火旺加龟甲、生地黄、黄柏、知母；血瘀重加丹参、水蛭粉。

久病瘀滞，气血痰毒凝结成块，阻塞尿道。或房事过度，败精死血凝聚阻塞尿道。或高年阳气衰败，命门火衰，阳不化阴，阴寒凝聚阻塞尿道。三焦气化不利，下窍不开，排尿不畅。

对慢性前列腺炎亦有采用坐浴，外治法，直肠置入栓剂，穴位药物贴敷等方法，临床亦有缓解作用，可参照运用。

预防：从中医学的观点强调个人预防，良好的科学生活习惯，保命门培根基，十分关键。节制性生活，注意性卫生，避免接触感染，防止寒冷潮湿，提高自身免疫力，增强自身体质，才是求本之策。

附　前列腺增生

此证多见于高年男性，前列腺增生、肥大。中医本无前列腺这个名称，但前列腺是组成命门的一部分。前面谈过命门的解剖定位是内分泌系统，是脑垂体－肾上腺轴，脑垂体－性腺轴，前列腺属于性腺的一个组成部分。现代医学认为前列腺是男性生殖系统的一个附属腺体，其主要功能是精液在其中液化促成提高精子活力和运动质量，尿道在其中通过。前列腺位于膀胱下方，参与内分泌生理活动。

（一）病因病机

青壮年命门真火盛，元气充沛，调控气化功能健壮，排尿正常。而高年体弱，命门火衰，元气不足，或因房事过度，性生活不洁，或其他疾病耗伤真元，致阴阳两伤，下窍不利而成小便频数，尿失禁形成此证。

（二）辨证施治

元气亏虚，中气下陷型

主证：面色㿠白虚浮，形倦疲惫，少气气短，动则加剧，舌体胖大湿滑、齿痕、白苔或水滑苔，脉沉弱或沉缓，此证多见于高年体弱女性或久病耗伤，真元亏损，中气下陷，下窍失禁。

治法：补气升阳，固涩止遗。

方药：黄芪、人参、肉桂、升麻、五味子、巴戟天、韭菜子、益智仁、小茴香、炙甘草。气欲脱者重用人参加龙骨、牡蛎、五味子；脾虚湿困，纳呆便溏者加白术、茯苓、砂仁、补骨脂、肉豆蔻；动则喘促，肾不纳气加山茱萸、核桃仁、灵磁石；兼有阳虚者加淫羊藿、黑附子。

三、男性不育

男性不育症指成年男性，生育年龄内，与女性同居一年以上，排除女性因素，人为因素外，而女方不能受孕者，为男性不育症。《灵枢·决气》说："两神相搏，合而成形，常先身生，是谓精。"叶天士在《竹林女科证治》中说："子嗣有无之责，全归男子。"认为"求嗣必先养精"，并提出养精五法，即"养精需寡欲；养精需节劳，精成于血，久视耗血，久听耗血，久思耗血之戒；养精需息怒，君相二火旺，扰动精室，而精暗流耗伤；养精需戒酒；养精需慎味"。古人谆谆教诲之训，金玉良言，不可不尊，不可不戒。

男性生育功能在于命门、肾二脏。中医认为"肾藏精"，包括了生殖之精，先天之精。《难经·三十六难》曰："命门者，男子以藏精，女子以系胞，其气与肾通。"这论述了男性生育功能主要在命门，肾二脏。前面谈过：命门解剖定位在内分泌系统，也就是脑垂体－肾上腺轴，脑垂体－性腺轴，包括了睾丸、附睾、输精管、精囊腺、前列腺。《素问·上古天真论》说："男子二八，肾气盛，天癸至——肾者主水，受五脏六腑之精而藏之，五脏盛乃能泻。"在生育年龄范围内，各种原因导致精子质量差等，不能使女方受孕者叫男性不育症。

（一）病因病机

综合分析大致有以下五点：①先天禀赋不足，生殖器官发育不良或遗传因素。②命门火衰，肾气不足，精气清冷。③感染秽浊之物或湿热侵入精室，损伤精子。④其他疾病导致的睾丸损伤，如附睾结核、附睾炎、腮腺炎等。⑤外伤、药物、中毒等损伤了睾丸，引发精子生成功能损伤。精子通道阻塞不畅。

受孕重责在男，男重在养精，精旺精强，才能受孕，孕后胎健。《叶天士》所谈，"求子嗣必须先养精，养精需要寡欲，养精需节劳"。《内经》讲的"五劳所伤，养精须息怒，养精须戒酒，养精须慎味"可供参考，引以为戒。现人不知不察，肆意妄为，损伤真元，精伤，精耗，难孕矣。

（二）辨证施治

1. 肝郁不育型

主证：面焦无华，心烦易怒，冥思苦索，精神高度紧张，口苦咽干，失眠多梦，梦遗、遗精，性功能障碍，舌质鲜红、苔干，脉数。

治法：平肝泻火，滋肾养精。

方药：龟板胶、黄连、生白芍、莲子心、月季花、北沙参、生地黄、熟地黄、沙苑子、黄柏、知母。肝火盛者加栀子、麦冬；心火盛加黄芩，加大生地黄用量；腰膝酸软加山茱萸、炒杜仲、怀牛膝；肾精亏虚加锁阳、肉苁蓉；胆经痰火盛加胆南星、天竺黄；失眠多梦加夜交藤、石菖蒲、茯神、柏子仁；精子畸形多加覆盆子、菟丝子；梦遗滑精加生龙骨、生牡蛎、莲须；气郁加柴胡、川楝子；血瘀加当归、丹参、桃仁。肝主疏泄，体阴用阳，内寄相火，赖肾水滋养。七情郁结，愤怒郁闷，五志化火，酿成内热，循经下注，肝经绕阴器，络阴中。木郁生火，火伤心神，神志不宁，烦躁易怒，君相二火肆意妄为，损伤精室，耗伤肾阴、真阳，精枯难孕。

2. 湿热不育型

主证：面黄神倦，口苦咽干，少腹胀闷，隐痛，小便黄赤，大便黏腻，舌质红、边尖红赤、苔腻中干或黄腻，脉滑数。

治法：清热利湿，解毒养精。

方药：白花蛇舌草、怀牛膝、川续断、菟丝子、沙苑子、覆盆子、金樱子、败酱草、马齿苋、苍术。湿热重加蚕沙、芡实、茯苓；脾湿加生白术、党参、薏苡仁；气虚加黄芪、肉桂、淫羊藿；腰膝酸软加炒杜仲、怀牛膝、生山药；精子畸形多加鹿茸、海马、肉苁蓉；少腹冷痛加小茴香、巴戟天；肾虚重加山茱萸、肉苁蓉、锁阳。本病重在清利湿热，解毒养精，湿瘀化热或感染湿热不洁之物，损伤精室。此证多由男性生殖系统的慢性炎症，损伤精子成活率、数量和质量，而引发男性不育症。

3.气血亏虚型

主证：面色萎黄，少气懒动，形体衰弱，心悸失眠，头晕目眩，纳呆便溏，精液量少，精子数量不足，活动力差，舌质淡嫩，脉弱或沉细。

治法：补气生血，益肾生精。

方药：人参、黄芪、肉桂、五味子、当归、熟地黄、川芎、淫羊藿、巴戟天、菟丝子、金樱子、覆盆子。心悸失眠者加酸枣仁、柏子仁、远志、茯神；阳痿早泄加鹿茸粉、韭菜子、沙苑子；纳呆，腹胀，便溏加公丁香、肉豆蔻、补骨脂。

先天之精靠后天之精充养，故称精血同源。体弱或久病，气血亏损，精血失养，化源不足而不育。

4.气滞血瘀型

主证：面色晦暗不泽，精神压抑，抑郁沉闷，胸胁胀闷，心烦易怒，口苦目眩，或伴性功能障碍。婚后久不孕。舌质暗红、舌下脉络怒张、舌边有瘀点或有瘀血线、苔湿滑，脉沉弦或沉涩。

治法：疏肝活血，通络生精。

方药：王不留行、当归、白芍、路路通、月季花、玫瑰花、桃仁、红花、穿破石、鹿角粉、熟地黄、山茱萸、合欢花。精子数量少加覆盆子、金樱子、肉苁蓉、锁阳；少腹坠胀痛牵引睾丸胀痛加荔枝核、橘核、川楝子；合并精索静脉曲张加五灵脂、蒲黄、乳香、没药；合并阳痿加淫羊藿、仙茅、蜈蚣。

情志不遂，郁怒伤肝，肝失调达，疏泄失职，宗筋弛纵，易致性功能障碍，气滞则血行障碍，形成血瘀。肝用有余，肝体不足，上盗母气，耗伤肾阴。阴精耗伤，亏耗而精子质量、数量均受损伤而形成男性不育症。

5.肾虚精衰型

主证：面白神倦，畏风怕冷，腰膝酸软，头晕目眩，舌质淡嫩，脉沉细或沉涩、尺部尤甚。精液稀少，精子数量不足，活动率差，畸形过多。

治法：补肾生精，培元固本。

方药：龟板胶、鹿角胶、红参、枸杞子、金樱子、覆盆子、菟丝子、韭菜子、五味子、沙苑子。偏阳虚加淫羊藿、仙茅、鹿茸粉；睾丸、附睾发育不良加紫河车；阳痿加鹿鞭粉温纳脐粉；腰膝酸软加炒杜仲、怀牛膝；脾虚便溏者加补骨脂、肉豆蔻、公丁香；食少纳呆加白术、木香、砂仁；滑精、尿浊者加益智仁、桑螵蛸、莲须；心悸气短、心阳不足加桂枝、生龙骨、生牡蛎。此证多由先天禀赋不足，睾丸、附睾发育差。或后天房事过频，过早，或过度手淫，损伤肾精而导致精子质量差，数量少。

病例：李某，男，35岁。婚后3年未育。有早泄症，近半年逐渐出现阳痿。不能做完整性生活。婚前有手淫史多年。有梦遗，滑精病史。2016年6月9日初诊：面色青灰，唇淡紫，舌体胖大、齿痕、舌质紫暗、苔白滑，脉沉细、尺涩。无烟酒史。精液常规：量少清稀、畸形、死精较多，活力差，正常精子小于20%。诊断：男性不育症，阳痿，早泄症。辨证：元阳亏损，精亏耗伤气损。治法：温阳益肾，起痿生精。方药：锁阳100g，韭菜子80g，巴戟天100g，淫羊藿100g，肉桂50g，金樱子100g，覆盆子50g，枸杞子100g，鹿茸100g，海马80g，五味子50g，沙苑子50g，山茱萸50g，雄蚕蛾70g，山药60g，仙茅50g，生晒参40g，补骨脂80g，吴茱萸30g，阳起石40g，鹿角片100g，菟丝子80g，蜈蚣80条。干燥，消毒，粉碎，100目筛，每次30g，日2次口服。

8月21日二诊：上药服用70天，诸症好转，面色转鲜，舌质淡红、白苔，脉沉无力。病情好转，继用上方加减1剂，服用80多天。

11月15日三诊：面黄，舌质红、白苔，脉缓滑，性功能正常。复查精液常规，量约4mL，黏稠，精子数2150个/mm²，活力正常，正常精子70%，少数畸形，随访半年。女方已受孕14周，胎儿发育正常，痊愈。

此证由婚前过度手淫，耗伤真元，导致婚后早泄、阳痿、死精，经半年余调治而愈。

6. 精关滑脱型

主证：神疲乏力，憔悴无华，心烦口苦，心悸怔忡，头晕目眩，夜不能寐，失眠多梦，梦则遗精，舌质光红，脉细数或弦细。

治法：清心滋肾，止遗生精。

方药：天冬、熟地黄、太子参、莲子心、补骨脂、生龙骨、生牡蛎、益智仁、灵磁石、山茱萸、败龟板。滑精重者加桑螵蛸、鹿角霜、海螵蛸、莲须；心悸怔忡重加柏子仁、远志、茯神、石菖蒲、五味子；失眠加夜交藤、合欢花；肾阴虚加枸杞子、炒杜仲、北沙参。此证定要清心寡欲，正如《金匮翼·梦遗滑精》所云："动于心者，神摇于上，则精遗于下也。"[1] 排除心理因素和不必要的妄想杂念，杜绝手淫不良生活习惯很重要。

频繁梦遗，遗精。心神不宁，极亦冲动，动则滑精、遗精。精室不藏，使精枯量少。神遥于上，精滑于下。现代医学说的肾上腺神经元损伤，性神经衰弱，或频繁过度手淫造成滑精、遗精，使精子弱而不育。

7. 命门火衰型

主证：畏寒神萎，腰膝以下凉痛，少腹发凉，形神疲惫，面色㿠白或黧黑，舌淡苔白，脉沉弱。

治法：温补命门，补肾生精。

方药：鹿茸粉、红参、仙茅、淫羊藿、巴戟天、韭菜子、公丁香、沉香粉、黑附子、肉桂。将上药配好用量。研细粉，炼蜜为丸，每日 30g。精子少，活动率差，可加金樱子、覆盆子、菟丝子、枸杞子、沙苑子；脾虚纳呆便溏可加紫豆蔻、肉豆蔻、补骨脂；气虚加黄芪；腰酸痛加狗脊、生姜、炒杜仲。

阳衰不化，无以生精，真精亏少，精液清稀量少，精子活动力差。该证主要是命门火衰，孤阴不长，精无以生，阳气不化，真原不足，诸经诸脏失于温化。

总之，男性不育症，要培补命门真气，才能生精、壮精、强精。生活要清心寡欲，才能保精养精。避免寒凉侵入，而伤真阳；避免湿热浊毒侵袭伤精，才能护精、养精。育嗣之要，不可不察，不可不尊。

---

① 尤怡．金匮翼 [M]．北京：中国中医药出版社，2005.

四、阳痿

阳痿是男性性功能障碍常见病。阳痿指成年男性，未到生理性性衰减期，而临房萎而不举，举而不坚，坚而不久，不能完成正常性生活。《灵枢·邪气藏府病形》称"阴痿"，《灵枢·经脉》称"阴器不用。"

（一）病因病机

多由于房劳伤肾，精亏气弱，或过早手淫伤及根源。《外台秘要·虚劳阴痿候》曰"劳伤于肾，肾虚不能荣于阴气，故萎弱也""五劳七伤，阴痿十年阳不起，皆由少小房事多损阳"。《景岳全书》以"阳痿名篇"曰"阴痿者，阳不举，阳痿多由于命门火衰，精气虚冷或以七情劳倦损伤生阳之气……亦有湿热炽盛，宗筋弛纵""思虑忧劳，忧郁太过者多致阳痿。凡惊恐不释亦致阳痿"。《素问·灵兰秘典论》说："肾者，作强之官，技巧出焉。肝者罢极之本，魂之居也……其外在筋，以生血气。心者生之本，神之变也。"故男性性功能与肾、肝、心三脏密切相关。肾气至，而能勃起而坚故称作强之官，肝气至而能持久不衰故称罢极之本，心气至而能粗大而热神之变也。《广嗣纪要》云："阳兴奋昂而振者，肝气至也；壮大而热心气至也，坚韧而久肾气至也。"现代医学认为性生活受大脑皮层调控，脊髓骶段2、3、4骶神经支配。

由于先天禀赋不足，房劳过度，或少年手淫，以致精气耗损，命门火衰。膏粱厚味，酗酒无度，思虑忧郁，劳倦过度，损伤气血，宗筋弛纵或七情郁结，肝失疏泄之职，或感染湿热下注宗筋迟缓而发病。

（二）辨证施治

1. 肝郁筋纵型

主证：面色无华，心烦易怒，头昏脑痛，胸闷太息，孤僻多疑，口苦咽干，舌质红边尖红赤、苔薄黄，脉弦数。

治法：疏肝理气，安神定志。

方药：柴胡、白芍、合欢花、石菖蒲、远志、灵磁石、茯神、莲子心。兼痰热者加胆南星、竹茹、天竺黄；精神高度紧张加浮小麦、大枣、黄连、肉桂。佐以心理治疗，缓解临事紧张心情。此证多由精神紧张，情志郁结，或惊恐神乱，神志不用，临事即痿而不用。

2. 湿热下注型

主证：面色晦暗，神疲体倦，阴囊潮湿，阴茎萎软，下肢酸困，腰酸膝软，疲乏无力，困倦喜睡，头晕目眩，口苦纳呆，脘胀便黏，舌体胖大齿痕、苔厚腻，脉滑或濡数。

治法：清热利湿，强筋起痿。

方药：怀牛膝、苍术、黄柏、阳起石、蛇床子、地肤子、韭菜子、石菖蒲、郁金、姜半夏、茯苓、薏苡仁、蜈蚣粉（冲服）。湿重加藿香、厚朴、草果仁、土茯苓；头晕喜睡加天麻、桂枝；中阳不运加干姜、木香；腰酸肢体沉重加杜仲、补骨脂；尿浊加萆薢、益智仁、金樱子、芡实；湿热重加滑石、黄芩；遗精加山茱萸、鹿角霜、莲须、覆盆子。此证多由酗酒过度嗜肥甘，导致损伤中气，脾失运化，湿浊内生，郁久化热，湿热下注，宗筋弛纵。

3. 命门火衰型

主证：面色㿠白，精神萎靡，腰酸膝软，头晕耳鸣，畏寒肢冷，阳事不举，滑精梦遗，精液清稀，舌胖大、淡嫩、湿滑，脉沉细。

治法：温阳固本，补肾添精。

方药：鹿鞭粉（冲服）、淫羊藿、仙茅、肉桂、黑附子、巴戟天、韭菜子、补骨脂、炒杜仲、菟丝子、金樱子、锁阳。梦遗、滑精、尿浊，加覆盆子、五味子、沙苑子、鹿角霜；脾虚便溏加党参、白术、肉豆蔻、公丁香；气虚加人参；腰膝酸软重加川续断、牛膝、生姜。此证多由先天禀赋不足，早婚房事过频，年轻手淫，病久而损伤命门真火，精气耗伤。

病例：鲁某，男，28岁。婚后4年，近2年逐渐阳事不举，举而不坚，早泄，难以正常性生活。婚前手淫史4年，2016年1月2日初诊：面色晦暗无华，神倦，舌体胖大淡嫩，脉沉细尺涩。诊断：阳痿，早泄。辨证：命门火衰。治法：温阳固本，补肾起痿。方药：淫羊藿80g，仙茅50g，鹿茸 50g，鹿角 80g，海马 50g，熟地黄 60g，山茱萸 50g，锁阳 50g，肉苁蓉 70g，炒杜仲 50g，怀牛膝 50g，狗脊 70g，金樱子 80g，覆盆子 50g，韭菜子 100g，菟丝子 80g，五味子 50g，制马钱子 50g，枸杞子 60g，巴戟天 50g，小茴香 50g，公丁香 40g，肉桂 80g。消毒，干燥，粉碎，过 100 目筛，每日 30g，早晚二次，姜枣水送服。

2 月 26 日二诊：经服药 50 余天。性功能明显好转，每日晨勃时间短，易于早泄，面黄少泽，舌质淡红少苔，脉沉尺细涩。病情有转机，前方加减继服 2 个月。

5 月 12 日三诊：面色黄，舌体正常、舌质红、少苔，脉沉滑，性功能正常，痊愈。嘱其杜绝手淫，加强锻炼，注意休息。

4. 心脾两虚型

主证：阳事不举，精神不振，夜寐不安，心悸怔忡，面色不华，胃纳不佳，劳则遗精，舌质淡、苔薄腻，脉细。

治法：补益心脾，益气摄精。

方药：龟板胶、鹿角胶、人参、枸杞子、黄芪、当归、炒枣仁、山药、茯神、远志、山茱萸。本证重在心脾气虚，清气下陷，必须益气升清，补肾固本，可以用丸药。此证主要由思虑忧郁，曲运心机，思虑过度，劳心倍于劳肾引起。心神不宁，心肾不交，阴阳不合，虚阳上浮，阴不敛阳，以益肾精，敛心阳。交心肾为要，久病气血亏虚。

5. 恐惧伤肾型

主证：面色青灰，神志不宁，惊惕不安，烦躁易惊，夜寐不宁，舌质红、薄白苔，脉沉弦或细数。

治法：补阳起痿，宁神定志。

方药：远志、茯神、炒枣仁、龙齿、柏子仁、巴戟天、菟丝子、锁阳、韭菜子、五味子、琥珀粉。神怯、胆经痰火重加节菖蒲、胆南星、沉香、金礞石、煅磁石；滑精、遗精重加莲须、补骨脂、鹿角霜、金樱子、覆盆子、菟丝子、五味子；心气虚加人参、沉香；肾气虚加山茱萸、肉苁蓉。《内经》说："胆者中正之官，决断出焉。"惊伤胆，胆失决断，十二经必乱；恐伤肾，肾伤必不能作强，恐则气下，惊则气乱。胆怯多疑，不能决断，气机逆乱所致，而成阳痿之证。治则首先宁神定志，继则补阳起痿，拟此方加减收效颇多。

6.下元不固型

主证：面色青灰，神情倦怠，萎靡不振，腰酸膝软，四末清冷，阳痿，滑精，早泄，尿后余沥，小便频数而清，甚至不能自禁，腰酸膝软，听力下降，舌淡苔白，脉细弱。

治法：补肾固本，益气摄精。

方药：淫羊藿、巴戟天、仙茅、韭菜子、鹿茸粉、山茱萸、益智仁、覆盆子、金樱子、桑螵蛸、锁阳。阳虚重加黑附子、肉桂；脾虚便溏加公丁香、肉豆蔻、补骨脂；纳呆腹胀加木香、砂仁、红豆蔻；腰酸膝软加山药、炒杜仲、怀牛膝。精关滑脱，久则阴损及阳，形成阳痿之证。此证多由劳损过度，久病失养，房事过度，导致肾气亏耗，失其封藏之职，固涩之权。

7.阴虚火旺型

主证：面干唇焦，颧赤如妆，欲念时起，频频冲动，阳兴而不坚不久，甚则冲动即排精、滑精、梦遗，头晕目眩，口苦咽干，心悸耳鸣，舌质红，脉细数。

治法：坚阴降火，封藏固精。

方药：败龟板、生地黄、天冬、黄柏、知母、莲子心、山茱萸、莲须、龙骨、牡蛎、桑螵蛸。若久病肝肾阴虚者加何首乌、夜交藤、女贞子；若遗精频作加金樱子、芡实、沙苑子；无梦而遗者心肾虚弱加沉香、太子参、琥珀、远志。此证多由恣情纵欲，导致耗伤真阴，阴虚则相火妄动，宗筋失养而弛纵。治宜清虚火相火，以宁精室，潜阳滋阴以固下原，需清心寡欲，宁神自保。

第四节　女科疾病

一、不孕症

不孕症是指生育期妇女，夫妻同居两年以上不能怀孕，排除男方因素和人为因素叫不孕症。

（一）病因病机

《灵枢·决气》说："两神相搏，合而成形，常先身生是谓精。"《灵枢·经脉》说："人始生，先成精，精成而脑髓生，骨为干，脉为营，筋为刚，肉为墙，皮肤坚，毛发长。"《灵枢》早在三千多年前就详细地描述了人的胚胎发育过程。女性孕育生理功能与命门、肾、肝、脾、冲脉、任脉、带脉、督脉有直接关系，就是人们常说的父精母血。正如叶天士《秘本种子金丹》所说："种子之法，男子必先养精，女子必先养血。"根据个人多年临床经验，作者认为不孕多由于宫寒、血虚气弱、阴虚火旺、脾胃虚寒、气郁、肥胖、寒凝血瘀、癥积、奇经损伤、命门火衰等导致。

（二）辨证施治

参照先贤对此病的论述，结合个人多年临床经验总结，分10个证型论治。

1. 宫寒型

主证：面色㿠白或清白无华，手足不温，腰膝酸软，少腹喜温喜暖，性欲低下，月经量少、色发紫或清稀如血水或带下偏多、清稀如水状，舌质淡嫩、苔白，脉沉弱或沉迟。

治法：温阳补肾，暖宫补血。

方药：巴戟天、人参、炒杜仲、肉桂、炮姜、吴茱萸、当归、川芎、紫石英、菟丝子、补骨脂。经水少者加鹿角胶；卵子少，发育不良加鹿胎粉；带下清稀如米泔水加韭菜子、蛇床子、芡实、金樱子、山药；腰痛如折加炒杜仲、山药、山茱萸；少腹胀痛加小茴香、乌药、川椒；经行腹泻加补骨脂、肉豆蔻、赤石脂、禹余粮、干姜、山药；阳虚重、手足冰冷者加附子、细辛、生白术。此证乃命门火衰，肾阳不足，不能温养胞宫，心阳不足，心血不足，不能下暖胞宫。如傅青主说："胞宫之寒凉，乃心肾二火衰微也。"

病例：郑某，女，28岁。婚后4年不孕，月经经常顺延，有时2～3月一次，色黑量少。伴腰痛、腹痛。曾去妇科检查无明显异常。生化：雌激素略低。2016年10月16日初诊：面白，舌质淡嫩、湿滑苔，脉沉尺细涩。

诊断：不孕症；月经不调。辨证：肾阳虚，肝郁，血虚宫寒。治法：温阳暖宫，补血疏肝。方药：淫羊藿15g，仙茅9g，巴戟天15g，小茴香15g，肉桂15g，炮姜15g，吴茱萸9g，当归20g，川芎20g，月季花12g，玫瑰花12g，鹿角胶12g（烊化），鹿角粉15g，王不留行15g，炙甘草6g。水煎，14服。

10月30日二诊：服药8天后来月经，痛经明显缓解，血量增多，色鲜红，现已结束，面色好转，舌质嫩红，脉滑。前方去仙茅、王不留行、玫瑰花，加菟丝子15g，艾叶15g，紫石英15g，14服水煎服。

11月23日三诊：诸证好转，舌嫩红、少苔，脉滑无力尺细。上方去月季花、紫石英、艾叶加山茱萸、熟地黄、杜仲碳14服。随访月经正常，怀孕，顺产。

2. 血虚气弱型

主证：面皖白无华，形神疲惫，身形瘦弱，经水稀少，舌质淡红、少苔，脉弱。

治法：养血添精，温补下原。

方药：熟地黄、当归、白芍、山茱萸、人参、白术、菟丝子、炒杜仲、川椒。此方不单补血，还纯于添精，精满则子宫易于摄精。血足则子宫易于容物。怀孕且健康。经迟，少腹痛加补骨脂、肉桂，甚则加吴茱萸；白带多加巴戟天、韭菜子、补骨脂；湿重加茯苓、芡实、金樱子；腰痛加怀牛膝、山药、生姜。此证重在血虚精亏，女人以血为本，肝藏血，脾裹血温五脏，血虚诸脏失养，奇经虚弱，难以受孕。

病例：于某，女，37 岁（日侨，居住于日本东京）。2018 年 10 月 13 日初诊：婚后 10 年，第 2 年曾怀孕 1 次，死胎流产后再未孕。近 5 年经治不效来诊。面色㿠白无华，舌体淡嫩、苔白，月经不调，有时 2 ～ 3 月一次，量少色黑，手脚凉，少腹凉，脉沉细。诊断：不孕症。辨证：气血虚弱，奇经虚损。治法：温肾养血，调补奇经。方药：当归 20g，川芎 15g，熟地黄 15g，山药 15g，山茱萸 15g，炒杜仲 15g，紫石英 15g，艾叶 15g，肉桂 15g，淫羊藿 15g，巴戟天 10g，黄芪 30g，小茴香 15g，鹿角胶 10g。颗粒剂 60 服，120 袋，早、晚各 1 袋，水冲服。

2018 年 11 月 31 日来电，已怀孕，12 月 24 日检查妊娠第 4 周，一切正常。

3. 阴虚火旺型

主证：面色萎黄，颧赤如妆，皮肤干涩，形瘦，骨蒸夜热，五心烦热，口干舌燥，舌质鲜红、少津少苔而干燥，脉弦数。

治法：滋阴降火，补血生精。

方药：生地黄、熟地黄、生白芍、天冬、地骨皮、丹皮、北沙参、麦冬。相火过盛加龟板胶、知母；心气虚、心悸失眠者加夜交藤、五味子、太子参、酸枣仁。

此证重在阴虚精亏相火妄动，骨髓内热，耗伤精血，胞宫失养。如干旱之田，岂生草木。多起于房事过度，或久病伤阴，耗伤真阴，阴不敛阳，虚火内生，甚成骨蒸潮热。阴虚火旺，胞宫失养不孕之证。

4. 脾胃虚寒型

主证：面色萎黄无华，四末清冷不温，形神倦怠，胃纳不佳，饮食无味，餐后胀满，心悸气短，舌体胖大、舌质淡红、舌苔白滑，脉沉无力或沉缓。

治法：补火生土，温肾生精。

方药：人参、白术、山药、巴戟天、川芎、当归、黄芪、川续断、菟丝子、艾叶炭。腹胀纳呆，满闷嗳气加木香、砂仁、厚朴、干姜；肢体清冷、便溏加公丁香、肉豆蔻、补骨脂；腰酸膝软、白带多者加韭菜子、鹿角霜、芡实、金樱子；肢体冷畏风怕凉阳虚者加黑附子、肉桂、干姜；血虚加当归、川芎；排卵功能差加淫羊藿、韭菜子、鹿胎粉。脾胃为后天之本，气血生化之源，《经》曰："中焦受气取汁变化而赤是谓血。"中焦虚寒，气血无以生化，带脉无力不能固摄，摄精安能孕乎，既孕安能固乎。

5.气郁型

主证：面黄无华，心烦易怒，胸胁胀痛，月经滞下，经前乳房胀痛，或经期不准，舌质鲜红而干、白干苔少津，脉弦数。

治法：疏肝解郁，养血生精。

方药：香附、当归、巴戟天、生白术、茯苓、炒白芍、黄芪、菟丝子、桂枝、甘草、生姜、大枣、饴糖。此方仿黄芪建中汤之意，扶土补中抑木，既解肝郁，又不伤气血而温补奇经。经前乳房胀痛，经行不畅加月季花、玫瑰花、王不留行，甚者加鹿角粉、肉桂、乌药；少腹刺痛加荔枝核、橘核、乌药、川楝子、元胡。忧愁思虑，七情郁结，木失调达，肝失疏泄，下克脾土，脾土气塞，腰脐之气不利，必不能通任督二脉而带脉闭塞之。脾土中焦气塞，气血化源不足，冲脉空虚血海不足，情志郁结。肝、脾、肾因郁而困，安能受孕乎。

6.肥胖型

主证：面白无华，形胖腹大，懒于活动，腰酸痛，膝软腿沉，月经不调，量少，色黑或清稀。舌体胖大、齿痕、质淡嫩、苔湿滑，脉缓无力或沉细。

治法：温运中焦，祛痰通经。

方药：茯苓、白术、桂枝、黄芪、淫羊藿、党参、香附、当归、川芎、姜半夏、生姜。腰酸沉重加苍术、干姜、炒杜仲；带下偏多如米泔水加巴戟天、韭菜子、蛇床子；水肿者加猪苓、泽泻、肉桂；纳呆腹胀加木香、砂仁、陈皮；月经量少加鹿角胶、淫羊藿；卵泡发育差加鹿胎粉；困倦贪睡加石菖蒲、郁金、远志、升麻；畏寒怕冷手脚凉加附子、干姜。此证自古多从痰涎壅塞子宫而论。谁知胖人多痰湿，乃脾失运化，中焦气化不行，水谷不化精微而凝聚成痰湿。肥胖人多气虚，气虚多痰涎，内虚则中焦气化衰，水气不行，痰涎水湿瘀积，日积月累更重亦，久者伤及任、督、冲、带四脉，四脉气衰日减，难以受孕矣。

7. 寒凝血瘀型

主证：面色淡萎黄，神倦手足凉，少腹凉胀，少腹冷痛或坠胀不舒，喜温喜按，月经量少，色紫黑或有血块，舌质暗紫、嫩红舌下脉络怒张，脉沉弦或弦细无力。

治法：温经驱寒，活血化瘀。

方药：小茴香、炮姜、五灵脂、没药、川芎、当归、吴茱萸、炒蒲黄、肉桂、王不留行、鹿角粉。经行腰痛如折加熟地黄、山茱萸、山药；月经量少、经行如血水样加鹿角胶，重用当归、川芎；气虚加黄芪、党参；月经顺延拖后加益母草、泽兰、王不留行。排卵少或质量不好者加鹿胎粉或鹿胎膏；食少纳呆腹胀加木香、砂仁、白术、党参。此证多见于冲任损伤，寒凝少腹，与血相瘀结，闭而不通。类似于现代的妇科慢性炎症，输卵管阻塞或粘连影响排卵而不孕。

8. 癥积型

主证：面色少泽，月经不调，少腹冷痛，色黑，有血块，腰腹酸痛，舌质暗、苔白，脉沉。妇科彩超示：多囊卵巢，或有卵巢囊肿。

治法：消癥化积，调补奇经。

方药：桂枝、茯苓、丹皮、桃仁、白芍、甲珠粉（冲服）、鹿角粉、王不留行、三棱、莪术、鸡内金、巴戟天、淫羊藿、韭菜子。月经量少加当归、川芎、鹿角胶；寒凝腹痛加吴茱萸、公丁香、川椒；腹胀加香附、艾叶；畏寒肢冷加炮附子、肉桂；卵泡质量不好加鹿胎粉；瘀血重有粘连加五灵脂、炒蒲黄；粘连重加乳香、没药；气虚加党参、黄芪；带下多者、发白无味清稀如米泔水样加巴戟天、韭菜子、金樱子、芡实；发黄有恶味加苦参、土茯苓、地骨皮；带下代血丝或紫褐色成块加地榆炭、炒椿皮、白花蛇舌草。此证多因卵巢囊肿或多囊卵巢或子宫肌瘤等病症，影响卵子生成、质量和排卵。《金匮要略·妇人》说："妇人宿有癥病。"现检查方法的进步不难发现，中医认为癥积的发生和生长，多与凝痰死血、瘀毒、寒毒有关。此类病症在临证中，要控制癥积的生长或使其变小、减少，来恢复保护卵巢功能，使其能正常怀孕。这个思路在笔者临床研究中，收到了可喜的效果。

9.奇经损伤型

主证：面色㿠白或萎黄，腰背酸楚，胸腹胀满，倦怠喜卧，少气懒动，月经不调、前后无定期、延后者多，经量稀少、淋漓不尽，甚者闭经，舌体胖大淡嫩、少苔或薄白苔，脉沉细或细软无力。

治法：调补冲任，益精养血。

方药：巴戟天、淫羊藿、人参、肉桂、鹿角粉、紫河车粉（冲服），当归、白术、川续断、艾叶、菟丝子。腰酸膝软背痛加炒杜仲、补骨脂。月经量少色黑加鹿角胶、当归、川芎。或以上方加减做成蜜丸，久服方可以收功。《素问·上古天真论》说："女子二七而天癸至，任脉通，太冲脉盛，月事以时下，故有子。"天癸是受之于父母，女子七岁，男子八岁，皆天癸至。"天癸"先天真元之气，类似于现代医学"下丘脑–垂体–性腺"轴的各种促性腺激素，属于中医的命门系统。其气与任脉，督脉，带脉，冲脉相通。故有"任脉通，太冲脉盛，月事以时下"，故有子之论。《经》曰："冲为血海，任主胞胎，冲脉者十二经之海。太冲脉盛为十二经气血旺盛。"当内外因素损伤奇经故不孕。现代医学也说：任何原因，直接或间接影响下丘脑–垂体功能，导致内分泌促性腺激素的功能低下或紊乱，引起不孕症。

病例：韩某，女，33岁。月经不调3年。周期不准，前后无定期。婚后两年半不孕（排除男方因素）。2015年4月18日初诊：近2年经期不定，2～3月不行，来时量少淋漓不断，时有时无。形体胖，面白无华，神疲体倦，畏风怕冷，舌体胖大、舌质淡紫、水滑苔，脉沉。彩超示：子宫、附件无异常。检查雌激素紊乱。诊断：垂体性月经不调，不孕症。辨证：冲任损伤，带脉不固，宫寒不孕。治法：调补奇经，温阳补肾。方药：淫羊藿15g，巴戟天15g，生白术15g，肉桂15g，韭菜子15g，紫石英15g，黄芪30g，菟丝子15g，鹿角粉15g（冲服），海螵蛸20g，茜草15g，当归20g，川芎15g，鹿角胶15g（烊化），杜仲炭15g，艾叶炭15g。14服，水煎服，取汁600mL，日3次口服。此方加减调理2周后经血停止，继续用此方加减10服。

5月12日二诊：面色好转，舌质淡嫩红，脉沉无力，前方去杜仲炭、艾叶炭、海螵蛸、茜草，加熟地黄、山茱萸，30服，水煎服。

7月15日，三诊经用上法加减调治87天，现月经正常，脉证无明显异常。继用上方加减30服，调理善后。10月16日随访，月经正常，已怀孕，2016年8月顺产1女婴。

10. 命门火衰型

主证：面色㿠白，形神疲惫，手足不温，畏寒肢冷，月经量少，清稀或延后，性欲低下，舌质淡嫩胖大、苔湿滑，脉沉细或沉弱。

治法：补命门，生精血。

方药：淫羊藿、仙茅、鹿茸粉（冲服）、巴戟天、韭菜子、当归、川芎、肉桂、炮姜。兼有阴虚精亏者加龟板胶、熟地黄、山茱萸；腰痛加炒杜仲、怀牛膝、山药。命门真火，亦称真阳、原阳，为元气之根，五脏之根，人生命的原动力。或因先天禀赋不足，或久病大病伤及真阳，或房事多频、过早，或外伤，药物等因素，损伤真阳。奇经受损，冲、任，带脉不固，皆可形成不孕。

总之，女性不孕症与命门、肾、肝、脾、心诸脏有关。无阳则阴无以化，造化之机贵在先天，成于后天，虽然归纳十证，但要互相参照，证型是变化的，抓辨证施治。

二、习惯性流产

妊娠20周内，连续2次以上流产，排除人为因素外，称习惯性流产。

（一）病因病机

（1）胚胎发育不良，孕后即胎心音弱，甚至死胎，多在10～12周以内流产。

（2）先天禀赋不足，内分泌紊乱，雌激素失调，紊乱低下。

（3）婚后性生活不慎，房事过频或污染不洁之物，损伤冲、任、督、带，带脉不固所致。

（4）因气恼，精神紧张，或因体弱，气血不足难以养胎。

（5）因跌扑损伤胎气，胎元不固。

（6）过用药物等。

（二）辨证施治

1. 先天不足，胎怯型

主证：神疲体倦，懒于活动，腰膝酸软，时有腰腹下坠感，胎心弱，有时阴道少许流血，舌体胖大。淡红，脉沉弱。

治法：补先天固胎元。

方药：炒杜仲、菟丝子、川续断、桑寄生、当归、熟地黄、山茱萸、黄芪、鹿角霜、紫河车粉。腰酸下坠重加人参、升麻、鹿角胶、龟板胶；阳虚偏重加淫羊藿、仙茅、补骨脂、韭菜子；阴道流血加艾叶炭、杜仲炭、阿胶；胸膈胀闷、不思饮食者加砂仁、苏梗、白术。不要囿于胎前禁热之说，因此病是虚证，先天不足，奇经损伤，带脉不固，失约束之职。冲脉任脉虚弱，阴血亏虚不能荣胎，养胎。督脉阳气不充，不能温养胎元。此证亦可以用艾灸涌泉，肾俞，命门，足三里，三阴交。胎心弱者加隔姜灸神阙，维胞。

病例：杨某，女，30岁。结婚4年，曾流产2次，均在14周左右流产。外院检查黄体酮，雌激素均低。2017年4月5日初诊：妊娠6周，自觉腰酸下坠，面色萎黄少泽，舌质嫩红少、苔湿滑，脉沉滑无力。诊断：习惯性流产。辨证：冲任虚损，带脉不固。方药：炒杜仲15g，菟丝子15g，熟地黄15g，巴戟天15g，山茱萸15g，川续断15g，当归20g，黄芪40g，鹿角霜15g，鹿角胶15g，艾叶炭15g，升麻10g，淫羊藿15g。10服，水煎服。

4月19日二诊：服药后腰酸下坠感消失，面㿠白，神疲体倦，舌体胖大淡嫩，脉沉滑无力，胎心弱。前方加人参15g，10服，水煎服。

5月2日三诊：面黄少泽，神清，舌质鲜红、少苔，脉沉滑，前方加减继用。

先后调理4月余。2018年初顺产1女婴。该患者乃冲任损伤，带脉不固，不要囿于胎前禁热之说，必须补奇经，固带脉，方保母子平安。

2. 恚怒伤胎型

主证：面黄无华，胸胁胀闷，精神烦躁，喜怒无常，腰酸下坠，胎动不安，舌质鲜红，脉滑数、尺脉动甚。

治法：柔肝缓急，理血固胎。

方药：白芍、当归、月季花、白术、川续断、杜仲炭、艾叶炭、香附、熟地黄、山茱萸、五味子。重用山茱萸，补肝体。生白芍、月季花缓肝急；熟地黄滋水涵木；当归补血生血；香附理气；川续断、杜仲炭、艾叶炭调奇经，补带脉，固胎元。胎动甚者偏热加黄芩炭，滋水涵木养肝体，缓肝急，理肝用，固胎元。气机上逆，胸膈满闷加苏梗、荆芥炭。腰酸下坠加桑寄生、石斛。恚怒伤肝，气机逆乱，血运失常，奇经受损，冲、任、督、带经气受损，导致伤胎。肝藏血，赖肝气调达而周流不息，温脏腑养胎元，大怒则肝血瘀于中上焦，气血逆乱，冲任受损而伤及胎气而流产。

3. 房劳伤胎型

主证：面黄少泽，形倦神疲，腰酸下坠，舌质红，脉数或动甚。

治法：滋阴降火安胎。

方药：山茱萸、熟地黄、白芍、白术、当归、黄芩炭、炒杜仲、川续断、砂仁。气虚下坠加黄芪、五味子；流血加阿胶、艾叶炭、黑荆芥；失眠加酸枣仁、柏子仁、粉龙骨；心悸气短加太子参、麦冬、五味子、粉龙骨。妇人妊娠后不知静养，肆意妄为，欲火大动，相火肆张，耗伤肾水，肾水干涸，无以养胎。加水涸火旺，肝失滋养，肝体不足，肝用有余。房事过兴，精必大泄大伤。而肾水益涸，相火益恣，伤胎而坠矣。

4. 跌扑伤胎型

主证：妊娠妇女不慎跌扑闪挫，伤胎下血，腰酸，腹下坠，舌红，脉滑数。

治法：益气理血安胎。

方药：当归、川芎、炒杜仲、川续断、黄芪、人参、柴胡、荆芥炭、艾叶炭、熟地黄。惊吓者可加远志、酸枣仁、茯神、龙齿；气虚重加白术、人参；胎动甚加黄芩炭，重用山茱萸；下血多加阿胶、龙骨；心悸怔忡加麦冬、五味子、太子参。跌扑伤胎宜补气摄血，调血安胎，镇惊安神定志则气机顺胎自安。惊者气乱，血室损伤，而下血不止，气随血脱，则胎动不安。

5. 胃热伤胎型

主证：面赤升火，手脚心热，舌质鲜红、苔黄干，脉滑数。

治法：滋阴清胃，清宫安胎。

方药：熟地黄、山茱萸、地骨皮、白芍、当归、山药、栀子、黄芩炭、天冬、知母、寒水石。滋阴精，清胞热，养精血，固胎元。阴精亏甚，虚火妄动，加败龟板、鳖甲胶，滋阴潜阳。腰痛甚加炒杜仲、川续断、宁麻根；心烦不寐加玄参、太子参、五味子；胎动甚则加重白芍、熟地黄用量，黄芩炭。胃者水谷之海，多气多血之经，且冲脉上系胃经，下属胞胎，胃经太热则胎受其损。血热烁胎，热久烁之，则血必虚耗，阴虚阳亢则害，胎儿安能自安。

6.气虚伤胎型

主证：面萎少泽，形倦神疲，懒于活动，动则气短，舌质淡红、舌体胖大，脉无力。

治法：补气固胎。

方药：黄芪、当归、肉桂、人参、干姜、炒杜仲、山茱萸，重用当归。不要囿于妊娠药禁，当用必用，重用方可临危救急，力挽狂澜。腹坠重感加川续断、菟丝子、淫羊藿。补气必温阳，阳充则气旺。心悸气短动则加剧，重用人参，再加五味子、麦冬、酸枣仁。腹胀纳呆加砂仁、白术、陈皮调胃气。足肿者加苏梗、大腹皮、白术、茯苓，补脾行气利水。人生先天命门真火受之于父母，成养于后天命门真气。命门真火旺而不衰，靠气的滋养，气旺则火旺，气衰则火衰。气旺则胎固，气衰则胎堕。胎日加长，而气日加衰，再受劳累，受寒凉，加重气衰，无已固胎养堕，发生堕胎。

总之成胎之前受之父母，成胎后靠自身气的固摄，血的濡养，要想胎儿健胎壮，必调气血。气之根在命门，气之行在三焦，气之用在五脏六腑十二经脉。尤其重在带脉的固摄。脾气的温煦，肝气的调达，肾气的温化。血之根在脾肾，中焦受气取汁变化而赤是谓血。脾裹血，温五脏；肾藏精，精能化血。达到气血平和，阴平阳秘，胎自安然而旺亦。对于习惯性流产，必须固本求源，审因选药，不要墨守成规，以免误事。

三、垂体性闭经

（一）病因病机

《素问·上古天真论》说："女子七岁，肾气盛，齿更发长；二七天癸至，任脉通，太冲脉盛，月事以时下，故有子……七七，任脉虚，太冲脉衰少，天癸竭，地道不通。"详细论述了女性一生月经，生育的过程。现代医学认为月经的产生和调控受脑下丘脑-垂体，分泌的促性腺激素支配。当脑垂体前叶分泌的促性腺激素功能不足，致使卵巢功能下降。轻者，月经紊乱，重者发生闭经。引起下丘脑-垂体分泌的促性腺激素功能不足的原因是多方面的，如营养不良，过度劳累，寒冷，潮湿，过度肥胖，肿瘤，精神高度紧张，精神创伤。尤其是下丘脑肿瘤，及常服避孕药等。下丘脑-垂体分泌的促性腺激素紊乱或低下，引发的月经紊乱叫垂体性闭经及月经紊乱。

月经的产生和进行与命门，肾，肝，脾等脏密切相关。《经》曰："任脉通，太冲脉盛，月事以时下。"任脉总督诸阴，冲脉为血海。任主胞胎。命门真火催化肾精转化为血，经肝疏泄和调控，应时而下为月经。当诸因素影响了命门，肾，肝，脾对月经的产生和调控功能。发生月经紊乱和闭经，其主要因素有命门火衰，阳气不足，寒从中生。瘀血凝结，少腹急痛。七情郁结内伤。《经》曰："二阳之病发心脾，有不得隐曲，女子不月。"胖人多痰湿与脂膜壅塞胞宫。房劳过度，损伤真阴。产乳众而闭经。总之闭经一证不外虚实，虚者气血不足，肝肾亏虚，冲任虚损，血海空虚；实者气滞，血瘀，寒凝，痰湿致冲任损伤；亦有虚实错杂者，因虚致实，因实致虚。

自古调经，先贤论述频多，也很实用。随着社会的进展，人类生活环境、生活条件、生活方式、生活习惯等诸多因素发生了变化，对调经的治疗也发生了变化。如常服用避孕药引发月经失调，古人无之。精神高度紧张、夜生活过度，古人少之。

（二）辨证施治

1. 肝气郁结

主证：面色黄干不华，情绪抑郁，焦虑不安，心烦易怒，失眠多梦，胸胁胀满，乳房胀痛不可碰，月经不调，3～5月一行。经前7～8天乳房胀痛，不可碰。烦躁易怒加重，舌质红干、少津无苔或薄黄而干，脉弦数。

治法：柔肝舒郁，理气通经。

方药：月季花、玫瑰花、王不留行、白芍、生地黄、当归、鳖甲、三棱、莪术、生鸡内金。此方重用生地黄滋水涵木，重者加倍量，亦可加用熟地黄、白芍，缓肝急。当归生血，养血，理血补肝体；鳖甲、三棱、莪术舒肝体；二花疏肝气理肝用；王不留行通经络达胞宫，活血通经；气滞重加香附、乌药；不可过于香燥，免伤肝体；血瘀明显加桃仁、红花、泽兰；经行乳房胀痛甚者加鹿角粉、鹿角霜、白芷、天花粉，甚者加甲珠粉、皂角刺；乳房有结节红肿胀痛加蒲公英、瓜蒌仁、乳香；肝火盛加栀子；胆火盛加胆南星；心火盛加黄连；肾火盛加黄柏；肺火盛加黄芩；腰酸腿沉懒于运动加黄精、山茱萸；气虚加黄芪、桂枝。此证多由精神长期抑郁，高度紧张，忧愁思虑，苦思冥想，所思不得，所虑不遂。《经》曰："二阳之病发心脾，有不得隐曲，女子不月。"气结血瘀，五脏俱伤，血枯精耗而不月。

病例：曹某，女，41岁。离异单居4年，近3年月经不调。2～3月一次，量少，乳房胀痛，腰痛。最近11个月未来月经，外院诊断"雌激素紊乱"。彩超示子宫、附件无异常。2016年6月12日初诊：面色发黑发暗，心烦失眠，目眶暗晕，舌体大暗红、薄黄苔，脉沉弦。诊断：垂体性闭经。辨证：肾阳虚肝郁血瘀型。方药：淫羊藿20g，巴戟天15g，仙茅15g，益母草50g，泽兰15g，当归20g，川芎20g，月季花15g，玫瑰花15g，王不留行15g，土鳖虫15g，桃仁15g，酒大黄10g，熟地黄15g，吴茱萸8g。14服，水煎服。服药12天来月经，量多，色黑，有血块。精神好转，睡眠好。

7月15日二诊：面色好转，舌质鲜红，脉沉弦滑。肝郁血瘀明显好转。前方去酒大黄、桃仁、土鳖虫、泽兰、仙茅，加赤芍、元胡、五灵脂、小茴香，14 服，水煎服。

9 月 24 日三诊：100 余天调治。近两月月经正常，面色好转，舌质暗红、薄白苔，脉弦滑。基本痊愈，嘱其常服逍遥丸、少腹逐瘀丸善后，随访两次月经正常。

2. 气血亏虚型

主证：面黄肌瘦，神疲形惫，懒言少动，心悸头晕，月经 3 ～ 5 月不行，偶行量少色淡淋漓不断，腰痛如折，舌质淡嫩，脉细弱。

治法：调补奇经，补气生血。

方药：当归、熟地黄、人参、黄芪、肉桂、阿胶、枸杞子、杜仲、山茱萸、川芎、鹿角胶。偏阳虚者加淫羊藿、炮姜、鹿角霜、龙骨；脾虚纳呆者白术、茯苓、陈皮、木香、砂仁；肾虚加山茱萸、山药；腰酸膝软加狗脊、川续断、桑寄生；心悸怔忡加酸枣仁、龙骨、牡蛎、龙眼肉；脾虚便溏加肉豆蔻、补骨脂、诃子肉、五味子；素日带下偏多加黄芪、山药、芡实、韭菜子、龙骨。妇人以血为本，脾胃为气血生化之源，五脏六腑十二经脉皆赖以养之。今五脏虚弱，气血不足，无以濡养奇经，冲任失养。月经 3 ～ 5 月一次且量少，色黑，腰痛如折者，肾气大伤也。淋漓不断者，带脉不固也。久病体弱或劳伤中气或大失血、流产、半产损伤冲任。或脾胃虚弱化源不足，血亏气弱。

3. 痰湿型

主证：面白少华，形体臃肿，向心肥胖，倦怠乏力，懒于活动，舌体胖大齿痕、苔白滑。

治法：宣通气机，化痰利湿。

方药：茯苓、薏苡仁、干姜、草果仁、白豆蔻、木香、补骨脂、黄芪、苍术、桂枝。气虚者加黄芪、淫羊藿、肉桂；阳虚加附子、仙茅、公丁香；脾虚加党参、姜半夏；腰酸腰痛者加炒杜仲、川续断、菟丝子；血虚加当归、川芎；血滞加益母草、泽兰。肥胖之人都说痰湿重，实乃三焦气化不行，水谷不化精微气血。反凝聚为痰湿。壅塞三焦气机。痰湿益甚，内困脏腑经络，下行伤冲，任二脉，月经无以行矣。

4. 寒凝血瘀型

主证：面色暗无华，身倦肢体困重，少腹发凉，胀坠，手足不温，喜暖，口唇淡紫，舌质暗红边尖有瘀斑或青紫、舌下脉络怒张、白苔或湿滑苔，脉沉弦或紧。

治法：温经活血散寒。

方药：小茴香、炮姜、肉桂、五灵脂、炒蒲黄、当归、川芎、益母草。血虚精亏者加鹿角胶、熟地黄；少腹冷痛坠胀加乌药、葫芦巴、吴茱萸；阳虚者加炮附子、细辛；血瘀重者加桃仁、红花、刘寄奴；气滞加香附、乌药；经前乳房胀痛加王不留行、鹿角粉；胁痛郁结加月季花、玫瑰花、石菖蒲、郁金。寒邪外侵，与血凝结，阻塞脉络，湮塞冲任二脉，胞宫失养而闭经。

5. 肝肾两虚

主证：面色萎黄或发黑，身形消瘦，皮肤干涩，两目干涩，视物昏暗，头晕目眩，五心烦热或潮热盗汗，心烦口干，舌质红瘦而干，脉弦细或数。

治法：添精补血，温养冲任。

方药：熟地黄、山茱萸、龟板胶、鹿角胶、当归、白芍、黄精、北沙参、枸杞子、月季花、玫瑰花、益母草。乳房胀痛或有结节加鹿角霜或鹿角粉、白芷、王不留行；红肿加蒲公英、玄参；心烦口苦，咽干者加焦栀子、丹皮、合欢花；心悸，失眠加夜交藤、酸枣仁、柏子仁；腰酸痛加山药、炒杜仲、怀牛膝；大便干结加肉苁蓉、玄参、麦冬、胡麻仁、核桃仁；少腹刺痛加荔枝核、橘核、玄胡。阴虚兼血瘀者月经量少，或紫黑成块，少腹刺痛，需大补肾水滋阴化瘀。滞下加五灵脂、炒蒲黄、生地黄，加大当归、白芍、熟地黄用量。肝藏血，肾藏精，精血本是月经之源。因房事过度，耗伤精血，或半产，小产，产后失血，产乳过众伤精血。或七情郁结，五志过极伤及精血等。肝肾损伤，肝为血海，通冲脉，肾藏精，其气与命门相通，是任脉之根。冲任二脉损伤而闭经，经少，周期不准。

6. 肾阳虚型

主证：面色㿠白，闭经，形寒肢凉，畏风怕冷，腰以下为甚，少腹甚，纳呆便溏，舌质淡苔白滑，脉沉弱。

治法：温补命门，养血通经。

方药：鹿茸粉（冲服）、淫羊藿、熟附子、肉桂、炮姜、当归、川芎、熟地黄、巴戟天、小茴香。食少腹胀加党参、白术、茯苓、陈皮、木香、砂仁；便溏加补骨脂、肉豆蔻；精血亏甚加鹿角胶、阿胶；形弱精血亏虚甚可加紫河车或鹿胎粉（冲服）；兼血瘀者加西红花、五灵脂、炒蒲黄；气虚者加人参、黄芪、桂枝。上药也可以加工成药粉，炼蜜为丸服用。无阳则阴无以化，无阳血无以运，无阳气无以行，阳气乃命门真火之用。当先天禀赋不足或劳累，寒凉药物等诸多因素使肾阳虚致经闭或延后，量少，清稀。

病例：林某，女，47岁。近2年月经周期不准，经常延后7～10天，量少色黑，近7个月未行，来诊。2018年6月13日初诊：面色晦暗，目晕，舌体胖大、齿痕、舌质淡嫩、苔湿滑、水滑苔，脉沉尺细涩。生化：雌激素六项紊乱低下。妇科彩超：附件、子宫、盆腔正常。血常规正常。诊断：垂体性闭经。辨证：阳虚冲任虚寒，寒凝血滞。方药：淫羊藿20g，巴戟天15g，小茴香15g，韭菜子15g，肉桂15g，炮姜15g，吴茱萸9g，当归25g，川芎15g，熟地黄15g，鹿角胶15g（烊化），艾叶15g。水煎取汁450mL，分3次口服，21服，药渣加水烧热泡脚，艾灸关元、涌泉。

7月9日二诊：服药19天来月经，量仍少。前2天如黑水状，末尾2天血色略新鲜，脉仍沉尺细。上方加党参、王不留行，水煎服，继用。

9月22日三诊：上方加减调治近100天，面色好转，目晕消退，舌质嫩红、薄白苔，脉沉。月经量仍少，前方加减调治善后，痊愈。随访1次，月经正常。

7. 阴阳两虚型

主证：面淡无华，形神衰惫，发育迟缓或发育差，舌质淡嫩、白苔湿滑，脉沉弱或沉迟。

治法：培补先天，益精温阳。

方药：紫河车或用鹿胎粉、熟附子、熟地黄、淫羊藿、红花、当归、人参、黄芪、川芎、炙鳖甲、肉苁蓉。纳呆食少腹胀加白术、木香、砂仁；嗳气吞酸加炒神曲、山楂、鸡内金、生麦芽；腹泻便溏加赤石脂、干姜、肉豆蔻。后天可补先天之不足，在原方的基础上，更注重脾胃消化吸收。亦可将上药做成药丸，久久服用方可收效。本证多由于胎怯，先天禀赋不足；或后天脑垂体发育不良，垂体瘤；产伤，大失血，一氧化碳中毒病，下丘脑–垂体缺血、缺氧而发育不良；药物等因素。此证为肾精不足，命门火衰。命门是人体生长，发育，生殖的根本，它对天癸的成熟功能至关重要，对任脉通，太冲脉盛有极其重要影响，是人生殖、发育的基本物质和原动力。当阴阳两虚，不能维系其天癸的生成功能，以致冲，任二脉不充，精亏，血少，发生闭经或经少或紊乱。

病例：张某，女,33 岁。2017 年 9 月 22 日初诊：月经延后，时有 2～3 个月一行。伴有脚凉、小腹冷。查面白少泽，舌质淡红湿嫩、胖大齿痕、湿滑苔，脉沉尺细涩。生化：雌激素明显低下。血常规正常。诊断：垂体性闭经。辨证：命门火衰，血寒肝郁。方药：淫羊藿 20g，仙茅 15g，巴戟天 15g，肉桂 15g，小茴香 15g，炮姜 15g，吴茱萸 10g，公丁香 15g，当归 30g，川芎 20g，月季花 15g，玫瑰花 15g，王不留行 15g，益母草 40g，泽兰 15g，红花 10g，鹿角胶 15g（烊化），鹿角粉 15g。14 服，水煎服。

10 月 6 日二诊：服药手脚转温，少腹不凉，食欲增加，脉舌好转，继用前方减月季花、玫瑰花、红花加熟地黄、杜仲碳、艾叶碳、黄芪，14 服，水煎服。

11 月 5 日三诊：10 月 21 日来月经，但先前 5 天量较多，后 5 天淋漓不断，腰酸，脉弦数无力，舌质鲜红少苔，前方去仙茅、吴茱萸、公丁香、益母草、泽兰，加山茱萸 15g，韭菜子 15g，海螵蛸、茜草,14 服，水煎服。随访至今月经正常，结婚妊子。

四、痛经

痛经指月经前痛，月经期间痛，月经后痛。按照部位分：乳房胀痛，腰痛，腹痛，少腹痛。按照性质分：隐痛，绞痛，刺痛，胀痛。

（一）病因病机

常见病因有气滞，痰凝，肾虚，血虚，血寒，血瘀，此病有虚，有实，亦有虚实互见，寒热错杂，相兼为病。

（二）辨证施治

1. 肝郁气滞型

主证：面黄唇干，烦躁易怒，胸胁胀痛，经前乳房胀痛，甚者前一周乳房胀痛，经行即缓解，舌质红、苔白，脉弦滑。

治法：疏肝理气，化痰通络散结。

方药：王不留行、月季花、玫瑰花、赤芍、鹿角霜、瓜蒌仁、炒苏子、天花粉、路路通。重者加炮甲珠粉（冲服）、柴胡、天花粉、漏芦；气滞加香附、青皮；血滞加赤芍、鸡血藤、桃仁、瓜蒌仁；瘀而化热加天花粉、蒲公英、白芷。气滞以疏肝理气，痰结宜化痰散结，血滞活血通经，瘀而生热加清热解毒，散结通络为要。此证多因肝郁气滞，痰结。乳房为肝经，心包经循经部位，当肝失疏泄，气郁痰结阻塞乳络，不通则痛。

病例：邓某，女，26岁。月经前7天出现乳房胀痛波及腋下，手不可近。伴颜面红丘疱疹，个别有脓点。年余。月经周期规律，血量较多。经各种方法治疗，病情反复，近日加重。2015年6月11日初诊：面黄唇红干，面部密集红色疱疹，周围红晕，个别有脓点。烦躁易怒，胁肋胀痛。舌质鲜红、边赤红、中心黄苔，脉细数。诊断：痤疮感染；痛经。辨证：肝郁毒火，痰郁气结。方药：漏芦15g，柴胡15g，生地黄20g，焦栀子15g，王不留行15g，天花粉15g，白芷15g，蒲公英20g，鹿角粉15g，青皮15g，月季花15g，玫瑰花15g，赤芍20g，丹皮10g，红藤15g，防风15g，合欢皮20g，路路通15g，生牡蛎20g，山慈姑15g，甘草10g。14服，水煎服，取汁500mL，分3次温服，忌酒辛辣。

7月18日二诊：面部痤疮基本消退。这次月经乳房胀痛明显减轻，面色黄，唇红干，舌质红薄黄苔，脉弦。上方去红藤、防风、合欢皮、山慈姑、生牡蛎，加玄参、香附、白芥子、浙贝母，14服，水煎服。

8月13日三诊：诸证好转，面黄光泽，舌质红、薄白苔，脉滑数。病情基本痊愈，嘱其调控情绪，少食油腻，前方加减10服，水煎服，调理善后。

2. 寒滞肝脉型

主证：面色青白无华或萎黄，经前三五天即腰酸痛、腹部绞痛，舌质红、苔白，脉弦紧或沉紧。

治法：暖肝散寒，行气止痛。

方药：当归、白芍、吴茱萸、香附、乌药、小茴香、元胡、川芎。兼血瘀者加桃仁、红花；经行滞下者加益母草、王不留行；腰痛甚者乃肾虚，加山茱萸、炒杜仲、狗脊。经前腰腹痛多为寒滞肝脉，冲任二经不通必痛经，血滞，寒凝。经行需肾阳的催化，肝的疏泄。冲脉盛，任脉通。当肾阳虚，寒滞肝脉，脉络不通。且冲脉通肝，任脉系于肾，经行期间腰痛多因肾水不足。常用：熟地黄、山茱萸、山药、杜仲炭。经后腰痛，肾气虚，肾精不足，也常用药：狗脊、桑寄生、川续断、熟地黄、山茱萸。

3. 寒凝血瘀型

主证：面色萎黄或青灰无华，经前两三天腹痛、绞痛，甚至恶心欲吐，手脚尖凉，少腹凉，喜温喜暖，舌质淡嫩红、苔白，脉沉弦或沉细无力。

治法：温经散寒，活血止痛。

方药：党参、当归、川芎、炒白芍、肉桂、吴茱萸、阿胶、艾叶、炮姜。气滞重多用香附、乌药、干姜、苏梗；偏寒者加吴茱萸、高良姜、川椒；血瘀者刺痛加五灵脂、炒蒲黄、元胡、川楝子；寒痛者用川椒、吴茱萸、黄芪、桂枝、白芍、甘草、姜、枣、饴糖，仿小健中汤之意，补虚缓急，温中止痛。

病例：姚某，女，33岁。经前3～4天即脐腹绞痛，甚则呕吐不能食，近期加重。2017年3月7日初诊：面色㿠白无华，神疲，口唇淡紫，经前脐下小腹绞痛，口服止痛药无效，舌体略大淡红、白腻滑苔，脉沉紧。诊断：痛经。辨证：冲任虚寒，气滞血瘀。方药：当归20g，川芎20g，炒白芍20g，党参15g，肉桂15g，吴茱萸15g，元胡15g，小茴香15g，鹿角粉15g，王不留行15g，香附20g，乌药15g，艾叶15g。水煎取汁450mL，分3次口服。

3月18日二诊：服上药2天，腹痛逐渐缓解，经量增多，色鲜红，手脚温，面黄，舌红、苔白，脉沉。前方加减，重用鹿角粉补督脉暖奇经，10服，水煎服。

4月8日三诊：这次来月经量少，少腹胀坠，手脚凉，面㿠白，舌质淡红、苔白，脉沉弦，前方加生白术、菟丝子，去吴茱萸、香附，10服，水煎服。随访无复发。

4.气血虚弱型

主证：面色萎黄，神形疲惫，少气懒言，经行则隐隐腹痛，腰酸痛，下坠感，喜温喜暖，月经量少，色淡清稀，经后腰酸，食少懒言，舌质淡红、苔白，脉沉或无力。

治法：补气养血，调补冲任。

方药：党参、白术、黄芪、茯苓、肉桂、当归、川芎、熟地黄、白芍、杜仲炭、山茱萸、阿胶、艾叶炭。偏寒者加炮姜、小茴香；腰痛者加狗脊、川续断；食少纳呆加砂仁、木香、陈皮；经血淋漓不断加海螵蛸、粉龙骨、鹿角霜。

病例：刘某，女，23岁。痛经年余，近来加重。2016年7月18日初诊：经前3～5天腰酸腹绞痛。经期血量少，色暗，血水血块样，脐腹绞痛加重，伴恶心呕吐，面㿠白晦暗，舌体胖大淡紫、水滑苔，脉沉弦。诊断：痛经。辨证：冲任损伤，寒凝下焦，带脉不固。方药：小茴香15g，炮姜15g，肉桂15g，吴茱萸15g，党参20g，当归20g，川芎30g，鹿角粉15g，巴戟天15g，淫羊藿15g，韭菜子15g，川椒15g，公丁香10g。7服，水煎，分3次口服。

7月27日二诊：服药2天，腹痛缓解，经血增多，色红，恶心呕吐止，第4天经血止，腹痛恶心缓解，胃纳好转正常进食。面㿠白少泽，舌体大淡嫩，脉沉，前方去吴茱萸、巴戟天、川椒、公丁香，加熟地黄、山茱萸，14服，水煎服。

9月20日三诊：该次月经前脐腹微痛、腰酸痛，手脚寒凉，经血量少色淡，面色黄少泽，舌质淡嫩、苔白，脉沉滑。辨证：冲任虚寒，血虚血寒。方药：当归30g，川芎15g，小茴香15g，肉桂15g，吴茱萸9g，淫羊藿15g，巴戟天10g，鹿角胶10g（烊化），30服，水煎服。半年后随访，月经周期准，血量少，色鲜红，轻微腹痛。

5.肾虚胞寒型

主证：面色㿠白无华，四末清冷，畏风喜暖，腰酸痛，活动加重如折。少腹凉，月经量少、色紫黑或如血水、血块样，舌质淡嫩、胖大，脉沉迟，或细弱。

治法：暖宫补肾，补益冲任。

方药：鹿角胶、当归、川芎、炮姜、肉桂、吴茱萸、杜仲炭、熟地黄、山茱萸、巴戟天、小茴香。腰痛甚者加狗脊、川续断、生姜；腹痛甚者加山药、白术、党参、川椒；便溏者加肉豆蔻、赤石脂、禹余粮；月经淋漓不断加海螵蛸、龙骨。少腹脐下痛者乃寒湿伤于冲任二脉，冲为血海，任主胞胎为血室，寒湿之邪侵入焉有不痛乎。经后腰腹疼痛，多是虚证，寒症。腰痛多肾虚，方药：熟地黄、山茱萸、山药、炒杜仲、狗脊、骨碎补。气虚加人参、黄芪；腹痛多脾虚寒者常用黄芪、桂枝、白芍、茴香、党参、艾叶、饴糖；血虚者加当归、白芍、肉桂。

总之调经重在调血，理血，补血。妇人以血为主，冲为血海，调血不宜过寒凉，血遇寒则凝；不能过热，血遇热则沸腾。少年重在调肾，中年重在调肝，老年重在调脾。

五、带下病

带下病是妇科四大症之一，以阴道下流黏物不能自禁为特征。冲、任二脉上行通于带脉，下行络于胞宫，血海。任脉通于肾，总督诸阴血。冲脉连于肝、胃。带下病与冲脉、任脉、带脉、肾、脾、肝直接关联。带脉失约，冲任损伤，精不化血，反成湿浊。带脉不能约束而下流胞宫，从阴道流出，故称带下。

（一）病因病机

究其病因，外受寒凉脾湿，湿浊污垢不洁之气。脾虚失运，精微不化，反成湿浊下流。肝郁木失条达，郁而化热，湿热循环，下注伤于冲任。肾阴阳虚损，冲任失调而成带下病，故古有五带之称。

（二）辨证施治

1. 湿浊下注型

主证：面色不泽，阴道经常下流白色黏液不能自禁，伴腰酸，小腹胀满不适，时而下坠。疲劳肢困，舌体胖大齿痕、质淡红、苔白腻湿滑，脉缓滑或沉滑。

治法：补脾疏肝，清化湿浊。

方药：党参、白术、山药、柴胡、苍术、薏苡仁、芡实、车前子、生白芍。下流白物如米水泔样，伴少腹冷者加淫羊藿、韭菜子、黄芪；带下有异味发黄加黄柏、苦参、白果仁、土茯苓；腰痛加川续断、炒杜仲、补骨脂，兼有月经紊乱者参考调经章治疗。此证乃脾虚不运，湿浊中生，游腐化热。清气下陷，脾为阴土喜燥恶湿。脾属坤土宜动不宜静，受肝木疏泄制约。当肝郁克脾，更伤脾运化，湿浊下流，伤冲任，带脉而成湿浊带下，故称白带。

2. 湿热下注型

主证：面黄无华，胸膈痞闷，口苦心烦，带下色黄有异味、腥臭，有时伴有外阴痒感，舌质红、苔黄腻，脉滑数。

治法：清利湿热，调补奇经。

方药：生山药、生白芍、芡实、黄柏、苍术、车前子、地骨皮、白果仁。外阴痒感加蛇床子、地肤子；臭味甚者加苦参、土茯苓；腰痛甚加炒杜仲、狗脊；兼气虚疲劳乏力加黄芪、党参、北沙参；反复发生尿路感染者加石莲子、石韦、滑石、白花蛇舌草；心烦口苦，脘痞恶心加黄连、竹茹、黄芩、姜半夏；胸胁胀满痛加柴胡、黄芩。此证仍湿郁化热或感染湿热之邪，肝失疏泄，瘀而化热，循经下注，损伤冲任，带脉而为病，习称黄带。

3. 热毒下注型

主证：面色暗无华或黄，带下恶臭，色发黑发黏或有血丝，少腹刺痛，连及会阴，外阴瘙痒难忍，口苦心烦，五心烦热，大便干结，小便黄赤，舌质深红、苔黄腻中心干，脉滑数或数而无力。

治法：泻火解毒，滋阴化燥。

方药：制大黄、生白芍、苦参、黄柏、白果仁、地骨皮、北沙参、麦冬、白花蛇舌草。肝郁火盛加焦栀子、生地黄、赤芍，甚者加青黛、黄连；刺痛，痒甚加土槿皮、地肤子、蛇床子、苍术、白鲜皮；五心烦热阴虚加何首乌、墨旱莲、生地黄；湿热重加半枝莲、半边莲；腹中刺痛加五灵脂、蒲黄；尿路感染，尿频，尿急，尿痛加石韦、滑石、石莲子、萹蓄、瞿麦；

口苦恶心不欲食加黄连、竹茹、姜半夏、全瓜蒌；腰痛者加生地黄、山茱萸、怀牛膝。此乃带下重症。伤及肝肾，任督带脉。亦可配合坐浴，熏蒸等外治疗法。急解其毒，泻其火，去其湿。方能邪去正安。此证乃感染秽毒之气，或湿郁化热成毒，或房事过频，欲火太旺，下焦郁热久之。伤及阴精，阴愈虚火愈旺，火愈旺，热愈炽，恶性循环。肝，肾，冲，任，带脉皆受损矣，此乃带下之重症，俗称黑带。

4.气阴两虚湿热型

主证：面色萎黄无华，腰酸膝软，疲乏无力，多梦失眠，心悸怔忡，口苦心烦，带下时黄时白，常年带下，反复发作，时轻时重，易伴有反复尿路感染，咽干咽赤，舌质鲜红、边尖红赤、苔薄黄而干，脉弦数或滑数无力。

治法：益气滋阴，清利湿热。

方药：石莲子、太子参、地骨皮、银柴胡、赤茯苓、黄芪、麦冬、车前子、白果仁、黄柏、苍术、白花蛇舌草。水热互结，气化不宣者，方药：茯苓、猪苓、泽泻、滑石、阿胶、赤白芍、白果仁、金樱子、芡实。前者重在益气滋阴，清利湿热。病在心、脾、肝、胆、三焦、膀胱、冲任、胞宫诸经。重在扶正祛邪，清利湿热，后者重在下焦，水热互结，气化不宣，通阳化气以扶正，滋阴清利而除湿热，此乃张仲景用药之妙处。借用此处，屡用屡效。轻宣下焦，扶正不留邪，滋阴清利湿热而不伤正，少佐加减可也。兼纳呆脘闷，食欲不振者加荷梗、荷叶、生麦芽、苦杏仁、苍术、厚朴，轻宣芳化通上焦，开胃口轻可去实，不能腻补消导；兼心烦口干，夜寐不宁，失眠，多梦者加百合、麦冬、知母、远志、夜交藤；兼腰酸背痛，口干盗汗者加天冬、生白芍、熟地黄、太子参；大便干结加北沙参、玄参、生地黄，滋水行舟；带下偏热外阴肿痒者加苦参、土茯苓、蛇床子，或配用外熏洗药，坐浴。此证乃劳伤气阴，或久病气阴两伤，肝胆心包，小肠火循经下注既伤气又伤阴。正气内虚，湿热外侵或内生，伤及冲任带脉，侵入胞宫，形成常年带下反复发作易并发尿急、尿热、尿痛等证，俗称灰带。

5.气郁心火下注型

主证：面色萎黄，五心烦热，口苦咽干，失眠多梦，带下淋漓不断，间有红色或粉色黏液或偶有血块状物，舌光红、舌边红赤而干，脉细数或弦数。

治法：解郁清心，调肝合脾，固带脉。

方药：合欢花、玫瑰花、藕节、白果仁、石莲子、薏苡仁、芡实、海螵蛸、北沙参、滑石、地榆炭、生白芍。虽然带下为湿证，而此证是火盛而湿轻。火之所以盛者，实由阴血暗耗，日渐而亏，火日渐而旺。清心宁志而降心火，柔解肝郁而降肝火，心肝二火降，则包络、三焦、胆火息。脾运畅则湿气化，少佐清利之品，病自愈矣。偏阴虚者加生地黄、麦冬；心悸失眠加远志、莲子心、五味子；肝血虚者加何首乌、黄精、枸杞子；脾虚纳呆加生麦芽、苍术、太子参、陈皮；盗汗多汗者加浮小麦、大红枣；腰痛加炒杜仲、狗脊、山药；尿频者加益智仁、桑螵蛸；胞宫火盛加地骨皮、黄柏。七情郁结，忧思奎怒，所愿不得，所虑不遂。此证乃情志抑郁，肝失条达，脾失运化，郁火内生。心火内生耗伤阴精，火益盛矣，循经下注，脾失运化，精不化血反成水，水热下注伤及冲、任、带脉而及胞宫，带下成矣。偶见红色或血块乃热极伤阴烁血成块，随带下流，俗称赤带。

6. 下原亏损，精微不固型

主证：面色㿠白虚浮，腰膝酸软，神疲便溏，畏风怕冷，手足不温，喜暖喜温，腰以下冰冷如坐水中，带下清稀如水状、不能自禁，舌体胖大淡嫩、水滑苔，脉沉迟或浮大而缓不任按。

治法：温下原，补奇经固带脉。

方药：韭菜子、巴戟天、淫羊藿、小茴香、生白术、苍术、山药、芡实、肉桂、补骨脂。下原虚急甚者加鹿茸粉；尿频淋漓不净，甚至尿失禁者加升麻、益智仁、桑螵蛸；气虚甚者加人参；腰膝酸软步履艰难者加狗脊、生姜、炒杜仲；下肢水肿加黑附子、茯苓、猪苓、黄芪、桂枝；大便干结加肉苁蓉；大便溏泄加肉豆蔻、诃子肉、赤石脂、禹余粮；反复尿路感染加阿胶、滑石、石韦、黑附子。此证多是下原亏损气化不行，精微不固，命门火衰，阴无以化，反成水湿，冲任损伤，带脉不能约束而成带下证。

病例：张某，女，54岁。2018年7月31日初诊：尿频，尿急，尿不净，小腹、腰部冷痛，白带多，淋漓不尽。形胖，面㿠白，舌体胖大满口、齿痕质淡、白滑苔，脉沉紧。尿常规阴性。妇科分泌物：无致病菌，浊度4+。诊断：寒湿带下，小便频数。辨证：寒湿客于下焦，奇经损伤。治法：温下原固奇经，暖腹止带。方药：巴戟天15g，淫羊藿20g，金樱子15g，芡实20g，肉桂15g，薏苡仁20g，土茯苓15g，黄芪50g，车前子15g，茯苓15g，猪苓10g，滑石20g，泽泻15g，蛇舌草30g，韭菜子15g，蛇床子15g，小茴香15g，益智仁10g，桑螵蛸20g，生甘草10g。14服，水煎服。

8月16日二诊：排尿正常，无不适感，妇科分泌物减少但仍有。腰骶部小腹发凉，舌体大、质淡、白湿苔，脉沉滑。下焦水热互结，气化不利，寒湿客于奇经，带下为主。改用下方：生山药20g，生白术20g，苍术20g，黄芪40g，蛇床子15g，韭菜子15g，苦参15g，小茴香15g，白花蛇舌草30g，芡实20g，薏苡仁20g，地骨皮20g，海螵蛸20g，巴戟天15g，淫羊藿15g，杜仲炭15g。14服，水煎服。

9月6日三诊：诸证明显好转，妇科分泌物减少，面白，舌体大苔白滑，脉沉滑。前方去苦参、白花蛇舌草加金樱子，14服，水煎服。调理痊愈。随访1次无复发。

总之，带下病，成年女性多有之，几乎占门诊1/2以上，高年女性易发病，严重影响健康和生活质量，并易诱发其他疾病，如何预防，提出以下五点仅供参考：

（1）要洁身自爱，注意生理卫生和性生活卫生，防止感染。

（2）避免寒凉潮湿，尤其在经期及经期前3～5天和后5～7天。腰不能凉，脚不能凉。寒从足下生，足下保温很关键。

（3）调畅情志。《内经》百病皆生于气，精神情绪对带下病发生十分重要。

（4）合理起居，饮食。《内经》讲："饮食有节，起居有常，不妄做劳。"要科学饮食，做到卫生、健康、科学、节俭、按需这十个字。早睡早起，适度运动。四肢动摇，水谷得消，气血调和，百病尽逃。

（5）节制性生活。房事、生育、哺乳、半产，对女性最大消耗，一定注意，带下病多由此而生。

第五节 儿科疾病

一、小儿厌食症

小儿厌食症指小儿食欲低下，择食、偏食、见食不食，甚至拒食，伴有腹痛，大便失调，继发营养不良，发育迟缓，免疫力低下为主要症状的全身性疾病。《证治汇补》称作"恶食，不能食"。随着生活条件和生活水平的变化，此病发病率，呈明显上升趋势，约占儿科门诊 1/3，根据 1986年 500 例厌食证（双盲法）抽样分析结果，发病年龄多在 4～7 岁，约占 50%，1～3 岁约占 15%，8～14 岁约占 30%，14 岁以上成人也有发病仅占 5% 左右。

（一）病因病机

（1）多由乳食不节，甘肥过度，损伤脾胃，《内经》说："饮食自倍，脾胃乃伤。"又说味过于苦，脾气不濡，胃气乃厚。小儿脏腑娇嫩，形气未充，脾胃消化吸收功能不十分成熟，过早过多添加辅助食品，尤其高热量食品，加之小儿神志未开，不知饥饱，过度喂养，甘肥失节，积滞内停，积而生热，耗气伤津，气血津液被熬煎。损伤脾胃运化失职，由实变虚，变证蜂起。

（2）脾胃虚弱，病后失调。尤其幼儿稚阴未充，稚阳未长，脏腑娇嫩，易虚易实。病后脾胃虚弱，中气虚馁。调护失宜，喂养不当，损伤脾胃。

（3）情志怫逆，肝气犯胃。影响脾胃运化，忧思伤脾，所求不得。脾虚不运，中气虚馁，亦是该病之因。

（4）先天禀赋不足或早产儿，胎怯或有先天性遗传疾病如小头儿，脑发育不全，产伤等。

分析病机，盲目投以甘肥厚味或乱服补品，致中焦枢机转运失司，占多数。贪吃零食，嗜食生冷，油腻过度或含有过多食品添加剂食品，损伤脾胃。纳谷者胃，化谷者脾，纳化失司，食积中焦。肝郁克脾，忧思伤脾。病后伤中，阻碍气机，积滞生热，耗伤中气。既伤脾胃之阴，又伤脾胃之阳。使运化无权，气血不足，津液不行，故小儿日渐消瘦，营养不良，发育迟缓。脾之衰弱，中气不足，土不生金，肺气虚弱，不能卫护于外，多汗自汗，易于外感时邪。脾土虚馁，肝木乘之，肝体不足，肝用有余，故性情急躁，多动，易动，智力下降，疏泄失司，易发自闭症。土不生金，金不生水，致肾气，肾精失养而虚弱，小儿肾气不足易发生遗尿，肾精不足，髓海空虚，脑失滋养，影响智力和脑功能发育。本病虽以脾失健运为主要病机，却影响其他脏腑，即《内经》所说的"脾裹血，温五脏"之义，也反映出脾为后天之本的重要性。

（二）辨证施治

1. 脾胃虚弱型

主证：面黄肌瘦，甚至皮下脂肪缺如，食欲低下，择食、偏食、拒食、食即腹痛，喜揉喜按，大便失调，先干后稀，自汗多汗，舌质淡嫩、苔白或腐腻、腻滑，脉弱或沉无力。

治法：温中运脾，化积开胃。

方药：山药、党参、白术、公丁香、青皮、木香、陈皮、诃子肉、肉豆蔻、生鸡内金、焦神曲、山楂。兼食则腹痛、绕脐周围、手脚心热者加三棱、五灵脂；大便先干后稀、脾阴不足加建莲肉、乌梅肉；经常反复感冒者加黄芪、防风；发育迟缓加败龟板、锁阳。此方重用诃子肉，原名诃利勒，是梵文，"圣果"的意思。该药原产于欧洲，在汉末晋初时传入中国，主要药效是泻痢止嗽。经300例临床研究，采用木糖吸收率实验。观察小肠吸收功能，能提高小肠吸收功能25%。生鸡内金含有多种酶，是消化功能最强药。此方研细粉用，因小儿吃药困难做成粉剂易于吸收和服用，而且提高疗效。《素问·六节藏象论》说："脾、胃、大肠、小肠、三焦、膀胱者，仓廪之本，营之居也，能化糟粕，转味而出入者也。"脾贵在运不在补，故采用温中运脾，行气消食法，治此病收到良效。

2. 食积郁热型

主证：面黄肌瘦，食欲低下，厌食、偏食、择食，食即腹痛，绕脐疼痛，口舌生疮，肚热，手脚心热，后脑勺热，口气酸腐，舌质红苔厚腻，脉滑。

治法：运脾开胃，化积清热。

方药：山药、莲子肉、党参、白术、诃子肉、生鸡内金、三棱、五灵脂、黑丑、白丑、焦神曲、焦山楂、焦槟榔。口舌生疮加生地黄、黄连；咽红肿痛加玄参、西青果；反复感冒加黄芪、防风。同时配合用华佗捏脊、小儿推拿，针刺四缝，调配好食谱和喂养方法。该方也可加工成药粉，坚持调养。此证重在过食肥甘，郁积中焦酿成内热。大便先干后稀，小便黄赤。损伤脾胃，即不能食，又不能化，本虚标实，久而发展成疳积重症。

3. 阴虚食滞型

主证：面色萎黄，颧赤如妆，午后潮热，厌食偏食，手脚心热，夜寐不安，至惊叫哭闹，夜间烦躁哭闹，大便干结，小便黄赤，口气酸腐，舌质光红、地图舌，指纹鲜红过气关，脉数无力。

治法：滋阴疏肝，运脾开胃。

方药：炙鳖甲、炙龟甲、生鸡内金、诃子肉、生山药、莲子肉、北沙参、太子参、生白术、焦神曲、生麦芽。腹痛重者加三棱、五灵脂；腹大青筋者加黑丑、白丑、木香；易感冒加黄芪、防风；口舌生疮加黄连、生地黄；大便干结、几天不行加当归、白芍，少佐生大黄；久病入络必兼血瘀者，舌青紫，腹大青筋加五谷虫、桃仁；气虚加黄芪、人参。此方重用龟甲、鳖甲，滋阴潜阳，补肝体又理肝用，鸡内金、诃子肉，运脾助消化。北沙参、太子参，益气润肺金，滋肾水而养肝木。既不留邪，又不生火。小儿稚阴稚阳之体，不耐克伐，用药必须轻灵柔润，既不留邪，又不伤正。此证脾肝阴虚，食积内停。脾阴虚则燥生，肝阴虚则体不足，阴不敛阳，肝气过极，下克脾胃而不化，上扰心火则心神不安，夜不能寐，烦躁哭闹。

总之，不能轻视此病，脾胃为后天之本，气血生化之源，脾伤则影响其他脏腑。小儿纯阳，脏腑娇嫩，形气未充，生机蓬勃，发育迅速，需要的气血营养物质也多。如脾伤不能及时治愈，会生变证，轻则气虚肌表不密，外邪易侵入反复感染，重者影响心肝二经，易生多动症，神志不宁，影响大脑智力的发育。若长期不愈，发育迟缓，发生矮小证等继发症。我们抽样调查的 500 例中男性多于女性，发生矮小症几乎接近 9%。

二、小儿反复呼吸道感染

小儿反复呼吸道感染亦称复感儿，是儿科最常见的病，并具有一定的季节性和流行性。中医称为感染时令病。包括上呼吸道感染，其中鼻炎、增殖体炎、咽炎、喉炎、扁桃体炎等，下呼吸道感染包括急慢性支气管炎、支气管肺炎和各类肺炎，该诊断标准参照 1987 年成都会议定的小儿反复呼吸道感染的诊断标准。

（一）病因病机

有以下几点：

（1）先天禀赋不足，胎元亏损，元气不足。

（2）后天喂养失宜，损伤脾胃，气血虚弱，中气不足。

（3）久病失调，元气未复，肺脾气虚，卫表不固。

（4）护理失宜，衣着过多，久居温实，嗜食肥甘，酿成内热，迫汗常出，玄府常开易受外感。

（5）时令毒气过强，人多感之而发病。

分析病机，为阴阳失衡，肺脾气虚，积热内郁，时疫流行。小儿稚阴稚阳之体，病理上变化极快，易寒亦热，易虚易实，极易损伤阴阳。伤阳则脏腑虚弱，卫阳虚，表不固，外邪侵入。阴虚不能滋养形体，易生内热，壮火食气，气食少火。久之，阴损及阳，阴阳两伤。正气益虚，邪气益盛，抵抗力更差，形成多次反复呼吸道感染，危害儿童健康。

（二）治法

急者治其标，以驱邪为主兼以扶正。缓者治其本，以扶正为主，兼以驱邪。同时强调合理喂养，合理护理，俗语讲"若要小儿安，三分饥与寒""忍三分寒，吃七分饱"不无道理，应参照考虑。喂养不能过饱，过量则伤脾胃生内热。一般无口臭，手脚心不热，肚腹后脑勺不热即正常。反之喂养过多易生内热。护理上背要凉，不能常出汗，头要凉，腹要暖，脚要暖。现在由于加强护理和计划免疫工作，该病得到控制，发病率下降。但小儿上呼吸道反复感染，变成迁延性，慢性乃很多。中医中药在这方面乃有很大优势，对该病的防治有很好的效果。

（三）辨证施治

1. 肺脾气虚型

主证：面㿠白不泽，多汗、易出汗，手脚尖凉，形瘦体弱，懒于运动，易发生消化不良，舌质淡红、苔白，指纹淡红在风关，脉弱无力。

治法：济阴合阳，益气固表。

方药：桂枝、白芍、黄芪、防风、白术、甘草、生姜、大枣。该方仿桂枝汤和玉屏风散合方加味，久服能增强患儿体质，阴平阳密，气固卫强之功，肺脾气壮，食欲、消化、吸收功能增强，亦可做糖浆剂。偏气虚加人参、五味子补气；兼有鼻塞、鼻炎者可加辛夷、白芷、桔梗；兼有增值体炎、流黄鼻涕或浊涕者可加荷叶、升麻、金银花、败酱草；兼有咽红肿痛、乳鹅者加玄参、桔梗、金银花、连翘、红藤；咳者加白僵蚕、蝉蜕、杏仁、百部；喘者加射干、麻黄；偏寒者加干姜、冬花、细辛、五味子；偏热加麻黄、石膏；伤食可加焦神曲、生麦芽、鸡内金；纳呆者可加木香、砂仁、白术；下颌颈部浅表淋巴结节肿大可加白僵蚕、防风、白芷、蒲公英。

2. 气虚胃热型

主证：形瘦颧赤，咽喉红赤，扁桃体肿大充血，手脚心热，肚腹胀热，气粗口热，唇红，大便干结，小便黄赤，舌质红、苔黄腻，指纹红紫，出风关，脉滑数。

治法：清热解毒，益气固表。

方药：制大黄、防风、桔梗、玄参、北沙参、党参、黄芪、金银花、连翘、甘草。肚腹胀热，舌苔厚腻者加黑丑、白丑、榔片、焦神曲；阴虚加天冬、麦冬；乳鹅红肿加红藤、地丁、公英；血热加生地黄、丹皮；兼鼻衄血者加白茅根、栀子仁；干咳者加知母、浙贝母；痰多而黄者加黄芩、瓜蒌、百部。此方重用大黄，既能泄胃热，又能凉血解毒，急下存阴之意，但须久煎。配防风、桔梗，表里双解，缓其泻下之力。人参、黄芪益气滋阴固表。金银花、连翘解毒清热。用之适时，功效卓著。但不可久用，邪去其半即止缓之调之。此证乃肺胃郁热，咽喉肺胃之门户，故红赤乳鹅肿大，胃内积热则肚腹胀热，气粗口臭。

3.气阴两虚型

主证：面色萎黄，身瘦形倦，多汗懒动，食欲不振，易于感冒，发烧，一旦感冒，病程迁移多日不愈反复发作，手脚心热，大便先干后稀，舌质鲜红、少苔或花剥苔，脉数无力。

治法：益气养阴，培土生金。

方药：黄芪、麦冬、炙鳖甲、生山药、青蒿、五味子、玄参、金银花、生麦芽、诃子肉、生鸡内金。青蒿、鳖甲补肝体，理肝用，清虚热；黄芪、麦冬、五味子补气固表又能敛阴生津止汗；玄参、山药补脾滋肾阴；金银花解毒，清血热；鸡内金、诃子肉补脾助消化生气血；生麦芽既助消化又畅肝气条达。合奏疏肝理脾补中气固表之效。咽喉肿痛加西青果、桔梗、白僵蚕；咳嗽有痰加贝母、百部；易惊烦躁加蝉衣、白僵蚕；腹胀纳呆加白术、陈皮、砂仁。此证多由于久病原气未复或素体虚弱，中气虚馁，气血虚弱，肺脾肝肾虚弱所致。肾虚则精亏，肝虚则血弱，况且肾为五脏之根，元气之充。肝体阴用阳，靠阴血滋养，肝肾两虚，精血不能充养四肢百骸，致身体虚弱，少气懒动。肺主气卫护于外，肺气虚卫外不固，多汗易感。脾主中气，主运化，生气血，脾虚则气血不足。

4.元气虚弱型

主证：面白神倦，发育迟缓，身体虚弱，反复感冒，迁延不愈，气血虚弱，舌淡红，脉细弱。

治法：培补先天，益气固表。

方药：冬虫夏草粉（冲服）、人参、黄芪、肉桂、五味子、山药、鸡内金、诃子肉、防风、白术，研细粉服用。脾虚腹胀、中气不运加砂仁、陈皮、木香；兼有解颅，加败龟板、肉苁蓉；兼有阳虚加熟附子、干姜；智力差精神障碍者加益智仁、炙鳖甲、龟板。此证多由于先天禀赋不足，胎怯，产伤，或早产儿，或大脑发育不良，智力低下，元气亏损。

小儿反复呼吸道感染重在气虚，卫表不固，外邪易侵。但阴虚积热不可忽视，阴虚积热内蕴必损阳气，乃壮火食气，耗气，伤气，使卫气更虚，卫表不固更甚。治之之法，应调补为主，扶正为要，兼清热解毒扶正。临床应详细审因，选药。

附 遗尿

指睡中遗尿，醒后方知，俗称尿床。多见于儿童及青少年，老年少见，三周岁以下幼儿，由于神志未开，发育不成熟，睡中尿床不做遗尿。

（一）病因病机

心神虚弱，神志不健。肾脑同源或有智力低下，不知自控。反应迟钝，肾气不足。膀胱虚冷，水泉不止，不能自控。下元虚惫，开合失度，膀胱失约，不能自主而遗尿。

（二）辨证施治

1. 神志不健型

主证：面色㿠白少华，反应迟钝或多动，入睡中遗尿不知，或尿开始后方觉，舌质淡嫩，湿滑苔，脉沉或无力。

治法：补肾健脑，固涩止遗。

方药：败龟板、生龙骨、生牡蛎、五味子、节菖蒲、远志、茯神、益智仁、五倍子。气虚者加人参；多动加天麻、煅磁石；有先天不足加鹿茸粉。多见幼儿及学龄前儿童兼有不同程度的精神障碍和智力障碍，如自闭症、多动症或其他精神障碍，随着生长发育逐渐好转。

2. 膀胱虚冷，水泉不止型

主证：面白神倦，少腹发凉，喜温喜暖，舌质淡，苔湿滑脉沉。

治法：温脬暖肾，固涩止遗。

方药：巴戟天、韭菜子、益智仁、乌药、小茴香、山茱萸、肉桂、五味子。贪睡呼之不醒者加节菖蒲、沉香粉、人参；腹泻便溏者加肉豆蔻、补骨脂、白术。

3. 阴阳两虚，开阖失控型

主证：面色㿠白，形体消瘦，神疲畏寒，精神不振，舌质淡红或胖大齿痕，脉沉尺弱。

治法：温补命门，固涩止遗。

方药：桑螵蛸、黄芪、益智仁、鹿茸粉、沙苑子、山茱萸、韭菜子、补骨脂。心肺气虚加人参、五味子、肉桂粉、沉香粉；膀胱虚冷加吴茱萸、五倍子、小茴香、生鸡内金；阳虚重加淫羊藿、巴戟天；腰膝酸软行动艰难的加狗脊、生姜、川续断。多见高年体衰，下元虚冷，久病体弱，脾肺气虚，不能约束水道而为遗尿。《金匮要略》所谓上虚不能制下者也，或因禀赋不足，先天体弱，下元不固。

第三章　常用验方

第一节 内科验方

1. 养心解毒活血汤

来源于自拟验方。

组成：太子参 15g，麦冬 10g，丹参 20g，黄精 25g，酸枣仁 15g，珍珠母 20g，钩藤 15g，红景天 15g，夜交藤 30g，川芎 10g，没药 10g，当归 20g，生白芍 15g，生地黄 15g，炙甘草 20g。

主治：小儿病毒性心肌炎及其后遗症，心悸，气短及心电图改变。

制法：上 14 味水煎，钩藤后下，取汁浓缩 300mL。

用法用量：3 ～ 5 岁每次 30mL，5 ～ 7 岁每次 50mL，日 3 次温服。

取四物加丹参、没药、红景天，生血、调血、养血，改变心肌供血。心主血，血养心，太子参、黄金桂、夜交藤益气养阴交心肾；酸枣仁稳心；珍珠母、钩藤镇惊安神，用于小儿心肌炎屡效。

2. 稳心散

来源于自拟验方。

组成：苦参 80g，丹参 30g，生晒参 50g，红景天 30g，云三七 50g，琥珀 25g，酸枣仁 80g，薤白 30g。

主治：各类心律不齐，心慌，心悸，怔忡，精神紧张，剧烈运动加重。

制法：上 8 味精选去净杂质，干燥，消毒，粉碎，细粉 140 目筛备用。

用法用量：成人日 3 次，每次 6g，白开水或黄酒调服。

本方重用苦参、酸枣仁治疗结脉，代脉，促脉，效果良好。佐以生晒参、云三七补心气，强心血循环，丹参佐三七加强心脏血流量，琥珀、薤白、红景天通心阳养心血，安神定志。共奏益心阳、补心血、稳心悸之效，临证研细久服效果益佳。

3. 紫癜方

来源于自拟验方。

组成：防风 15g，紫草 40g，丹皮 15g，玄参 15g，水牛角丝 40g，生地黄炭 15g，槐花 15g，生白芍 15g，金银花炭 15g，黄芩炭 15g，甘草 6g，麦冬 15g，连翘 15g，仙鹤草 20g。

主治：过敏性紫癜，全身性出血性红斑，下肢较重多在伸侧面，出血性皮疹，色紫黑。

制法：水牛角丝先煎 30 分钟，再加入后 12 味，慢火煎 40 分钟，滤出药汁再加水煎煮 2 遍。

用法用量：2 次煎好药汁合一起，分 3 次，饭前服用，儿童酌减量。

4. 治荨麻疹方

来源于自拟验方。

组成：麻黄 9g，桂枝 9g，防风 12g，白芷 8g，羌活 10g，威灵仙 12g，沙苑子 10g，稀敛草 15g，白鲜皮 15g，蝉蜕 9g，鹿角胶 10g，蒲公英 15g，地丁 15g，甘草 6g。

主治：各种过敏性荨麻疹，止痒效果特效。

制法：上药同煎 2 次，每次开后 30 分钟，取汁 450mL，鹿角胶烊化其中。

用法用量：每次 150mL，日 3 次，温服避风，取微汗 1 小时。

5. 乌蛇胡麻丸

来源于民间。

组成：乌梢蛇 30g，苦参 20g，胡麻仁 30g，苍术 15g，荆芥 15g，防风 15g，蝉蜕 15g，当归 15g，生地黄 20g，何首乌 30g，白鲜皮 30g，牛蒡子 15g，白僵蚕 15g，土槿皮 15g。

主治：皮肤瘙痒证，皮肤干燥证。

制法：上 14 味选好药材，干燥，消毒，粉碎 100 目筛，依法制成水丸或压片备用。

用法用量：每次 10g，日 3 次口服。

禁忌：烟酒辛辣食品。

皮肤瘙痒多是血燥风热，但与肺热血燥有关，多夹风邪，故滋阴养血，润燥除湿，清热止痒为要。

6. 青象补肺散

来源于家传方。

组成：青黛20g，月石20g，象面皮20g，黄连20g，黄柏20g，生石膏20g，粉龙骨20g，冰片20g，菠菜籽100g，黄瓜籽100g。

制法：上10味依法炮制研细粉，100目筛。

主治：空洞型肺结核，潮热盗汗，咳吐脓血，骨蒸消瘦。

用法用量：每次10g，日2次口服。

禁忌：烟酒，预防感冒肺炎及肺感染。

7. 珍珠清脑散

来源于家传方。

组成：珍珠30g，青黛20g，生石膏20g，月石20g，黄连20g，黄柏20g，天麻20g，全蝎20g，白僵蚕20g，象面皮20g。

主治：各种脑膜炎，结核性脑膜炎，蛛网膜炎，脑积水，蛛网膜粘连。

制法：上10味药依法炮制，研细粉100目筛，密封存放。

用法用量：日2次，每次10g，早晚白开水调服。

禁忌：烟酒，油腻。

8. 治瘫散

来源于民间验方。

组成：炮甲珠25g，生水蛭30g，虻虫20g，炙乳香20g，炙没药20g，蜈蚣20g，生白芥子30g，丹参30g，白僵蚕20g，葛根30g，川续断30g，北黄芪40g，元胡20g，狗脊30g，骨碎补30g，全蝎20g，白花蛇舌草30g，金钱蛇15条，苏木20g，云三七40g。

主治：中风后遗症所致的偏瘫。

制法：上20味药，依法炮制，共研细粉，100目筛，干燥备用。

用法用量：每次10g，黄酒调服，体弱者日2次，体壮者日3次。

9. 润肺化痰散

来源于自拟验方。

组成：诃子肉30g，瓜蒌皮20g，北沙参30g，玄参15g，麦冬15g，紫苑10g，前胡15g，川贝母10g，桔梗10g，天冬10g，百部10g，海浮石

10g，知母 10g。

主治：阴虚肺热，咳嗽，咳痰或伴咽痛，胸痛，咳痰带血丝等。

制法：根据年龄、病情酌量水煎服，或依法水提浸膏，加干粉混合制成面剂口服。

用法用量：分 3 次饭前或饭后服用，每次 150mL 温服。

10. 生金化痰散

来源于自拟验方。

组成：北沙参 120g，北黄芪 100g，紫河车 100g，五味子 80g，麦冬 80g，月石 140g，冰片 40g，青黛 120g，煅海蛤 100g，知母 100g，川贝母 100g，桑白皮 60g，杏仁 80g，生石膏 200g，黄芩 60g，黄连 50g，西青果 80g，炒苏子 70g，前胡 80g，白果仁 50g，麻黄 80g，甘草 60g。

主治：肺气阴两虚，痰喘咳嗽，肺气肿，肺感染，支气管扩张并发感染，支气管哮喘，肺大疱病，尘肺，慢性肺炎，小儿反复呼吸道感染，肺结核并发感染。

制法：紫河车、月石、冰片、青黛、煅海蛤、川贝母、生石膏、黄连，干燥消毒粉碎 140 目筛，制粒备用。

用法用量：成人每次 10g，日 3 次，儿童酌减。

禁忌：烟酒，辛辣生冷。

该方重在大补肺肾，增强免疫功能，同时清肺，消炎祛痰，止咳平喘。

11. 治水肿方

来源于师传方。

组成：麻黄 15g，桂枝 15g，炮附子 25g，细辛 5g，川椒目 10g，防风 15g，蝉衣 10g，生姜 30g，甘草 6g，大枣 3 枚。

主治：阳衰水肿，水肿以腰以上肿为甚，风水，脾水重症。

制法：上 10 味水煎取汁 450mL。

用法用量：分 3 次，每次温服 150mL，温服取汗，手脚心出汗为好，通身出透汗。避风限盐。

12. 治阴水熏方

来源于民间验方。

组成：川椒 20g，独活 20g，羌活 20g，防风 20g，威灵仙 20g，桂枝

20g，麻黄 20g，白芷 15g，红花 15g，细辛 10g，川乌 10g。

主治：阴水证，遍身水肿，阴肿，脐突，足心平，少尿，甚至无尿。

制法：上 11 味药，粉碎为粗粉，装入纱布袋子中。

用法用量：用新砖 2 块，水煮透热放入木桶中，将药袋放在煮热的砖上，患者去衣坐在桶上，药袋距离阴部 5～6 厘米，药气熏阴部，周围用衣服被子盖严，熏患者周身出大汗为止。

禁忌：出汗避风 2 小时。水肿消退后，忌盐和油腻 10 天。

13. 五草汤

来源于自拟验方。

组成：白花蛇舌草 30g，凤尾草 15g，马鞭草 15g，益母草 40g，墨旱莲 15g，石韦 20g，白茅根 40g，小蓟根 15g，侧柏叶 15g，女贞子 15g，炒杜仲 15g，怀牛膝 15g。

主治：无痛血尿，镜下血尿，尤其对各类肾小球血尿，偏于阴虚湿热更好。适用于慢性肾小球肾炎，IgA 肾病，隐匿性肾小球肾炎以及急性肾小球肾炎，以血尿为主者。

制法：上 12 味水煎取汁 450mL。

用法用量：分 3 次饭前服用，每次 150mL 温服。

14. 肾康散

来源于自拟验方。

组成：酒大黄 100g，大黄炭 100g，草果仁 50g，生水蛭 80g，土鳖虫 80g，砂仁 50g，肉桂 50g，熟附子 50g，生晒参 150g。

主治：慢性肾功能不全，氮质血症。

制法：上 9 味选好材，干燥，消毒，粉碎 120 目筛，服面，亦可做成水丸，压片服用。

用法用量：每次 8g，生姜水调，日 2 次口服。

禁忌：豆制品，肉类，生冷，硬食品，酒。

该方用于尿毒症前期，由于肾功能不全，有毒物质潴留，故重用二黄，草果仁，占全方 4 成以上，重在攻毒逐秽。水蛭、土鳖虫逐死血，下瘀血，抗凝，改善微循环，占药 3 成。附子、肉桂、砂仁、人参回阳益气扶正。共奏回阳益气避秽攻毒、化瘀抗凝之效。用于慢性肾衰竭，改善症状，保护肾功能有良效。

15. 肾一方

来源于自拟验方。

组成：酒大黄 15g，大黄炭 15g，桃仁 15g，桂枝 15g，小蓟根 20g，槐花炭 20g，生地黄 20g，侧柏叶 15g，凤尾草 20g，白花蛇舌草 20g，马鞭草 15g，甘草 10g。

主治：肾小球性血尿属实热者。急性肾小球肾炎，IgA 肾病，肉眼血尿，镜下血尿。

制法：上 12 味选好质材，合并煎浓缩取汁 450mL，备用。

用法用量：每次 150mL，日 3 次温服。

禁忌：生冷油腻，肾区足下保温。

本方仿《伤寒论》桃仁承气汤之意，去芒硝加小蓟根、槐花炭、生地黄、侧柏叶、凤尾草、白花蛇舌草、马鞭草，清利湿热，凉血解毒，通淋止血之效。对肾小球血尿，属于实热者显效，但不可久服。

16. 肾二方

来源于自拟验方。

组成：益母草 70～100g，黄芪 40g，淫羊藿 20g，石韦 15g，熟附子 15g，丹参 20g，川芎 15g，白花蛇舌草 30g，土鳖虫 15g，炒杜仲 15g，怀牛膝 15g，补骨脂 15g，蛇莓 15g，白僵蚕 15g。

主治：慢性肾小球肾炎，尿蛋白不降。下肢足面微肿，形寒肢冷，纳呆便溏，舌体胖大齿痕，暗紫湿滑。

制法：益母草先煎 60 分钟，取汁 1500～2000mL，在用益母草液煎余 13 味。久煎取汁 600mL。

用法用量：日 4 次，每次 150mL，温服，药渣可加热烫足心和会阴部。

禁忌：盐，油腻，生冷。

本方适用于慢性肾小球肾炎，日久阴阳俱虚，气虚血瘀兼湿热。慢性肾小球肾炎，是免疫介导损伤，基膜变性，间质沉积。微循环瘀积，血瘀状态，呈现阳虚、气虚、血瘀、湿毒，四大特点。取淫羊藿、附子、杜仲、牛膝、补骨脂补阳壮肾。重用益母草、丹参、川芎活血利水，改善肾微循环，并抗凝。石韦、白花蛇舌草、土鳖虫、蛇莓清湿热解毒，降低尿蛋白，久服效果佳。配合药渣热敷涌泉、会阴穴而增加温阳补阳之作用。

17. 肾三方

来源于自拟验方。

组成：当归 15g，川芎 15g，赤芍 15g，生地黄 15g，益母草 60g，白花蛇舌草 30g，丹参 20g，玉米须 40g，黄芪 40g，白僵蚕 15g，全蝎 10g，土鳖虫 15g，蜈蚣 4 条。研粉冲服。

主治：慢性肾小球肾炎蛋白尿不降，血瘀，湿热胶结，阻塞经络。

制法：上 12 味蜈蚣研粉冲服，余 11 味合煎浓缩取汁 600mL，备用。

用法用量：日 4 次口服，4 小时 1 次，每次 150mL，蜈蚣粉 1 条同服。

禁忌：盐，生冷，油腻。

久病入络，必兼血瘀，况肾小球肾炎肾小球始终处于血液高凝状态，微循环严重障碍，微血栓形成。瘀积在微血管内，加重了炎性浸润。抗原抗体复合物的沉积，使基膜变性。大量蛋白尿流出，形成非选择性蛋白尿。临床发现土鳖虫、白僵蚕有很强的降低尿蛋白的作用，当归、川芎、赤芍、生地黄、丹参、益母草、黄芪、全蝎、蜈蚣有活血化瘀通经隧之效，白花蛇舌草、玉米须清利湿热解毒，同时有很强利尿作用，此方对降尿蛋白有很好效果。

18. 肾四方

来源于自拟验方。

组成：淫羊藿 20g，黄芪 40g，人参 15g，鹿茸粉 9g（冲服），仙茅 15g，生白术 15g，菟丝子 15g，肉桂 15g，熟附子 15g，冬虫夏草 6g（研粉冲服），山茱萸 15g，公丁香 10g，砂仁 6g（冲服）。

主治：慢性肾脏病，低蛋白血症，反复感冒，免疫功能低下。

制法：上 13 味选好，干燥，消毒粉碎 100 目筛备用，亦可鹿茸、冬虫夏草、砂仁研粉冲服，余 10 味同煎取汁 450mL 备用。

用法用量：粉剂每次 15g，日 3 次，姜枣水调服。水煎剂每次 150mL，加鹿茸粉、冬虫夏草粉、砂仁粉，和匀口服。30 天 1 疗程。

禁忌：生冷、油腻。

慢性肾小球肾病由于病程长，身体虚弱，自身生成的白蛋白减少和尿中流失的蛋白质增多，极易形成低蛋白血症。尤其肾病综合征和慢性肾小球肾炎，机体衰弱，反复感冒，使病情反复。用鹿茸、冬虫夏草、淫羊藿、仙茅、黄芪、人参大补命门真阳；肉桂、附子、山茱萸、菟丝子、温阳补肾、公丁香、白术、砂仁补脾温肾。共奏温阳固本，补虚益损，增加血浆蛋白，改善低蛋白血症状态，增强机体免疫力之作用。

19. 肾五方

来源于自拟验方。

组成：白花蛇舌草 30g，益母草 40g，黄芪 30g，生地黄 15g，当归 20g，川芎 15g，赤芍 20g，淫羊藿 15g，土鳖虫 15g，白僵蚕 15g，生水蛭粉 6g（冲服），生大黄 20g，制大黄 20g，党参 15g，炮附子 15g，蛇莓 15g。

主治：慢性肾小球肾炎，长期尿蛋白，镜下血尿不消，对糖皮质激素不敏感者。

制法：上 15 味药，宜久煎，取汁 600mL，备用。

用法用量：每次 200mL，加水蛭粉 2g 和匀口服，或将水蛭粉装胶囊同服亦可。

慢性肾小球肾炎，长期蛋白尿，血尿不消，湿热与血瘀同现，胶结互长。湿热蕴结阻碍气机加重血瘀，血瘀日甚，脉络阻塞加剧湿热，淤结成毒，久伤阳气。病情虚实错杂，寒热交错。必须清利湿热逐瘀抗凝，活血化瘀，改善微循环，攻除热毒。重用生熟大黄、附子寒热并用，配用水蛭粉，逐瘀而不伤正，邪去正安之效。对慢性肾小球肾炎，偏重于湿热血瘀，邪气较盛，正气未伤者宜之。

20. 肾六方

来源于自拟验方。

组成：女贞子 20g，墨旱莲 20g，白花蛇舌草 30g，蛇莓 15g，半边莲 15g，黄芪 30g，玉米须 30g，生地黄炭 15g，怀牛膝 20g，土鳖虫 15g，白僵蚕 15g。

主治：慢性肾小球肾炎偏阴虚湿热互结型，长期尿蛋白，镜下血尿不消，身形疲惫者。

制法：上 11 味同煎，取汁 450mL

用法用量：每次 150mL，日 3 次，温服。

慢性肾小球肾炎阴虚与湿热互结，滋阴则湿恋，有碍湿热清除。过度清利湿热则伤阴，症见身形疲惫，烦热口干而不欲饮，有时低烧，对糖皮质激素不敏感。气虚明显可加太子参、北沙参。阴虚明显可加麦冬，配合黄芪、女贞子、墨旱莲、生地黄炭，滋阴而不敛湿，益气而不生火。白花蛇舌草、蛇莓、玉米须清利湿热而不伤阴。土鳖虫、白僵蚕清除蛋白尿而抗凝，平淡清和缓缓收功。

21. 肾七方

来源于自拟验方。

组成：草果仁15g，醋大黄15g，藿香15g，姜半夏15g，黄连7g，紫苏15g，党参15g，白术15g，干姜15g，生姜30g，六月雪15g，绿豆衣15g，炮附子10g，黑丑15g，白丑15g，砂仁粉6g（冲服），荷叶15g。

主治：慢性肾小球肾炎或肾衰竭前期，频频恶呕，饮食不下。

制法：上15味浓煎，取汁450mL。

用法用量：每次150mL，分3次服用。砂仁粉2g（冲服），频频服用防止呕吐。

此证秽浊中阻，胃气不降而恶呕，脾气不降而胀满，阻碍三焦气化，清浊逆乱，加重浊毒内闭而成险症。用草果仁、藿香芳香避秽；醋大黄、黑丑、白丑攻下浊毒以利胃气下行；党参、白术、干姜、附子温中益气升脾阳。紫苏、荷叶、六月雪、绿豆衣芳香化浊开胃气；黄连配半夏，苦降辛开之妙。共奏避秽攻毒，苦降辛开芳香醒脾开胃止呕之效。

22. 肾八方

来源于自拟验方。

组成：醋商陆15g，黑丑15g，白丑15g，川椒目15g，小茴香15g，砂仁粉6g，蝼蛄粉9g，生姜30g。

主治：慢性肾小球肾炎胸腹水，肝硬化腹水，亦治腹部胀满不得卧。

制法：蝼蛄粉、砂仁粉制好冲服，余6味浓煎取汁300mL。

用法用量：每次100mL药液，蝼蛄粉3g、砂仁粉2g加入药液搅匀，温服日3次。

禁忌：盐，生冷，油腻，荞麦面。

此方商陆善行腹水、胸水、皮里膜外之水，黑丑、白丑逐水下行配椒目，加强泄水逐水之力。茴香、砂仁暖脾肾，温膀胱开气化。水为阴邪，得阳则化。生姜辛散重用专行水气，蝼蛄下行，直通水道，合之行水逐水，利水之力甚强。用于慢性肾小球肾炎胸腹水、肝硬化腹水、腹胀因于阴寒凝聚者有效。

23. 肾九方

来源于自拟验方。

组成：夏枯草 20g，生石蟹 30g，鲜石斛 20g，葛根 30g，丹参 20g，淫羊藿 20g，仙茅 15g，川芎 20g，生水蛭粉 6g，土鳖虫 15g，生白芍 30g，怀牛膝 20g，炒杜仲 15g，桃仁 15g，煅磁石 30g，

主治：慢性肾小球肾炎高血压。伴脚肿者加益母草、茯苓，恶吐加姜半夏、天麻、生姜。

制法：生石蟹砸碎先煎 30 分钟，再与其他药同煎取汁 510mL，水蛭粉研微细备用。

用法用量：每次 170mL 药液，加水蛭粉 2g 和匀，口服，日 3 次。

禁忌：盐、生冷、油腻。

慢性肾小球肾炎高血压最难治，急性肾小球肾炎高血压更难治。其机理复杂：不外肾，脑同源。下不制上，虚阳浮越，肾不养肝，肝阳冲越。生石蟹重镇浮阳；夏枯草、生白芍、鲜石斛缓肝平肝风；淫羊藿、仙茅、杜仲、牛膝益阳抑阴；葛根、丹参、桃仁、水蛭活血抗凝，改善肾血流，肾内微循环，调高肾血流量和灌注量，抗凝血，去死血。合奏益肾阳、抑虚阳上冲、缓肝平肝、活血化瘀之功，临床运用有效。

24. 肾十方

来源于民间验方。

组成：晚蚕沙 15g，麻黄 15g，蝉衣 10g，浮萍 20g，紫苏叶 15g，防风 15g，白鲜皮 15g，地肤子 15g，乌蛇 15g，白花蛇舌草 20g。

主治：急性肾小球肾炎，紫癜性肾炎，各种过敏引发水肿及皮肤瘙痒症。

制法：上 10 味同煎取汁 300mL。

用法用量：每次 100mL，日 3 次，温服取微汗，同时药渣加热，敷会阴部及足心，全身出汗为度。

本方重在宣发上焦湿热。麻黄伍蚕沙，宣肺除湿；浮萍、紫苏叶、防风、伍蝉衣宣发肺脾之气，除表里之湿，重在三焦气化，轻可去实；白鲜皮、地肤子、白花蛇舌草清利湿热而止痒；乌蛇串通经络无处不到。合奏宣通肺、脾、三焦气化，除湿。有良好的抗过敏，清除抗原抗体复合物功效。对急性肾小球肾炎，风湿热瘀阻上焦，卫气不宣，以及各种过敏反应和皮肤瘙痒有良好效用。

25. 肾十一方

来源于自拟验方。

组成：麻黄 20g，苍术 20g，生石膏 30g，防风 15g，生姜 30g，鱼腥草 30g，茯苓皮 15g，桑白皮 15g，白花蛇舌草 30g，甘草 6g。

主治：急性肾小球肾炎，水肿偏于上焦，以水肿为主的慢性肾小球肾炎急性发作。

制法：上 10 味同煎取汁 500mL，不要久煎，煮沸后 30 分钟为好。

用法用量：每次 125mL，温服取汗，避风 1 小时，4 小时服 1 次，汗出透为度，"手足心出汗，阴部出汗"。

禁忌：盐，生冷，油腻，房事。

此方仿仲景越婢加术汤，重用生姜即能发越水气，又能鼓舞胃气。加防风，增驱风之力；茯苓皮、桑白皮醒脾肺之气，行皮间之水气；鱼腥草、白花蛇舌草清利湿热，对急性肾小球肾炎，肾病综合征，水肿偏于上者，屡用屡效。咽喉肿痛兼风热者加金银花、连翘。四末清冷，烦躁不安汗不出者，是阳郁不伸，加桂枝、细辛，重用生姜 50g，甚者加黑附子 15g。取《内经》微动四极之意，鼓舞发动阳气。阳气宣通，敷布水气乃散。

26. 遗尿方

来源于自拟验方。

组成：韭菜子 15g，小茴香 15g，补骨脂 15g，巴戟肉 15g，益智仁 10g，桑螵蛸 10g，淫羊藿 20g，肉桂 15g。

主治：遗尿，尿失禁，尿急，不能自控，淋漓不断，亦治睡中遗尿。

制法：上药同煎，取汁 400mL。

用法用量：每次 133mL，温服，日 3 次，药渣加水加温，烫脚、泡脚，腰以下出汗为度。

此证多见于高年女性，命门火衰，肾气不固，膀胱虚冷，气化失宣。《内经》说："水泉不止者膀胱虚冷也。"用小茴香、肉桂暖膀胱，温下元；韭菜子、补骨脂、益智仁、桑螵蛸缩尿固肾止遗；重用淫羊藿、巴戟肉补命门真火。此方对止遗尿，尿急，淋漓不断，不能自控有特效。

27. 参珠降糖散

来源于自拟验方。

组成：生晒参200g，紫丹参60g，生山药260g，珍珠50g，葛根100g，天花粉100g，苦瓜籽100g，生鸡内金150g。

主治：2型糖尿病，气阴两虚，中焦燥热伤津。

制法：上8味药选好，干燥，消毒，粉碎100目筛，干燥备用。

用法用量：每日分3次，每次10g，水调饭前服用。

肺肝脾燥热，肺气不宣，脾气不运，肝气不疏，用人参补元气，止渴生津；山药补肺肾而滋肝；丹参活血；葛根升阳升清，生津止渴；天花粉、苦瓜籽去脾胃虚火；鸡内金畅脾运，化谷食运中焦。此方久服连用3个月以上，必有显效。胃热较盛，可加寒水石，泄热而不化燥，药性平和气阴两补，协调阴阳。

28. 克糖一号

来源于自拟验方。

组成：黄芪30g，知母10g，天花粉20g，寒水石15g，太子参15g，诃子肉15g，天冬15g，玄参20g，生山药30g，炙黄精15g，石斛15g，葛根30g，丹参20g，苦瓜籽15g。

主治：2型糖尿病，肺脾气阴两虚，中焦燥热，烦渴多饮，血糖不降者。

制法：上14味消毒，干燥，粉碎100目筛。

用法用量：粉剂每次15g，日3次，饭前水调服。或调整剂量，共同水煎，浓缩液取汁450mL，每次150mL，同时调控饮食。

血糖不降多因中焦燥热。《内经》："壮火之气衰，少火之气壮，壮火食气，气食少火。"壮火乃中焦燥热之火，消耗五脏之气和气化。少火乃五脏之阳气，也就是五脏之正气。燥热愈盛，五脏之气和气化功能愈伤，代谢紊乱，故血糖不降。以寒水石、天花粉、知母、苦瓜籽清中焦燥热。天冬、玄参、生山药、黄精、石斛滋阴降火。取壮火之主，以制阳光之义，黄芪、葛根，益气升阳，而不助火伤阴。共奏滋阴清热降火润燥生津之功，但需久服。

29. 克糖二号

来源于自拟验方。

组成：党参15g，生白术20g，黄芪30g，黄连9g，姜半夏15g，陈皮15g，茯苓15g，泽泻15g，莲子肉15g，生山药25g，红景天15g，绞股蓝20g，葛根30g，丹参20g，生鸡内金20g，诃子肉15g。

主治：2型糖尿病，脾气虚馁，中焦不运，痰湿困阻，瘀而生热。症见神倦疲劳无力，腹满易饥，自汗气短，大便溏薄，小便短少。

制法：上药同煎取汁500mL，生鸡内金干燥消毒研细粉。

用法用量：每次170mL，加鸡内金粉6g和匀，日3次，饭前温服，严格调控饮食。

此证重在脾气虚馁，中焦气化失常，水谷不化精微反成痰湿困阻中焦，更伤中气，形成本虚标实之证。以东垣升阳益胃汤加减，加莲子肉、山药、绞股蓝、红景天，补中气，建运化，强气化，疏三焦，化痰湿；葛根升清升阳宣通气化，丹参活血。但需久服，30天为1疗程，同时可以辨证加减。严格控制饮食，缓缓收功。

30. 克糖三号

来源于自拟验方。

组成：炙黄精30g，黄芪30g，生晒参15g，石斛20g，山茱萸15g，山药30g，玄参20g，葛根30g，丹参20g，五味子15g，茺蔚子15g，苦瓜籽15g，生地黄15g，三棱15g，莪术15g，生鸡内金15g，诃子肉15g，三七粉9g。

主治：2型糖尿病，肝肾阴虚，瘀滞，肝虚必郁，两目干涩，甚至夜盲，烦躁易怒，口苦纳呆，肾虚必痿，腰酸膝软，阳事不举，倦怠懒动，中焦瘀滞，气化失常，脾困失运。

制法：前药干燥粉碎，100目过筛细粉。或调剂量，前16味水煎浓缩取汁600mL，鸡内金、三七研细粉备用。

用法用量：成人用量粉剂，每次15g，日3次。水煎剂日3次，150mL。加鸡内金粉，三七粉和匀，口服。30天1疗程。同时每日吃鲜山药 250g，苦瓜 50g，做主食。

此证重在肝肾阴虚，脾困。类似现代糖尿病合并微血管病变，脑血管病变，脑动脉硬化，糖尿病脑病，脑梗，眼底微血管病变，视网膜萎缩硬化。甚者眼底出血，重用黄芪、黄精，加生地黄、山茱萸、山药、石斛、滋水涵木；葛根、丹参、三七粉活血化瘀、疏通微血管；三棱、莪术、鸡内金、苦瓜籽解脾困疏郁化滞；茺蔚子清肝明目。此方对糖尿病肝肾阴虚，微血管病损很有效，但需久服。

31. 克糖四号

来源于自拟验方。

组成：淫羊藿 15g，黄芪 30，人参 15g，黄精 20g，石斛 20g，丹参 20g，生白术 15g，茯苓 15g，葛根 30g，益母草 40g，泽兰 15g，土鳖虫 15g，绞股蓝 15g，红景天 15g，炮附子 10g，肉桂 15g，山茱萸 15g，山药 15g，炒杜仲 15g，鸡内金粉 12g（冲服）。

主治：2 型糖尿病，肾阳虚血瘀型。糖尿病日久阴损及阳，故阳虚，气病及血，故血瘀。

制法：上药干燥消毒研细粉 120 目筛，或调量水煎浓缩取汁 450mL。

用法用量：粉剂每次 15g，日 3 次口服。汤剂每次 150mL，加鸡内金粉 4g 和匀，口服，日 3 次。

此方取右归饮加减加淫羊藿，阴中求阳，补命门真阳，壮气化。黄芪、人参、黄精、石斛、白术、茯苓、红景天、绞股蓝等补气运脾助气化，除水湿；益母草、泽兰、土鳖虫、丹参活血化瘀，利水通阳，助下焦气化而降糖。对 2 型糖尿病阳虚血瘀者有效。

32. 克糖五号

来源于自拟验方。

组成：人参 15g，黄芪 30g，生山药 30g，益智仁 10g，覆盆子 15g，熟附子 10g，肉桂 15g，茯苓 15g，茯神 15g，葛根 20g，煅磁石 20g，天花粉 20g，山茱萸 15g，生鸡内金 15g（冲服），桑螵蛸 10g，五味子 15g，金樱子 15g，芡实 20g。

主治：2 型糖尿病，阴阳两虚证，小便频数、浑浊如膏、有甜味，面色黧黑，腰酸膝软。

制法：上药干燥消毒研细粉 100 目筛，或调剂量水煎浓缩取汁 450mL。

用法用量：粉剂每次 15g，日 3 次口服。水煎剂每次 150mL，加鸡内金粉 5g，口服日 3 次。

该方重在下原虚惫，阴阳两虚，精气不化，随小便而下如膏有甜味。人参、黄芪、山药、降血糖、金樱子、覆盆子、五味子、桑螵蛸、益智仁、芡实补下原，收涩止遗，缩小便固精微；肉桂、附子补原阳；天花粉、茯苓、茯神降糖。此方适用于糖尿病阴阳两虚，下元不固型。

33. 补阳化痰汤

来源于自拟验方。

组成：淫羊藿 20g，益母草 50g，泽兰 15g，黄芪 40g，苍术 20g，生白术 15g，茯苓 15g，猪苓 15g，泽泻 15g，肉桂 15g，草果仁 15g，党参 15g，姜半夏 15g，商陆 15g，炒杜仲 15g，怀牛膝 15g，补骨脂 15g，车前子 15g。

主治：肥胖证。

制法：上 18 味同煎取汁 600mL。

用法用量：每次 200mL，日 3 次温服。

肥胖症多由脾、肾气虚，三焦气化失宣，水谷不化精微而成水湿痰浊潴留体内而成。向心性肥胖，取五苓散通阳，化气行水湿；加商陆，加强除水湿之效；半夏、草果仁燥湿化痰；党参、黄芪补脾气助运化；淫羊藿、肉桂、杜仲、牛膝、补骨脂补肾气助气化而行水除湿气；若食欲亢盛者加黄连，去脾胃阴火、肾阳、肾气壮三焦气化自畅。脾气壮湿气行，痰湿自减，肥胖自愈。现代医学认为肥胖证是内分泌失调，醛固酮增多，水钠潴留和脂代谢紊乱所致。五苓散有很强拮抗醛固酮作用。

34. 三藤饮

来源于自拟验方。

组成：忍冬藤 20g，青风藤 15g，雷公藤 15g，蚕沙 15g，苍术 20g，狗脊 15g，怀牛膝 15g，茯苓 15g，猪苓 15g，肉桂 15g，益母草 40g，桑寄生 15g，石楠叶 15g，鹿衔草 15g。

主治：痛风高尿酸血症。

制法：上 13 味同煎，取汁 600mL。

用法用量：每次 150mL，日 3 次温服。用药渣加温外敷足部。

痛风是血尿酸形成尿酸石，沉积在关节部，使局部肿胀疼痛，属于中医寒痹、着痹证范畴。用三藤除湿通络消肿止痛；桑寄生、狗脊、怀牛膝补肝肾壮腰脊；石楠叶、鹿衔草、蚕沙、苍术等除湿通络止痛；四苓益母草利尿除湿；偏寒者可加川乌 10g，穿山龙 15g 加强活络止痛之力；肾虚腰酸膝软加山药、熟地黄、川续断、杜仲、补骨脂补肾壮腰脊。

35. 五霞至宝丹

来源于师传方。

组成：大黄 30g 生熟各半，黑丑 15g，白丑 15g，五灵脂 15g，焦榔片 15g，香附 15g，三棱 10g，莪术 10g，肉桂 15g，焦神曲 15g，焦山楂 15g 去核。

主治：赤白痢疾初起，里急后重大便黏液脓血，腹痛，亦治食积腹痛，嗳气，伤食，吞酸等症。

制法：共研细粉，100 目筛子备用。

用法用量：日 3 次，每次 10g 口服。

36. 治腹水方

来源于家传验方。

组成：商陆 150g，海藻 90g，昆布 90g，黑丑 70g，椒目 70g，肉桂 10g，人工牛黄 10g，蝼蛄 60g。

主治：肝硬化腹水，结核性腹膜炎腹水。

制法：商陆、黑丑醋制；蝼蛄用少许吴茱萸微炒，发黄为度；人工牛黄研微粉。前七味干燥，消毒，粉碎 140 目筛，将牛黄微粉加入混匀，干燥保管备用。

用法用量：成人每次 10g，日 2 次，米醋调，水送服。

禁忌：盐，生冷，油腻。

37. 咳血方

来源于家传验方。

组成：白及 80g，月石 100g，汉三七 80g，冰片 15g，诃子肉 80g。

主治：咳血，尤其对支气管扩张咳血效果更好。

制法：研细粉备用。

用法用量：成人每次 10g，日 2 次水调服，儿童酌减。

38. 癫痫散

来源于师传方。

组成：黑古月 30g，白古月 30g，川椒 15g，蜈蚣 30 条，全蝎 15g，白附子 10g，小皂角 10g，巴豆霜 8g，代赭石 60g。

主治：癫痫。

制法：上 9 味，生用研细粉 100 目筛，合均，密封分装备用。

用法用量：每次 10g，日 2 次，米醋调，水送服，儿童酌减。

禁忌：猪肉，油腻，生冷。

39. 脑疳外敷膏

来源于家传验方。

组成：信石 25g，巴豆仁 25g，银珠 25g，五灵脂 50g，雄黄 150g，斑蝥 25g，麝香 5g。

主治：脑疳，脑膜炎，病毒性脑炎，中毒性脑病，结核性脑膜炎，脑水肿所致头痛，神昏，谵语，甚至昏迷。有良好效果，对缓解各种脑病所致的头痛，呕吐，昏迷有立竿见影的效果。

制法：将前 6 味研成微细粉，140 目筛，再加麝香合均，瓷瓶密封备用。

用法用量：用时用独头蒜一枚，或蓖麻子仁适量，捣成糊状与药粉合均，做成长约 6 厘米，宽约 7 厘米，厚约 0.5～0.7 厘米 2 个小饼，外敷两侧太阳穴 12～24 小时取下，局部出水泡用 1% 的盐水消毒后，外涂紫药水，不可刺破，防止感染。2～3 天后可重复使用，不可超过 3 次。用后禁食小米饭 7 天，亦可配合其他全身用药。

40. 定痫散

来源于师传方。

组成：羚羊片 15g，羚羊骨 45g，珍珠 15g，石决明 50g，煅磁石 50g，青礞石 75g，生白芍 35g，天麻 30g，朱砂 20g，琥珀 30g，冰片 20g，白古月 100g，青川椒 60g，黑丑 50g，白丑 50g，荜茇 50g，公丁香 50g，胆南星 40g，小皂角 50g，节菖蒲 40g，白芷 50g，细辛 20g，白附子 20g，全蝎 50g，白僵蚕 40g，蜈蚣 30 条。

主治：癫痫重症。突然发病，神昏抽搐，四肢强直抽动，角弓反张，口吐白沫，目精上翻。有的小发作 3～5 分钟，自行缓解，神呆面白，口角流涎。有的持续发作超过 5 分钟，成癫痫持续状态。严重影响患者智力和发育。

制法：选上好药材，去净杂质，冰片研用，朱砂做成微细粉，余 24 味干燥，消毒，粉碎，140 目筛细粉后，与冰片、朱砂粉混合均匀，分装备用。

用法用量：成人每次 8g，缓解期 2～3 次，生姜水调服。发作期加大剂量，每次 10g，胃管灌注服，日 4 次。

禁忌：生冷，油腻，荞麦面，尤其是猪肉。

全方 26 味药，羚羊、珍珠、全蝎、白僵蚕、蜈蚣凉肝止痉、止抽搐；青礞石、黑导、白丑、小皂角、胆南星、白古月、青川椒、节菖蒲、白芷涤痰逐痰，开窍醒神止痉；朱砂、琥珀、煅磁石、石决明平肝镇静，息风止痉；白芍、天麻熄肝风，缓肝急。共奏平肝息风、开窍醒神、涤痰止痉之效，白芷、白附子、细辛、荜茇、公丁香有芳香开窍、温中逐痰、息风止痉之效，可治疗痫症，尤其大发作。肝风型痫症，平时不发作时服用预防和控制发作。

41. 益智醒脑汤

来源于自拟验方。

组成：益智仁 10g，骨碎补 15g，补骨脂 15g，天竺黄 10g，石菖蒲 10g，郁金 10g，红景天 20g，当归 30g，何首乌 20g，女贞子 20g，丹参 20g，葛根 30g，刺五加 20g，山茱萸 15g，熟地黄 15g，石斛 20g，五味子 10g，肉苁蓉 10g，三七粉 12g，肉桂 15g，炮附子 10g。

主治：老年性脑痴呆症。

制法：上药选好，去净杂质，水煎 2 次，取汁 600mL。

用法用量：每次 200mL，日 3 次，加三七粉 2g 口服。

脑为髓海，髓聚成脑。肾主骨生髓通于脑。高年精亏髓减，脑失供养。《灵枢·决气》说"谷入气满，淖泽注于骨，骨属屈伸，泄泽补益脑髓""液脱者骨属屈伸不利，色夭，脑髓消，胫酸，耳数鸣""精脱者耳聋"。详细论述肾，脑供养关系。老年髓减而发生脑性痴呆，加之高年气弱，津停成痰，痰浊阻塞脑窍而神障。以补肾壮骨，健脑涤痰开窍拟定此方，临床收效甚好。

42. 加味甘麦大枣汤

来源于自拟验方。

组成：浮小麦 50g，红枣 20g，生白芍 20g，茯苓 15g，茯神 15g，胆南星 15g，节菖蒲 10g，郁金 10g，远志 10g，金礞石 15g，煅磁石 30g，香附 15g，桃仁 15g，姜半夏 15g，甘草 8g。

主治：精神分裂症，脏燥证。

治法：上 15 味药净选，根据病情体质定用量，同煎取汁 450mL，备用。

用法用量：成人，每次 150mL，日 3 次，温服，同时加强心理治疗和护理。

此证多由精神刺激，精神创伤及惊恐所致。胆失决断之职，痰火内扰。腑病传脏，肝气横逆，狂躁。重用甘麦大枣汤，清肝火。茯苓、茯神、远志、菖蒲、胆南星涤痰安神；桃仁、香附活血理气；狂躁甚者肝胆痰火郁结，重用菖蒲、郁金、胆南星、金礞石逐痰开窍醒神。言语狂乱，不避亲疏者，心气实重用磁石、郁金、菖蒲、茯苓、茯神，甚者加代赭石重坠，清心开窍安神。面赤气粗狂乱者，气血郁结，重用桃仁、香附活血行气。喃喃自语者，心气虚也，加沉香粉冲服。太子参、远志、酸枣仁补心气安神，心血虚重者加当归，肝血虚重者加白芍。狂躁神乱者加代赭石、沉香粉（冲服），大便秘结者加生大黄，釜底抽薪。

43. 榛蘑丸

来源于自拟验方。

组成：榛蘑 150g（上好），骨碎补 120g，狗脊 100g，威灵仙 100g，淫羊藿 150g，仙茅 80g，川续断 100g，牛膝 100g，炒杜仲 150g，川乌 80g，草乌 80g，乌梢蛇 200g，肉桂 100g，干姜 100g。

主治：骨痹，骨质增生，尤其是小关节疼痛，气候变化加重。

制法：上 14 味药选好，干燥，消毒，粉碎 100 目筛子，制成水丸，备用。

用法用量：成人每次 15g，日 2～3 次口服，儿童酌减。

第二节　男科验方

1. 拳龙育真酒

来源于民间验方。

组成：拳参60g，海龙20g，海马20g，干鹿鞭80g，驴肾50g，人参40g，金樱子120g，枸杞子60g，山茱萸80g，肉桂40g，仙茅40g。

主治：真阴，真阳不足，命门火衰，精气神不足，身体虚弱，性功能下降。

制法：上11味药，干燥去净水分，泡入原浆粮食酒4kg，在室温40℃左右浸泡60天以上，滤出备用。

用法用量：早晚20～30mL口服。

2. 骨鹿消增丸

来源于自拟验方。

组成：生姜20g，鹿角粉20g，淫羊藿20g，益母草45g，黑附子15g，制大黄15g，土鳖虫15g，桃仁15g，炒杜仲15g，怀牛膝15g，黄柏15g，知母15g，肉桂15g，小茴香15g，五灵脂15g，蒲黄15g，王不留行15g，琥珀粉9g。

主治：前列腺增生肥大，排尿不畅，腰痛，睾丸牵引痛，小腹胀坠疼痛，阴囊潮湿，大便干结，尿频，尿急，尿浊，淋漓不尽，尿失禁。

制法：上18味选好药，去净杂质，干燥消毒，粉碎120目筛。

用法用量：日服用3次，每次15g或者调量加减水煎取汁600mL，分3次饭前温服，同时用煎后药渣加温烫脚心涌泉穴30分钟。

3. 育嗣丸

来源于自拟验方。

组成：炙黄精100g，黄鱼鳔胶100g，沙苑蒺藜30g，巴戟天50g，肉苁蓉50g，炒杜仲30g，山茱萸50g，锁阳80g，破故纸50g，韭菜子40g，金樱子 60g，覆盆子 40g，枸杞子 60g，鹿茸 60g，鹿角粉 60g，仙茅 60g，淫羊藿 60g，雄蚕蛾 30g。

主治：男子真阳、真阴不足，肝肾虚惫，腰酸膝软，精少清冷，精子活动力差而不孕，阳痿，早泄，临房不举，举而不坚或梦遗滑精，不孕不育症。

制法：上 18 味药选好去净杂质，消毒，干燥，混合粉碎 100 目筛细粉，蜜丸 10g/ 丸。

用法用量：每日 3 次，每次 1 丸，白开水或米酒送服。

禁忌：烟酒油腻生冷，节房事。

此证多由婚前过度手淫，耗伤真阳、真阴，或早婚婚后房事过频，耗伤太过而致。或烟酒过度，夜生活过度，忧思恼怒，精神高度紧张，精神创伤，劳心倍于劳肾。耗伤过度，真元亏损，重用黄精、黄鱼鳔胶、鹿茸补先天真阳真阴。鹿角通督脉壮原阳，鹿角乃鹿之督脉余气所生，最通督脉壮阳气，阳生阴长。加之余药添精壮阳，培元固本之效。

4.十子散

来源于师传方。

组成：五味子、牡荆子、菟丝子、覆盆子、金樱子、韭菜子、枸杞子、沙苑子、楮实子、葫芦巴、天雄、补骨脂、熟地黄、山药、山茱萸、鹿茸、黑附子、炒杜仲、桂心、巴戟天、肉苁蓉、钟乳石、红参、石斛。

主治：男子性机能低下，精液量少，精液清稀、清冷，精子数过少，死精子多，畸形多，腰膝酸软，神疲劳力，手足不温，畏风怕冷，舌质淡嫩，脉细弱。

制法：上 24 味药选好，去净杂质，消毒，干燥，粉碎 100 目筛混合均，炼蜜为丸，10g 每丸。

用法用量：日 3 次，每次 1 丸，口服。

禁忌：寒冷，潮湿，辛辣食品。

5.马韭散

来源于民间验方。

组成：炙马钱子 90g，韭菜子 90g，锁阳 90g，干鹿鞭 200g，金樱子 150g，肉桂 90g，生晒参 100g，覆盆子 90g，蜈蚣 40 条。

主治：阳痿，适用青年、壮年期。60岁以上老人不宜用。

制法：马钱子必须去皮切片，香油炸透，但不能焦化，焦者无效。鹿鞭切片干燥微砂炮。其余7味选好药，干燥，消毒，粉碎，混均，一定要混合均匀后备用。

用法用量：每次12g，早晚2次，米酒调水送服或用白开水调服。

禁忌：烟酒，节房事，最好节3周。

该方重用炙马钱子、韭菜子。张锡纯老前辈喜用炙马钱子来治疗痿证、瘫痪，因其能兴奋脊髓神经根。本方用其兴奋骶神经，鼓动阴茎海绵体兴奋充血。人参、鹿鞭补真阳真阴。金樱子、覆盆子、韭菜子、肉桂助阳生精。蜈蚣通经络，治疗青壮年阳痿，屡用屡效。但需患者放松心态，加强锻炼，如做俯卧撑，锻炼兴奋肌肉。

6. 生精汤

来源于自拟验方。

组成：淫羊藿15g，生晒参10g，熟地黄15g，何首乌15g，枸杞20，菟丝子20，补骨脂10g，五味子9g，金樱子20g，覆盆子15g，山茱萸10g，鹿茸粉6g（冲服）。

主治：弱精症，精液清冷，精子数量少、活动率差、畸形，死精子多。

制法：前11味水煎浓缩取汁600mL。

用法用量：分2日用完。日2次，每次150mL，加鹿茸粉1.5g和匀，口服。

该方重在补肾生精，熟地黄、何首乌、山茱萸补肾阴添精。淫羊藿、生晒参、鹿茸粉补肾阳生精。枸杞子、五味子、菟丝子、金樱子、补骨脂益肾生精，促精子成活率。

7. 知柏益母草汤

来源于自拟验方。

组成：益母草50g，知母15g，黄柏15g，怀牛膝15g，肉桂15g，白花蛇舌草40g，马鞭草15g，苦参15g，王不留行15g，土鳖虫15g，桃仁15g，制大黄10g，石韦15g，滑石30g，甘草10g。

主治：急性前列腺炎或慢性前列腺炎急性发作，症见少腹急结，胀痛，向会阴部放射。尿频，尿急忍不住。尿道刺痛或有烧灼感。前列腺液化验，大量白细胞，脓球。

制法：上 15 味药久煎，浓缩 600mL。

用法用量：急者日服用 4 次，每次 150mL 温服，缓者日服 2 ～ 3 次，每次 150mL。

禁忌：酒，辛辣寒凉，潮湿。

该方取滋肾通关丸和下瘀血汤，加白花蛇舌草、马鞭草、苦参、石韦，重用滑石，清利湿热解毒；益母草、王不留行活血利水、共奏清利湿热、活血解毒、通经利窍之效。

8. 温阳化浊汤

来源于自拟验方。

组成：淫羊藿 15g，益母草 40g，黄柏 10g，肉桂 15g，怀牛膝 15g，炒杜仲 15g，补骨脂 15g，白花蛇舌草 40g，苦参 15g，土茯苓 20g，草薢 15g，益智仁 10g，石菖蒲 15g，石韦 15g，桑螵蛸 10g，海螵蛸 15g，甘草 10g。

主治：慢性前列腺炎，少腹胀痛下坠，小便频急无力，尿液时而浑浊，如脓尿，尿道时而刺痛烧灼感，尿道口时有黏液物流出，红赤，痛痒。

制法：上 17 味药水煎浓缩取汁 600mL，备用。

用法用量：每次 150 ～ 200mL，温服，日 3 次或 4 次。伴腰痛，会阴部、足下保温。

禁忌：烟酒，寒凉，潮湿。

此方适用于下元虚损，湿热潴留，气化不宣，下窍不固，本虚标实之证。温阳化湿，清热解毒，化浊利窍，固摄止遗。

9. 温阳化瘀汤

来源于自拟验方。

组成：淫羊藿 20g，益母草 40g，黄柏 10g，肉桂 15g，五灵脂 15g，蒲黄 15g，元胡 15g，川楝子 15g，土鳖虫 15g，白花蛇舌草 40g，小茴香 15g，葫芦巴 15g，苦参 15g，丹参 15g，怀牛膝 15g，补骨脂 15g。

主治：慢性前列腺炎，少腹刺痛，放射到会阴部，小便急，腰酸，细软，口苦咽干。

制法：上 16 味药水煎浓缩取汁 450mL。

用法用量：日 3 次，每次 150mL，饭前温服。

该方适用于慢性前列腺炎伴有不同程度的前列腺肥大，炎症迁延不愈，下焦阳虚，血瘀湿热余邪未尽之证。淫羊藿、肉桂、小茴香、葫芦巴温阳暖肾而止痛；五灵脂、蒲黄化瘀止痛；元胡、川楝子行气止痛，配土鳖虫、丹参增加逐瘀活血之力；白花蛇舌草、黄柏清利湿热，解毒。共奏温阳活血化瘀消癥，清利湿热解毒之功，对缓解慢性前列腺产生的少腹隐痛十分有效。

10. 温阳七子汤

来源于自拟验方。

组成：淫羊藿 20g，益母草 40g，炒杜仲 15g，怀牛膝 15g，补骨脂 15g，韭菜子 15g，金樱子 15g，覆盆子 15g，菟丝子 15g，沙苑子 15g，枸杞子 30g，五味子 10g，锁阳 15g，白花蛇舌草 40g，巴戟天 10g，小茴香 10g。

主治：慢性前列腺炎合并慢性性功能障碍，或者经用介入治疗后阳痿，早泄，滑精者。

制法：净选上好 16 味药，干燥粉碎，100 目筛细粉，分装备用，或调整剂量水煎浓缩取汁 450mL 备用。

用法用量：粉剂每次 10g，日 3 次口服。水煎剂每次 150mL，日 3 次口服。

前列腺是男性性器官之一，也叫性腺。急性前列腺炎经治疗后转入无菌期，或无菌性前列腺炎。检验前列腺液白细胞并不高，无脓球，但卵磷质小体明显低。症见腰酸膝软，小腹冷痛，阳痿，早泄，梦遗，滑精，性障之证。故拟此方温阳补肾生精，对止遗，固涩有明显有效。

11. 消癥散

来源于自拟验方。

组成：蝼蛄 60g，生水蛭 60g，天雄 40g，炮甲珠 30g，鹿茸 30g，鹿角 60g，韭菜子 60g，锁阳 30g，肉苁蓉 30g，肉桂 30g。

主治：前列腺增生肥大，继发尿障、性障。

制法：上 10 味，干燥，消毒，混匀，研细粉过 140 目筛，备用。

用法用量：每次 7g，日 2 次，开水调服。

此方用蝼蛄、生水蛭、鹿角、韭菜子为君药。蝼蛄性善下行水道,《本草纲目》载:"利大小便,治瘰疬,骨鲠。"生水蛭吸血之虫,专消死血、瘀血、血块。鹿角纯阳通督脉行阳气;韭菜子别名还阳草,专生阳壮阳;兴阳辅助以天雄、肉桂破阴回阳;甲珠通经隧;肉苁蓉、鹿茸、锁阳培元生精补下。共奏通水道,去死血,通经隧,培元固本之效。上药久服最长6个疗程,6个月无不良反应。

12. 消癥活血通淋汤

来源于自拟验方。

组成:山慈姑 15g,怀牛膝 15g,王不留行 15g,黄柏 15g,知母 15g,肉桂 15g,补骨脂 15g,白花蛇舌草 30g,重楼 15g,蝼蛄 10g,石韦 20g,淫羊藿 20g,滑石 20g,甘草 10g。

主治:前列腺增生肥大伴尿道炎,排尿无力,尿痛,尿急,有时尿痛,总有尿意感。

制法:上 15 味选好,水煎浓缩取汁 510mL。

用法用量:日服 3 次,每次 170mL。

禁忌:烟,酒,防止寒凉。

前列腺增生肥大原因很复杂。感染瘀血,命门火衰,阳衰则阴无以化,停痰死血瘀阻,郁久化热,湿热下注。肉桂、淫羊藿补阳;山慈姑、蝼蛄消癥通水道;白花蛇舌草、重楼、黄柏、滑石等清湿热而利水道。合奏消癥积、清湿热、活血通淋之功。

13. 秘精煎

来源于自拟验方。

组成:生地黄 15g,盐黄柏 10g,鱼鳔胶 15g,莲子心 8g,生龙骨 20g,生牡蛎 20g,煅磁石 25g,天冬 15g,茯神 15g,知母 10g。

主治:梦遗,滑精。

制法:鱼鳔胶烊化服,若无,可用龟板胶代用,余九味水煎浓缩取汁450mL,鱼鳔胶烊化备用。

用法用量:每次 150mL,饭前,日 3 次口服。

禁忌:酒,辛辣,油腻。

遗精在《灵枢·本神》说"精时自下",《金匮要略》称"失精",总之肾失藏精之职。有梦为心气虚,相火盛。无梦为肾气虚,也与心神,焦虑,欲念纵生。正所谓神遥于上精遗于下,故补肾水降心火,镇静安神为要。此方用鱼鳔胶、熟地黄、天冬、黄柏、知母补肾精、清精室之虚火;龙骨、牡蛎、茯神、煅磁石镇静安神,以清心经浮火;莲子心交心肾。共奏补肾安神、镇静收涩止遗固滑之效。

14. 固精饮

来源于自拟验方。

组成:沙苑子 30g,覆盆子 10g,龙齿 15g,茯神 15g,煅磁石 30g,莲须 15g,刺猬皮 6g(冲服)。

主治:早泄证。

制法:前 6 味水煎浓缩取汁 300mL,刺猬皮依法炮制,研细粉 120 目筛备用。

用法用量:每次 150mL,加入刺猬皮粉 3g,均口服。早晚各 1 次。

禁忌:辛辣、酒。

早泄一证,病在心肾。心神过于冲动激动,肾关不固,不能封藏。因用龙齿、茯神、磁石重镇安神稳心;沙苑子、覆盆子、莲须、刺猬皮固肾涩精。临床亦加用心理疏导,平时减少思想欲念,心地平和,节制性生活,加强锻炼和休息。

15. 固胕缩尿饮

来源于自拟验方。

组成:韭菜子 15g,小茴香 15g,补骨脂 15g,巴戟肉 15g,益智仁 10g,桑螵蛸 10g,五倍子 10g,肉桂 15g。

主治:小便频数,尿无力,尿等待,尿失禁,余沥不尽。

治法:上 8 味,选净,水煎浓缩取汁 450mL 备用,亦可干燥消毒粉碎 120 目筛,和均备用。

用法用量:成人煎剂 150mL,日 3 次。粉剂每次 10g,日 3 次,生姜水调服。

小便失常多由膀胱虚冷,下元不固,《内经》说:"水泉不止者,膀胱虚冷也。"韭菜子、小茴香、肉桂纯阳专入膀胱经,温胕缩尿止遗,故重用。巴戟天、益智仁补肾纳气固摄。偏肾阳虚可加黑附子、淫羊藿;气虚下陷可加黄芪、升麻、五味子；腰膝酸软无力，可加杜仲、生姜；下元阴阳两虚，可加鹿茸粉冲服。

第三节　妇科验方

1. 消斑汤

来源于自拟验方。

组成：鹿角粉15g，淫羊藿15g，王不留行15g，炒苏子10g，白芥子10g，当归20g，川芎20g，月季花15g，玫瑰花15g，苍术15g，香附15g，炮姜10g。

主治：面部黄褐斑，妊娠斑，蝴蝶斑。

制法：鹿角粉先煎40分钟，在加入后10味药，煎取浓缩450mL，备用。

用法用量：每次150mL，日3次饭前温服。

禁忌：辛辣，油腻，饮酒。

该方重用鹿角粉、淫羊藿补督脉、通阳气；月季花、玫瑰花疏肝气；当归、川芎补血生血；苏子、白芥子去皮里膜外之痰浊而降气；苍术、香附理气去痰浊。该病的生成多在产后伤血，月经过多失血，阳亦不足。加之精神抑郁，肝郁痰结而成，故用通阳疏肝理血祛痰法而收效。

2. 催经汤

来源于自拟验方。

组成：淫羊藿15g，仙茅10g，益母草50g，泽兰15g，肉桂15g，炮姜15g，当归30g，川芎20g，玫瑰花15g，王不留行15g。

主治：垂体性闭经，或垂体性月经紊乱，经行量少，色紫黑者。

制法：选好10味药，水煎浓缩取汁450mL备用。

用法用量：每次150mL，日3次温服，15天1疗程，同时调情绪，保证充足睡眠。

3. 消癥生卵汤

来源于自拟验方。

组成：鹿角粉 15g，三棱 15g，莪术 15g，桂枝 20g，茯苓 15g，桃仁 15g，丹皮 15g，益母草 40g，泽兰 15g，桂芯 15g，仙茅 10g，皂角刺 15g，甲珠粉 6g（冲服），小茴香 15g，吴茱萸 10g，当归 20g，川芎 15g。

主治：卵巢囊肿，多囊卵巢，卵子生成不好或排卵不畅，月经延后或不调，经行量少，色紫黑。

制法：鹿角粉先煎 40 分钟，甲珠粉冲服，15 味药同煎浓缩取汁 450mL。

用法用量：日 3 次，每次 150mL，加甲珠粉 2g，口服。

禁忌：生冷，寒凉，潮湿。

卵巢归属于命门，其气与肾相通。当先天或后天因素，阴寒凝聚，死血停结，形成囊肿，影响卵泡生成和排放。用鹿角补督脉通阳；甲珠消癥积、佐三棱、莪术、皂角刺、吴茱萸、桂芯通肝经去寒毒，肝的经脉络卵巢；桂枝、茯苓、桃仁、丹皮、益母草、仙茅、当归、川芎温经散寒活血消癥。该方用 1 ～ 3 疗程，排卵基本正常，囊肿也缩小，全身状况也随之好转。

4. 温经化瘀汤

来源于自拟验方。

组成：五灵脂 15g，炒蒲黄 15g，当归 30g，川芎 30g，小茴香 15g，炮姜 15g，肉桂 15g，桃仁 15g，红花 15，皂角刺 15g，甲珠粉 6g，吴茱萸 10g。

主治：不孕症，寒凝血瘀，输卵管阻塞，粘连不畅，或有慢性盆腔炎，盆腔积液。

制法：上 11 味水煎取汁 450mL。

用法用量：每次 150mL，加甲珠粉 2g，日 3 次口服。

禁忌：生冷，油腻，寒凉。

此方重用当归、川芎养血、生血、活血；五灵脂、蒲黄、桃仁、红花化瘀消积，促进炎症吸收；炮姜、肉桂、小茴香温经散寒通络去积；甲珠通经络化瘀滞。

5. 暖宫育嗣煎

来源于自拟验方。

组成：淫羊藿 20g，巴戟天 15g，肉桂 15g，炮姜 15g，吴茱萸 10g，当归 30g，川芎 15g，紫石英 15g，鹿胎粉 9g（冲服），艾叶 20g，菟丝子 15g，小茴香 15g，公丁香 9g。

主治：宫寒不孕。

症见：腰少腹发凉，月经清稀，量少或延后，同居 6 个月以上不孕。

制法：鹿胎粉冲服，余 12 味药同煎浓缩取汁 450mL。

用法用量：分 3 次，每次 150mL，口服。药渣加热纱布包烫脚心涌泉穴，腰以下出汗为度。

禁忌：生冷。

此证重在宫寒，寒冰之地岂能生禾苗。用淫羊藿、紫石英、肉桂、艾叶、吴茱萸、鹿胎粉补命门真阳，暖胞宫；当归、川芎生血；炮姜、茴香、公丁香暖脾肾、助命门真阳；巴戟天、菟丝子补肾生精。共奏补肾阳、暖胞宫生精血之效。

6. 痛经方

来源于自拟验方。

组成：小茴香 15g，吴茱萸 15g，五灵脂 15g，炒蒲黄 15g，荔枝核 30g，月季花 15g，王不留行 15g，川芎 40g。

主治：痛经，经前少腹绞痛，伴有恶心，经来即自行缓解。

制法：上 8 味同煎取汁 450mL，备用。

用法用量：日 3 次，每次 150mL，温服，药渣加热水布包外敷气海、维胞穴，以腹部出汗为度。

该方重在寒滞肝脉，与胞宫寒气相胶结。阻碍胞宫气血运行，不通则痛。吴茱萸、月季花、荔枝核专入肝经气分；川芎、王不留行入肝经血分；炒蒲黄、五灵脂化瘀止痛。共奏暖肝行气、温宫活血、化瘀止痛之功。血遇热则行，再加药渣加温热敷气海、维胞穴，加强温通行气止痛之功。

7. 二花不留煎

来源于自拟验方。

组成：月季花 15g，玫瑰花 15g，王不留行 15g，鹿角霜 15g，白芥子

15g，天花粉 20g，白芷 15g（单包后下）。

主治：经前乳房胀痛，甚至连及副乳，不敢碰，经来自行缓解。

制法：前 6 味同煎白芷后下，浓缩取汁 300mL 备用。

用法用量：每次 150mL，早晚温服。亦可将药渣加热敷乳房，防止烫伤。

手足厥阴经络乳房，经行需厥阴疏泄，痰气瘀阻乳络不通则。月季花、玫瑰花专入肝经行气血；白芥子、鹿角霜化痰结通乳络；天花粉、白芷清瘀热，散乳络。共奏疏肝气、化痰通乳止痛之效。

8. 加味失笑散

来源于师传方。

组成：炒蒲黄 250g，生蒲黄 250g，五灵脂 500g，吴茱萸 250g，元胡 250g。

主治：瘀血证，瘀积肿块疼痛，肠系膜淋巴结炎之腹痛，阑尾炎，慢性阑尾炎，腹膜炎，盆腔炎，附件炎，宫外孕，血瘀痛经，食积之脘腹胀痛，各种瘀血、肿块疼痛皆可用之。

制法：精选、净选好药，干燥，消毒，粉碎和匀，过 140 目筛后分装备用。

用法用量：成人每次 10g，日 3 次口服，儿童酌减。

此方重在活血化瘀，散结行气止痛，消积，对各种血瘀结块，慢性炎症粘连，有缓解粘连、消炎、控制渗出作用。

9. 调更饮

来源于自拟验方。

组成：败龟板 15g，熟地黄 20g，黄精 15g，当归 15g，白芍 20g，麦冬 15g，北沙参 20g，山茱萸 15g，浮小麦 50g，大枣 20g，月季花 15g。

主治：更年期反应，潮热易汗，心烦易怒，心悸怔忡，夜寐不安，眼干口苦，失眠多梦。

制法：选好药，龟板碎先煎 30 分钟，再加后 10 味药，同煎取汁 450mL 备用。

用法用量：日 3 次口服，每次 150mL。

更年期是壮年向老年转换的时间段。重点反应在肝肾。肾精亏虚，肝血不足。水不涵木，虚阳浮越。故重用龟板、黄精、熟地黄、山茱萸补肾精，养肝体；北沙参、麦冬补肺润肺，佐金抑木，缓肝急；当归、白芍补肝血；浮小麦、月季花专入肝经，清虚火，息浮阳；失眠重者加酸枣仁、知母、煅磁石；骨蒸潮热加青蒿、鳖甲；心悸怔忡加太子参、远志、五味子。此方重在滋阴潜阳，养肝体，缓肝急，敛虚火，稳心神，对更年期反应确有良效。

第四节　儿科验方

1. 疳积散

来源于家传验方。

组成：生鸡内金 100g，炙鳖甲 45g，炙龟板 45g，炮甲珠 30g，焦榔片 30g，砂仁 20g，三棱 30g，五灵脂 50g，生大黄 20g，黑丑 30g，白丑 30g，人参 30g。

此方重用鳖甲、龟板疏肝用，补肝体，滋阴潜阳。大黄、黑丑、白丑、榔片、砂仁消积滞去实邪而畅脾运；炮甲珠、三棱、五灵脂通经脉，消滞气，六腑以通为补之特性，合奏消疳去积、滋阴散结、理脾和胃之效。

主治小儿疳积，厌食，腹痛，大便失调，潮热盗汗，夜寐不安，烦躁哭闹，厌食，消瘦，营养不良，皮下脂肪缺如，颧赤面白，舌质鲜红干，厚腻干苔或光剥无苔。

制法：上 12 味净选，干燥，消毒，粉碎 140 目筛细粉，混均，分装备用。

用法用量：1～3 岁，每次 3g，日 3 次，糖水调服；3～5 岁，每次 4g，日 3 次，糖水调服；5～12 岁，每次 5～7g，日 3 次，糖水调服。注意加强喂养护理，多食蛋白质、维生素、纤维素和微量元素。

禁忌：禁食油腻，油炸生冷和添加剂过多食品。

乳食不节，积滞内停，耗伤阴血，积滞生热，壮火内起，烁伤中气。

气虚致脾胃更弱，气血不足，形瘦面萎黄，精神烦躁，手足心热，毛发结穗，四肢消瘦，皮肤干涩，腹大胀满，青筋显露，大便秘结或溏泻，臭秽，舌质淡红、苔厚腻而干或花剥苔，脉弦细的疳积重症。正所谓大人为劳，小儿疳，乳食伤脾是病原。

2. 尿床方

来源于自拟验方。

组成：败龟板 10g，节菖蒲 10g，益智仁 10g，柏子仁 10g，山茱萸 10g，五味子 10g，生龙骨 15g，生牡蛎 15g，沉香粉 3g（冲服），人参 10g，桑螵蛸 8g。五倍子、吴茱萸等量研粉用。

主治：小儿遗尿，尿床。

制法：前 9 味水煎浓缩取汁 300mL，备用。沉香研粉，五倍子、吴茱萸研细粉备用。

用法用量：每日 3 次，每次 100mL，加沉香粉 1g 温服。五倍子、吴茱萸粉用姜汁适量，调小饼状外敷涌泉穴。

尿床多在儿童，3 岁以下小儿智力未开，偶尔尿床不做病态。此证多由于脑发育不良或智力差，用败龟板、益智仁、山茱萸、龙骨、牡蛎、桑螵蛸补肾健脑益智；人参、菖蒲、柏子仁、五味子、沉香补气开智力。此证重在健脑益力，脑健智力强，下元固，尿床自愈。

3. 增食一号

来源于自拟验方。

组成：生山药 150g，莲子肉 100g，生白术 80g，党参 120g，山楂肉 200g（生熟各半），公丁香 20g，木香 20g，青皮 25g，陈皮 25g，生鸡内金 80g，焦神曲 50g，诃子肉 50g，肉豆蔻 30g，白糖适量。

主治：小儿厌食证，脾胃虚弱型，症见：厌食择食甚者拒食，食即腹痛，大便失调，成人亦可用。

制法：将选好的山药、莲子肉、生白术、山楂肉、党参，水煎提取成流浸膏状，后 8 味研细粉 140 目筛，与浸膏和匀成块状，二次干燥，含水量小于 6%。再次粉碎 140 目筛合均，加白糖 15% 左右。依法制粒。压片或水丸，分装备用。

用法用量：7～12 岁，每次 7g，日 3 次口服；5～7 岁，每次 5g，日

3 次口服；3～5 岁，每次 2g，日 3 次口服。

禁忌：生冷，硬食品或含有过多添加剂食品。

脾贵在运不在补，六腑以通为补。小儿厌食实质是胃虚不纳，脾虚不化，食滞内停，阻碍气机。以山药、党参、莲子肉补脾助运；丁香、木香、陈皮、诃子肉温中行气，振奋脾胃坤运之德；鸡内金、山楂肉、焦神曲化食积助脾运。合奏温中运脾、行气开胃消食之效。经临床 300 例"双盲法"实验研究，采用木糖醇吸收率的方法，该方能提高小肠吸收率 19%～28%。

4. 增食二号

来源于自拟验方。

组成：生山药 150g，生鸡内金 160g，苍术 130，山楂肉 160g（生熟各半），黑丑 50g，白丑 50g，厚朴 40g，香附 40g，五灵脂 50g，三棱 50g，生大黄 30g，砂仁 30g，焦神曲 80g。

主治：小儿厌食症，积滞郁热型，肚腹胀热，食即腹痛，大便干结，口舌生疮，牙龈红肿，口气酸腐，厌食，择食，甚至拒食，舌苔厚腻。

制法：山药、苍术、山楂肉、黑丑、白丑、厚朴、香附、五灵脂、三棱、生大黄，水煮提取浓缩至流浸膏状。生鸡内金、砂仁、焦神曲干燥，消毒，粉碎 140 目筛细粉与浸膏和匀成块。二次干燥含水量小于 6%，二次粉碎，成细粉合均。加白糖少许，制粒，加工成水丸或片。

用法用量：7～12 岁，每次 7g，日 3 次口服；5～7 岁，每次 5g，日 3 次口服；3～5 岁，每次 2g，日 3 次口服。

禁忌：生冷，硬食品，含有过多添加剂食品。

此证过食肥甘油腻，日久伤脾，中焦不运，积滞生热，故厌食，拒食，腹痛，大便干结。运脾消积导滞重用黑丑、白丑、五灵脂、三棱消积导滞；香附、厚朴行气宽中；山药、苍术补脾；鸡内金、砂仁、焦神曲助消化，化积滞。合奏运脾开胃，消积导滞，行气宽中，调畅枢机，开胃进食助消化之效。经木糖吸收率检测 280 例，"双盲法"提高小肠吸收率 25%～29%。

5. 防感合剂

来源于自拟验方。

组成：北黄芪 400g，生白术 150g，防风 150g，太子参 150g，党参

80g，麦冬 150g，五味子 150g，玄参 150g，金银花 300g，连翘 150g。

主治：反复呼吸道感染，呼吸道免疫功能低下，及上呼吸道慢性炎症。

制法：金银花、防风，干燥，消毒，研细粉 140 目筛，余 8 味提取浸膏与药粉和匀成块二次干燥，含水量小于 6%，再次粉细粉 140 目筛，酒精制粒，回收酒精，干燥备用。

用法用量：7 ～ 12 岁，每次 4g，日 3 次口服；5 ～ 7 岁每次 3g，日 3 次冲服；3 ～ 5 岁，每次 2g，日 3 次口服；3 岁以下 1.5g，日 3 次口服，适量水冲呈混悬液状。

小儿稚阴未长稚阳未充，玉屏风补其稚阳，使阳强卫护于外；生脉散益其稚阴，求阴生阳长之意。况太子参、党参合用最适合气阴两虚之证；玄参、金银花、连翘、凉血解毒抗炎，对小儿反复呼吸道感染，上呼吸道免疫功能低下，有慢性炎症者十分有效。该方补益肺脾，益气养阴，固表实卫，凉血解毒，对小儿上呼吸道各种慢性炎症可用。补不留邪，清不伤正。采用新剂型，混悬口服液，若有条件制成糖浆更方便速效。

6.甲亥羚珠散

来源于师传方。

组成：干姜 7g，甘草 50g，白蔹 7g，当归 14g，肉桂 18g，大黄豆卷 18g，神曲 18g，柴胡 12g，白芍 24g，桔梗 12g，蒲黄 5g，茯苓 15g，大枣肉 30g，雄黄 9g，阿胶 20g，川芎 12g，麦冬 15g，黄芩 16g，防风 16g，冰片 0.8g，红参 25g，杏仁 12g，白术 25g，生山药 63g，朱砂 35g，羚羊片 10g，人工牛黄 12g，黄连 18g，栀子 18g，胆南星 18g，郁金 12g，天竺黄 35g，玳瑁 8g，全蝎 12g，珍珠 12g，琥珀 12g，龙齿 12g。

主治：息风镇惊，小儿高热，抽搐，惊风瘛厥，解毒泻火，镇肝安神，小儿一切热病均可用。

制法：依法炮制，140 目细粉，用风引式粉碎机或球磨机粉碎 140 目筛合均，分装，瓷瓶备用。

用法用量：依据病情、体质、年龄选适当药量，可单用，也可与其他中药合用。

此方适用于儿科一切热证，百用百效。具有强心、平肝、护脑、安神、镇惊、清热、豁痰、解毒、醒神之功效，用于心肝热盛，内陷心包，清热解毒，一切热病皆可用之。

7. 珠黄散

来源于师传方。

组成：珍珠 100g，人工牛黄 100g，雄黄 100g，朱砂 100g，琥珀 300g，黄连 300g，栀子 300g，汗三七 100g，黄芩 300g，全蝎 100g，白僵蚕 100g，天竺黄 200g，羚羊角 30g，冰片 35g，酒大黄 50g。

主治：热陷厥阴，神昏谵语，高热抽搐，急惊风，热厥，痫证发作，抽搐惊厥，中毒性脑病，病毒性脑炎，各种颅内压增高所致呕吐，昏迷等。

制法：选上等药材，朱砂、雄黄用球磨机粉微细粉备用，人工牛黄、冰片研极细粉，余11味混均，细粉，与前4味混匀过140目筛，分装备用。

用法用量：周岁内小儿每次 1g，日 3 次；1～3 岁每次 1～2.5g，日 3 次，姜枣水调服；3～5 岁，每次 2.5～4g，日 3 次；5～7 岁，每次 4～6g；7～12 岁，每次 6～8g，姜枣水调服。

该方仿万氏牛黄安宫丸，又重用珍珠、琥珀、羚羊角，加强清肝，凉肝，醒神，豁痰，清热解毒，泄手足厥阴之实火有速效。

8. 全麻散

来源于师传方。

组成：白僵蚕 30g，全蝎 15g，钩藤 15g，天竺黄 15g，天麻 15g，蜈蚣 1300 条，龙齿 30g，川连 15g，琥珀 15g，朱砂 30g，远志 5g，麦冬 15g，胆南星 30g，节菖蒲 15g。

主治：息风安神，镇惊止痉。用于急惊风抽搐，惊惕，夜寐不安，痫症发作。各种脑炎，中毒性脑病的抽搐，小儿多动症，手足搐搦症等。

制法：朱砂用球磨机粉成微细粉，余13味净选，消毒，干燥，细粉与朱砂粉和匀，过140目筛，瓷瓶分装备用。

用法用量：周岁内小儿，每次 0.2～0.4g，日 2 次，乳汁调服；1～3 岁，每次 0.5～1g，日 2 次服；3～5 岁，每次 1～3g，日 3 次口服；5～7 岁，每次 3～5g，日 3 次；7～12 岁，每次 5～10g，日 3 次口服。

该方重用蜈蚣，达每 1g 制好药粉中含有蜈蚣 5 条左右，但经百年运用无不良反应。重在止痉镇静，佐以豁痰安神清热，用于各种抽搐、抽风、多动、痉挛、痫症均有效。

9. 羚翘解毒散

来源于师传方。

组成：薄荷 150g，荆芥穗 100g，青连翘 250g，金银花 250g，牛蒡子 150g，桔梗 150g，竹叶 100g，淡豆豉 130g，甘草 130g，玄参 150g，白僵蚕 130g，羚羊角片 300g，板蓝根 300g，蝉蜕 80g。

主治：风温邪在肺卫。发烧，高热，咽痛，咳嗽，扁桃体炎，急性上呼吸道感染，各种传染病初起，有上述症状者。

制法：选好上等鲜品药材，薄荷、荆芥穗、金银花、白僵蚕、蝉蜕、羚羊角片，消毒，干燥，研细粉 120 目筛备用，余 8 味水煎提取浓缩至流浸膏状，与药粉和匀成块，二次干燥，含水量小于 9%，粉碎 120 目筛，分装备用。

用法用量：学龄儿童，每次 5g，日 3 次口服，以下酌减，根据病情体质而定。

该方辛凉解表，仿吴鞠通、银翘散之义，加羚羊角、白僵蚕、蝉蜕、玄参，重用羚羊角片，加强清热解毒之效，对各种病毒感染有高效。现在各种病毒感染，严重危害人类，病毒又在变异，但该方对各种病毒均有抗病毒退热功效。

10. 攻毒散

来源于自拟验方。

组成：羚羊角片 300g，重楼 300g，马勃 150g，僵蚕 200g，蝉蜕 100g，川大黄 300g，姜黄 300g，牛蒡子 150g。

主治：各种瘟毒，瘟疫初起，表里俱实，憎寒壮热，大便燥结，小便短赤，毒热炽盛，瘀阻气血，毒热瘀结内陷，有内闭外脱之险者。

制法：上 8 味选上等药材，干燥，消毒，用万能式全封闭粉碎机粉碎，达 140 目筛，混合均匀，分装备用。

用法用量：根据病情、年龄、体质，酌情定量，量大效好，无任何毒副作用。

此方仿升降散，又重用羚羊角、重楼加强解毒抗病毒之效；马勃既解毒又凉血，抗凝；牛蒡子表里双解，清热解毒；川大黄、姜黄上下分消毒热；僵蚕、蝉蜕均有良好的抗病毒作用。合奏有解毒清热、退烧、开闭、防脱、护心、保脑、平肝之功，对急性传染病，烈性传染病均可用之。仲景千呼百唤，急下存阴，只有驱邪，才能扶正保正，不可缓也。

11. 解毒消肿散

来源于自拟验方。

组成：防风 25g，赤芍 25g，麻黄 25g，生石膏 30g，滑石 15g，黄芩 15g，红藤 20g，川芎 25g，川大黄 25g，连翘 25g，当归 25g，薄荷 25g，玄参 20g，桔梗 50g，苍术 13g，栀子 13g，白芷 30g，蒲公英 30g。

主治：小儿增值体炎，鼻窦炎，扁桃体炎，腮腺炎，颌下腺炎及疮疡初起。

制法：防风、薄荷、白芷，消毒，干燥，粉细粉 120 目筛，余 15 味水煎提取浓缩至流浸膏状后，与药粉和均匀成块，二次干燥粉碎，含水量大于 6%，140 目筛细粉。分装备用。

用法用量：7～12 岁，每次 7g 口服，日 3 次，以下酌减。

小儿多热病，乳食过饱，衣着过暖，酿成内热，复感外邪，内外合邪，毒热蕴于肺胃。咽鼻为肺胃之门户，极易发生本证。拟此方表里双解毒热，气血分消，邪正双调，泄热解毒透邪，消痈肿。对风热壅盛、表里三焦具热者、毒热留恋者均宜。

12. 治鼻炎方

来源于自拟验方。

组成：辛夷 150g，白芷 100g，细辛 50g，防风 50g，羌活 50g，川芎 200g，薄荷 400g，荆芥 200g，苍耳子 200g，甘草 100g。

主治：过敏性鼻炎，鼻窦炎，增值体肥大及炎症，咽喉炎，头痛，项背痛。

制法：川芎、羌活、白芷，酒精提取浸膏；辛夷、苍耳子、甘草水煎提取浓缩至流浸膏；薄荷、细辛、荆芥、防风，干燥粉碎细粉，与上面两个浸膏和匀成块。二次干燥，粉碎，140 目细粉混合均，分装备用。

用法用量：7～12 岁，每次 8g，以下酌减，服热汤取汗。

本方重用薄荷、苍耳子、辛夷、辛凉轻宣利肺窍，伍以白芷、细辛、防风、荆芥轻宣祛风寒利肺窍。川芎活血行气，治鼻炎，过敏性鼻炎，中药祛风驱寒者都有抗过敏作用。

13. 化痰散

来源于师传方。

组成：月石100g，浙贝母100g，汗三七100g，姜半夏100g，冰片10g，朱砂10g。

主治：清肺化痰止咳，适用于痰多，咳嗽，伴有喘促，寒热均可用。如支气管肺炎，病毒性肺炎，喘憋性肺炎，喘息性支气管炎，痰浊壅盛者皆可用之。

制法：朱砂微粉，冰片研细粉，余4味干燥，消毒，研细粉，与朱砂冰片合匀，140目筛备用。

用法用量：7～12岁每次5g，日3次，以下酌减。

本方重在清肺化痰活血止咳，镇惊，化腐生肌。对痰滞肺络，不易咳出者肺热咳嗽效好。对慢性肺炎，迁延性肺炎，支气管扩张，咳痰，肺热咳嗽等，均可用之。但对虚寒，客寒所致咳嗽不宜。

14. 冰珠散

来源于师传方。

组成：珍珠25g，冰片15g，青黛15g，雄黄10g，月石100g，熊胆25g，薄荷冰10g。

主治：乳蛾，白喉，口疮，舌疮，烂喉丹痧，疮疡糜烂，久不收口。

制法：冰片单研用，余6味干燥，消毒，研微粉与冰片和匀，二次高压消毒，密封，包装备用。

用法用量：局部外用适量，日2～3次。

本方重在清肺凉肝，解毒清热，化腐生肌，食腐肉，生新肉，敛疮收口。

15. 疳积糖浆

来源于自拟验方。

组成：党参100g，白术60g，茯苓80g，陈皮50g，山楂肉100g，生麦芽100g，黄芪100g。山药150g，炒莱菔子50g，青连翘90g，当归90g，胡黄连90g，生鸡内金90g，白糖200g，诃子肉90g。

主治：脾胃虚弱，乳食积滞内停，日久耗伤气血形成疳积之证。

症见：面黄肌瘦，腹大青筋，肚腹胀痛，食欲低下，大便失调，小便混浊如米泔，精神烦躁。

制法：陈皮、生鸡内金、诃子肉，干燥，消毒，粉碎，140目筛，余11味药水煎浓缩提取成流浸膏状，在与药粉合均成块。二次干燥，粉碎140目筛，合均，加白糖，制粒，分装备用。

用法用量：1～3岁，每次3g；3～5岁，每次5g；5～7岁，每次5～6g；7岁以上，每次8g；日3次，水冲服。

小儿脾常不足，神志未开，不知饥饱。家长"舐犊之爱"盲目喂养，饮食自备，肠胃乃伤，中焦不运，积滞内停，耗伤气血，津液而成脾疳之证，此方最宜。

16. 健胃散

来源于师传方。

组成：焦神曲50g，生麦芽50g，砂仁25g，黄连10g，吴茱萸5g，香附10g。

主治：伤食，中焦胀满，乳食不消，嗳气酸腐，食欲低下，反酸嘈杂证。

制法：选精料，干燥，消毒粉碎混匀140目筛，分装备用。

用法用量：结合病情年龄，体质酌情定量。

胃主纳谷，以降为顺，六腑以通为补，消食导滞醒脾开胃，炒吴茱萸专入肝经，行气散寒，利于胃气下行。

17. 人参一捻金

来源于师传方。

组成：川大黄100g，黑丑100g，白丑100g，榔片100g，人参100g，朱砂20g。

主治：小儿停乳，停食，脘腹胀满，二便失调，痰涎壅盛，喘促气急，夜寐不安，惊惕抽搐。

制法：朱砂微粉；黑丑、白丑、榔片用吴茱萸炒微黄为度；大黄以米醋炒干微黄；干燥，消毒粉碎，过140目筛，与朱砂微粉和匀，分装备用。

用法用量：根据病情，体质，年龄定量，久服无害。

一捻金，顾名思义，相当珍贵如黄金。此药不但能治疗停乳，停食，且对固乳食停滞所致的喘促，抽风，痫症，多动症等亦有显效。

18. 加味益黄散

来源于自拟验方。

组成：诃子肉150g，陈皮200g，青皮100g，公丁香100g，木香100g，煨肉豆蔻150g，清半夏50g，砂仁50g。

主治：脾虚泄泻，泄下如水状，食入即泄，脘腹胀满，腹痛哭闹，手脚尖凉，准头凉，甚则出气亦凉。

制法：上8味依法炮制，木香、肉豆蔻煨用，干燥消毒粉碎140目筛细粉，用全封闭万能或粉碎机粉碎，和匀分装备用。

用法用量：依据病情年龄、体质定用量。

脾性喜温恶寒，恶湿，小儿脾常不足，极易伤残。水谷不化，清浊不分，而成泄泻，如水样便，食乳儿，蛋花汤样便。全方温脾暖肾，行气开胃，化痰，固下涩肠止泻。

19. 驱虫散

来源于师传方。

组成：雷丸75g，芜夷75g，芦荟75g，乌梅肉80g（生用），胡黄连40g，川黄连40，使君子80g，苦楝皮70g，槟榔70g，黑丑75g，川椒100g，白瓜子100g。

主治：驱虫，杀虫。对治疗蛔虫，绦虫，姜片虫，丝虫均可。

制法：上12味，精选好料，依法炮制，干燥，消毒粉碎120目筛，合匀备用。

用法用量：依据不同虫类的活动习性，选择时间，药量和服用方法。

第五节 外用验方

1. 解毒消瘀散

来源于自拟验方。

组成：姜黄 100g，白芷 30g，天花粉 100g，桃仁 30g，生大黄 20g，生蒲黄 20g，红花 20g，冰片 10g。

主治：痈疮疖肿初期红肿热痛，跌打损伤，瘀血肿痛，急性乳腺炎，痄腮，淋巴结炎，化脓性淋巴结炎，急性、实证瘀血，瘀积肿痛。

制法：冰片单用研粉，其余 6 味干燥，消毒研细粉，过 100 目筛，与冰片粉合匀备用。

用法用量：取制好药粉适量，米醋调成糨糊状，外敷肿痛局部 6～8 小时，期间药粉干，可再加米醋湿敷。

2. 化腐生肌散

来源于师传方。

组成：乳香 150g，没药 150g，儿茶 100g，大贝 250g，月石 250g，红花 100g，煅石膏 100g，银珠 150g，冰片 50g，朱砂 100g。

主治：肛瘘久不收口，瘀腐成漏道；痔疮发炎红肿疼痛；各种痈疽疔疮疖，溃烂后久不收口；各种溃烂，久不生肌长肉封口，溃烂。

制法：先将银珠，朱砂研成微细粉，与冰片合均，再将余 7 味干燥，消毒，研成细粉，140 目筛后，再与冰片、银珠、朱砂粉合均，高压蒸汽消毒 30 分钟后，瓷瓶密封备用。

用法用量：用时可用消毒后的凡士林纱布条，多黏药粉，局部外用，24 小时换药 1 次。也可以配合全身用药。

该方重在化腐，生肌，消炎，止痛，止痒。

3. 敷脐散

来源于自拟验方。

组成：吴茱萸 100g，生莱菔子 80g，小茴香 100g，公丁香 50g。

主治：各种肠麻痹，肠管积气腹痛，术后肠麻痹，肠管功能不良。

制法：选好材质，粉成粗末。

用法：加鲜姜片少许，炒热外敷脐腹部。

4. 退红散

来源于师传方。

组成：没药 50g，血竭 50g，川大黄 50g，玄明粉 20g，黄连 20g，千里光 30g。

主治：暴发火眼，目翳，胬肉各种目疾属实热，头痛。

制法：精选净选好药，干燥，消毒，粉碎 120 目筛，分装备用。

用法用量：成人每次 10g，白开水调服，日 2 次，儿童酌减。

5. 月珠散

来源于师传方。

组成：月石 100g，朱砂 30g，冰片 30g，玄明粉 50g，枯矾 20g，炉甘石 20g。

主治：口疮，舌疮，口腔黏膜溃疡，咽喉肿痛及牙龈脓肿、牙疳。

制法：精选好药，朱砂微粉，冰片研粉，余六味干燥消毒，含水量小于 3%，球磨机研微粉，与朱砂、冰片和匀，密封存放备用。

用法用量：局部喷洒外用，日 2～3 次。

6. 口疮散

来源于自拟验方。

组成：儿茶 50g，枯矾 15g，芦荟 50g，冰片 15g，薄荷冰 15g，熊胆 10g。

主治：化脓性扁桃体炎，陷窝性扁桃体炎，扁桃体肥大，口疮，舌疮，牙宣，牙疳，牙龈红肿，牙周炎等。

制法：冰片、薄荷冰研用，余 4 味净选消毒干燥，含水量大于 3%，用球磨机研微粉与冰片，薄荷冰和匀，分装密封存放备用。

用法：局部喷洒外用，日 2～3 次。

该方重用儿茶、芦荟清热解毒，化腐生肌；伍熊胆加强清热解毒，凉血泻火功效；伍枯矾收敛化腐生肌；久不收口者可加海螵蛸粉、海螵蛸，去外边硬壳，研微粉外用；佐以冰片、薄荷冰辛凉止痛泻火解毒，对上述病症有速效。

7. 百咳散

来源于自拟验方。

组成：百部30g，白僵蚕15g，天竺黄20g，钩藤20g，黄芩10g，川贝母10g，黄连10g，青黛15g，北沙参30g，海蛤30g，全蝎8g，生石膏30g，月石20g，甘草10g。

主治：百日咳，肺部肿瘤引发的剧烈咳嗽。

制法：精选净选，消毒干燥含水量小于5%，粉碎混匀，分装备用。

用法用量：学龄儿，每次8g，日2～3次，以下酌减；成人每次10～12g，日2～3次，口服。

该方对百日咳有卓效，尤其痉咳期，由于计划免疫接种普及，该病以逐渐被控制。该方用于肺部肿瘤，肺癌的剧烈咳嗽，甚至咳血，也收到较好效果；对肺癌加大全蝎、蜈蚣用量，再加山慈姑、青诃子，效果会更好。

8. 湿疹散

来源于师传方。

组成：银珠25g，海螵蛸25g，青黛25g，冰片10g。

主治：各种湿疹。如性病湿疹，尖锐湿疣，肛门湿疹。

制法：海螵蛸去硬壳，冰片研粉，余3味消毒，干燥，含水量小于3%，球磨机微粉与冰片和匀，密封分装备用。

用法用量：局部外用，日2～3次。

此方对各种湿疹甚效，性病湿疹，尖锐湿疣，甚至局部溃烂亦效。

9. 化腐散

来源于师传方。

组成：红粉500g，煅石膏250g，银珠500g，冰片500g，人工麝香100g，乳香250g。

主治：各种感染性疮口。

制法：分别用球磨机研细粉，混匀，蒸汽高压消毒，密封分装备用。

用法用量：局部用盐水消毒，敷以药粉，24小时换1次。

该药对久不收口的恶疮，漏道，肛瘘，痔瘘及癌肿溃烂，性病溃烂久不收口者，坚持用药都有效。伤口外用，止痛止血，消炎去腐肉，生肌收口。对瘀血肿痛，败血化脓，瘀腐成脓，生肌化腐，消肿止痛，收口有效。

10. 珍珠散

来源于师传方。

组成：乳香 50g，没药 50g，海螵蛸 50g，黄丹 30g，赤石脂 50，龙骨 30g，血竭 25g，轻粉 30g，冰片 7g，人工麝香 7g，珍珠 15g，银珠 30g。

主治：各种恶疮，肿毒，阴疽，疔，痈，无名肿毒。解毒祛瘀，化腐生肌，止血收口。

制法：海螵蛸去外壳，冰片、人工麝香单研粉，余 10 味消毒干燥，含水量小于 3%。用球磨机研微粉，加入麝香、冰片粉混匀，蒸汽高压消毒，分装密封备用。

用法用量：局部外用，日 2～3 次。

11. 止血散

来源于自拟验方。

组成：煅石膏 250g，白及 250g，生牡蛎 250g，龙骨粉 250g，乳香 250g，没药 250g，海螵蛸 500g，三七 250g。

主治：各种感染性，非感染性伤口。

制法：海螵蛸去壳，共同干燥，粉碎成微细粉，消毒，密封分装备用。

用法用量：局部清洗，消毒，外敷 24 小时换药 1 次。

此方有止血，消炎，清热解毒，化腐生肌之效。

12. 褥疮膏

来源于师传方。

组成：轻粉 90g，红花 90g，琥珀粉 90g，乳香粉 90g，冰片粉 90g，珍珠粉 20g，蜂蜡 50g，香油 1000mL。

主治：褥疮、阴疮溃烂，久不收口。

制法：精选、净选好药，香油烧开放入红花，炸透，去掉渣滓。加入轻粉、琥珀粉、乳香粉、珍珠粉、蜂蜡，搅拌均匀，冷却后加入冰片搅拌，分装冷凝外用。

用法用量：局部清洗，消毒，外敷 24 小时换药 1 次。

13. 止痒膏

来源于家传验方。

组成：松香 30g，官粉 30g，枯矾 30g，乳香 60g，轻粉 15g，冰片 6g，密陀僧 15g，煅炉甘石 30g，凡士林 80g，香油 200mL。

主治：湿疹感染，疥疮，皮肤病痒甚，渗出久不愈。

制法：冰片研细粉，分研微细粉，香油烧开加入凡士林油溶解，加入药粉搅拌均匀，待冷却后加入冰片粉搅和均匀，分装冷凝后成膏状局部。

用法用量：局部清洗，消毒，外敷，每日 2～3 次。

14. 三皮洗液

来源于家传验方。

组成：土槿皮 15g，苦楝皮 15g，地骨皮 15g，明矾 15g，皂角 15g，大枫子 15g，荆芥 15g，防风 15g，红花 15g，6°或 9°白醋 1000mL。

主治：手足癣。

制法：上 9 味药精选净选，消毒为粗末，放入白醋内浸泡 7 天以上。

用法用量：用泡好的药醋液将手足癣部浸泡 30 分钟，日 2 次。或将泡好的药液，浸入干净纱布中外敷 30～60 分钟，日 2 次。